クリティカルケアにおける呼吸管理

Respiratory Management in Critical Care

岡山大学教授
氏家 良人 [編 集]
Yoshihito Ujike

克誠堂出版

執筆者一覧

■ **編　集** ■

氏家　良人
岡山大学医歯薬学総合研究科救急医学分野教授
岡山大学病院高度救命救急センターセンター長

■ **執筆者** ■
（執筆順）

丸山　一男 三重大学医学部麻酔集中治療医学講座	張　尓泉 三重大学医学部麻酔集中治療医学講座	横地　歩 三重大学医学部麻酔集中治療医学講座
柏　庸三 大阪大学医学部附属病院集中治療部	藤野　裕士 大阪大学大学院医学系研究科 生体統御医学講座 麻酔・集中治療医学教室	妙中　信之 宝塚市立病院病院長
磨田　裕 埼玉医科大学国際医療センター麻酔科	近藤　康博 公立陶生病院呼吸器・アレルギー内科	長岡　由姫 山形大学医学部麻酔科学講座
川前　金幸 山形大学医学部麻酔科学講座	大塚　将秀 横浜市立大学附属市民総合医療センター 集中治療部	高山　千尋 亀田総合病院集中治療部
畑中　祐也 京都府立医科大学附属病院医療機器管理部	橋本　悟 京都府立医科大学附属病院集中治療部	尾﨑　孝平 神戸百年記念病院麻酔集中治療部・手術部 尾崎塾塾長
今中　秀光 徳島大学病院ER・災害医療診療部	志馬　伸朗 国立病院機構京都医療センター救命救急科	栗山　直英 藤田保健衛生大学医学部 麻酔・侵襲制御医学講座
西田　修 藤田保健衛生大学医学部 麻酔・侵襲制御医学講座	鶴田　良介 山口大学大学院医学系研究科 救急・生体侵襲制御医学分野 山口大学病院先進救急医療センター	石川　朗 神戸大学大学院保健学研究科
沖　侑大郎 神戸大学大学院保健学研究科	丹羽　雄大 公立陶生病院救急部	長谷川　隆一 公立陶生病院救急部

長野　修
高知大学医学部災害・救急医学講座

市場　晋吾
岡山大学大学院医歯学総合研究科地域医療学講座
岡山市立市民病院救急センター
岡山大学病院高度救命救急センター

升田　好樹
札幌医科大学医学部集中治療医学

今泉　均
札幌医科大学医学部集中治療医学

小谷　透
東京女子医科大学麻酔科学教室・
中央集中治療部

川田　大輔
旭川医科大学救急医学講座

藤田　智
旭川医科大学救急医学講座

貝沼　関志
名古屋大学医学部附属病院外科系集中治療部

三高　千惠子
東京医科歯科大学医学部附属病院集中治療部

石川　悠加
国立病院機構八雲病院小児科

吉田　真一郎
札幌医科大学医学部集中治療医学

成松　英智
札幌医科大学医学部救急医学講座

濱田　哲
京都大学大学院医学研究科呼吸器内科

陳　和夫
京都大学大学院医学研究科
呼吸管理睡眠制御学講座

江口　善友
信州大学医学部救急集中治療医学講座

岡元　和文
信州大学医学部救急集中治療医学講座

序　文

　クリティカルケアにおいて呼吸管理は，生命維持のために最も優先される基本的な管理であり，また，頻度の多いものである．表現は適切でないかもしれないが，クリティカルケの1丁目1番地である．それゆえ，集中治療に携わる医療者は，まず，基本的な呼吸管理を学び，さらに，その応用，そして，新しい進歩を知っておく必要がある．

　本書は，主にICUで勤務する医師や看護師，臨床工学技士，理学療法士，また，ICUにローテーションで来る若き医師を対象として，これらの医療者に呼吸不全を解説し，呼吸管理のための基本的知識と最新の呼吸管理の実際を紹介することを目的としている．

　また，本書は単に酸素療法や人工呼吸にとどまるものでなく，呼吸管理中の全身管理にも及んでいる．呼吸管理はクリティカルケアの最終目的でなく一つの手段であり，適切な呼吸管理を行いつつ，重症患者を治癒する方向へ誘導していかなければならない．

　この本書を読むことにより，呼吸管理を受けている患者のICU管理全般を学ぶことができるようにし，内容は呼吸不全の評価，酸素療法，機械的人工呼吸，非侵襲的人工呼吸，他に，体位変換療法や理学療法，ECMO，感染対策，呼吸管理中の鎮静，栄養管理なども含めた．そのため，筆者はわが国で呼吸管理，ICU管理のトップレベルの医療者の方たちにお願いした．

　本書の構成は，第Ⅰ章で「呼吸管理のための基本的知識」について，第Ⅱ章，第Ⅲ章，第Ⅳ章では「実践に役立つ具体的な処置・管理法」について書かれている．さらに第Ⅴ章では4つの異なる型の呼吸不全において，それぞれ2つの施設より「実際に行われている呼吸管理を紹介いただいた．呼吸管理はある一つの方式でなければいけないというものでなく，施設により異なっているのが実情である．それぞれの施設が医療体制やマンパワー，有している人工呼吸器の特性，スタッフの慣れなどを考慮して，自施設で適切なものを選択して行われている．実際にどのように行われているのか知ることは大変興味のあるところである．

　良い呼吸管理なくして良いクリティカルケアはありえない．本書が多くの方たちにより，クリティカルケアにおける呼吸管理の入門書，復習の書，そして，新しい知識を得る書として活用していただければこれほど嬉しいことはない．

2013年9月吉日

岡山大学医歯薬学総合研究科救急医学分野教授
岡山大学病院高度救命救急センターセンター長

氏家　良人

もくじ

I 呼吸の生理と病態生理

1. 呼吸の生理　丸山一男・張　尓泉・横地　歩 …………………………………… 3
2. 呼吸不全の病態生理　柏　庸三・藤野裕士 …………………………………… 13
3. 血液ガスと呼吸不全　妙中信之 …………………………………………………… 23

II 酸素療法と人工呼吸管理

1. 酸素療法　磨田　裕 ………………………………………………………………… 33
2. 非侵襲的陽圧換気療法（NPPV）　近藤康博 ……………………………………… 43
3. 気道確保と気道管理　長岡由姫・川前金幸 ……………………………………… 57
4. 人工呼吸器とその基本設定　大塚将秀 …………………………………………… 65
5. 各種換気モードと適応　高山千尋・畑中祐也・橋本　悟 ……………………… 75
6. 人工呼吸中のモニタリング　尾﨑孝平 …………………………………………… 85
7. 人工呼吸からのウィーニング　今中秀光 ………………………………………… 103

III 人工呼吸中の全身管理

1. 人工呼吸器関連肺炎（VAP）　志馬伸朗 …………………………………………… 113
2. 人工呼吸中の栄養管理　栗山直英・西田　修 …………………………………… 127
3. 人工呼吸中の鎮静　鶴田良介 ……………………………………………………… 135
4. 人工呼吸中の理学療法、体位変換療法　石川　朗・沖侑大郎 ………………… 145

IV 特殊な人工呼吸管理

1. 胸郭外陰圧人工呼吸　丹羽雄大・長谷川隆一 …………………………… 161
2. 高頻度振動換気（HFOV）　長野　修 …………………………………… 167
3. 重症呼吸不全に対する体外膜型肺（ECMO）　市場晋吾 ………………… 175
4. 腹臥位呼吸管理　升田好樹・今泉　均 …………………………………… 187

V 呼吸不全と人工呼吸管理の実際

1. 急性呼吸窮迫症候群（ARDS）
    - A　症例：東京女子医科大学病院　小谷　透 ……………………… 195
    - B　症例：旭川医科大学病院　川田大輔・藤田　智 ………………… 203

2. 気管支喘息重積発作
    - A　症例：名古屋大学医学部附属病院　貝沼関志 …………………… 209
    - B　症例：東京医科歯科大学医学部附属病院　三高千惠子 ………… 219

3. 神経筋疾患，術後換気不全
    - A　症例：国立病院機構八雲病院　石川悠加 ………………………… 229
    - B　症例：札幌医科大学附属病院　吉田真一郎・成松英智 ………… 236

4. 慢性呼吸不全増悪
    - A　症例：京都大学医学部附属病院　濱田　哲・陳　和夫 ………… 251
    - B　症例：信州大学医学部附属病院　江口善友・岡元和文 ………… 261

索　引 …………………………………………………………………………… 271

【略語一覧】

急性肺傷害，急性肺損傷（acute lung injury：ALI）
急性呼吸窮迫症候群（acute respiratory distress syndrome：ARDS）
慢性閉塞性肺疾患（chronic obstructive pulmonary disease：COPD）
体外膜型肺（extracorporeal membrane oxygenator：ECMO）
非侵襲的陽圧換気療法（noninvasive positive pressure ventilation：NPPV）
人工呼吸器関連肺炎（ventilator associated pneumonia：VAP）
呼気終（末）期休止（end-inspiratory pause：EIP）

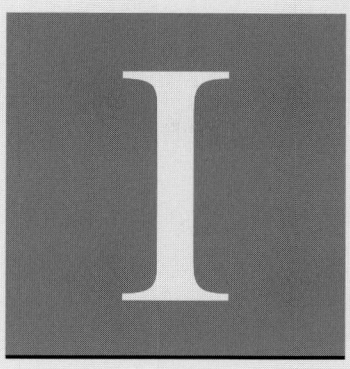

呼吸の生理と病態生理

1. 呼吸の生理
2. 呼吸不全の病態生理
3. 血液ガスと呼吸不全

1. 呼吸の生理

Key Point

- pHはHenderson-Hasselbachの式で規定されている。pHは代謝性因子（HCO_3^-）と呼吸性因子（CO_2）の比で決まる。
- 動脈血二酸化炭素分圧（Pa_{CO_2}）は，有効肺胞換気量に反比例する。
- 有効肺胞換気量（$\dot{V}_A$）＝〔1回換気量（V_T）－生理学的死腔〕×呼吸回数（f）であり，生理学的死腔＝解剖学的死腔＋肺胞死腔である。
- 肺胞気酸素分圧（P_{AO_2}）は，大気圧，吸入気酸素濃度（F_{IO_2}），肺胞気二酸化炭素分圧（P_{ACO_2}），呼吸商（R）で決まる。
- 換気血流比の不均等分布，肺内シャント，拡散障害により動脈血酸素分圧（Pa_{O_2}）は低下する。

はじめに

人工呼吸の対象となる患者の多くは，放置しておくと①低酸素血症，②高二酸化炭素血症が発生してしまう患者である。低酸素血症では，乳酸蓄積から代謝性アシドーシスが発生し，高二酸化炭素血症では呼吸性アシドーシスが発生する。pHの異常は細胞機能に影響する。本稿では，酸塩基平衡を決定する，Henderson-Hasselbachの式，動脈血二酸化炭素分圧（Pa_{CO_2}）を決定する因子と換気量の関係，動脈血酸素分圧（Pa_{O_2}）を決定する因子としての肺胞気酸素分圧（P_{AO_2}），換気血流比など，人工呼吸管理に関係する呼吸生理の基礎知識について解説する。

1 pH

1）Henderson-Hasselbachの式

pHはHenderson-Hasselbach（HH）の式で決まる。

$$pH = 6.1 + \log[HCO_3^-/0.03 \times Pa_{CO_2}] \cdots HHの式$$

対数が入っていたりして，ムツカシク感じてしまうが，まずは覚え込むと，酸塩基平衡を考えるうえで，たいへん役立つ。ポイントは，pHは重炭酸イオン（HCO_3^-）と二酸化炭素（CO_2）の比で決まるという関係である。つまり，3つ（pH，HCO_3^-，CO_2）のうち，2つが決まれば，残りは自動的に決まるという関係にある。この式においてCO_2は分母で，HCO_3^-は分子である。HCO_3^-は腎臓で調節されるので代謝性因子といい，CO_2は肺で調節されるので呼吸性因子という。

a. 呼吸性因子：CO_2の変化

分母のCO_2が大きくなれば，HCO_3^-/CO_2の比が小さくなり，pHはHCO_3^-/CO_2の比で決まるので，pHは下がる。この病態が呼吸性アシドーシスである。pHが下がると細胞の機能が変化するので，pHを正常化するよう代償機能が働く。呼吸性アシドーシスの場合，HCO_3^-/CO_2の分母が上がってその比が下がったのであるから，この比を元に戻すには，分子も上がればその比は元に戻る。つまり，HCO_3^-が上がればよい。これは，腎による代謝性代償である。

分母のCO_2が小さくなれば，HCO_3^-/CO_2の比が大きくなり，pHは上がる。この病態が呼吸性アルカローシスである。これに対する代償機能はpHを正常化する反応である。呼吸性アルカローシスの場合，HCO_3^-/CO_2の分母が下

がってその比が上がったのであるから，この比を元に戻すには，分子も下がればその比は元に戻る。つまり，HCO_3^- が下がればよい。これは，腎による代謝性代償である。

b. 代謝性因子：HCO_3^- の変化

もし最初に HCO_3^- が下がったら，HCO_3^-/CO_2 の比が下がるので，pHは下がる。この状態を代謝性アシドーシスという。pHが下がると細胞の機能が変化するので，pHを正常化するよう代償機能が働く。代謝性アシドーシスの場合，HCO_3^-/CO_2 の分子が下がってその比が下がったのであるから，この比を元に戻すには，分母も下がればその比は元に戻る。つまり，CO_2 が下がればよい。自発呼吸では，呼吸回数や換気量が増える。人工呼吸でも CO_2 を調節することができる。

もし最初に HCO_3^- が上がったら，HCO_3^-/CO_2 の比が上がるので，pHは上がる。この状態を代謝性アルカーシスという。pHが上がると細胞の機能が変化するので，pHを正常化するよう代償機能が働く。代謝性アルカローシスの場合，HCO_3^-/CO_2 の分子が上がってその比が上がったのであるから，この比を元に戻すには，分母も上がればその比は元に戻る。つまり，CO_2 が上がればよい。自発呼吸では，呼吸回数や換気量が減る。人工呼吸でも CO_2 を調節することができる。

2）呼吸商（R）

さて，人工呼吸器の設定では，換気量や換気回数を変えて，Pa_{CO_2} を調節する。どのようなしくみで Pa_{CO_2} は決まっているのであろうか？

ところで，二酸化炭素そのものは，どこから来るのか？ 吸気中の二酸化炭素は，事実上ゼロと考えられている（なお，環境問題を考えるときは，この数値が問題となるが，臨床的呼吸生理では，大気の二酸化炭素はゼロである）。さて，体内の二酸化炭素は，細胞内のミトコンドリアにおいて，TCAサイクルでATP産生を行う過程で産生されている。TCAサイクルを常時回すのに必要な物質は，糖・脂肪・タンパク由来のアセチル CoA と酸素である。

安静時に成人が1分間で使用する酸素の量はおおよそ250 mLで，これを分時酸素消費量（$\dot{V}_{O_2}$）という。酸素はTCAサイクルを回すために使用され，結果としてATPと水（H_2O）と二酸化炭素（CO_2）を産生する。糖，タンパク質，脂質のバランスのよい食事を摂っている場合，1分間の二酸化炭素産生量（$\dot{V}_{CO_2}$）は，200 mLである。

用語の定義として，使用した酸素量と産生した二酸化炭素量の比を呼吸量（R）という。

$R = \dot{V}_{CO_2} / \dot{V}_{O_2}$

3）単位の問題

一般的に CO_2 値というと，血中ではmmHgまたはtorrを単位として表す場合が多い。呼気の二酸化炭素は，ET_{CO_2} として，終末呼気二酸化炭素分圧とか終末呼気二酸化炭素濃度として，mmHgや％で示している。このmmHgと％の関係，どうなっているのか？ 全体の分圧の何％が二酸化炭素かを示している。この全体というのは，大気圧から飽和水蒸気圧を差した圧で，

大気圧が760 mmHgなら，

760 − 47 = 713 mmHgが全体の圧となり，

例えば二酸化炭素40 mmHgは，

40 ÷ 713 × 100 ≒ 5.6％になる。

つまり，単位がmmHgで表現されていても，二酸化炭素の全体に対する濃度（％）を間接的に表していることになる。二酸化炭素は変化するにしても，濃度を計算するための分母は大気圧（760 mmHg前後）であり，ほぼ一定だからである。例えば，36 mmHg，5.0％という数値が表示されたとすると，全体では720 mmHgで，その5％ = 36 mmHgという関係になる。飽和水蒸気圧を和すると767 mmHgとなり，この値はそのときの大気圧と等しくなる。

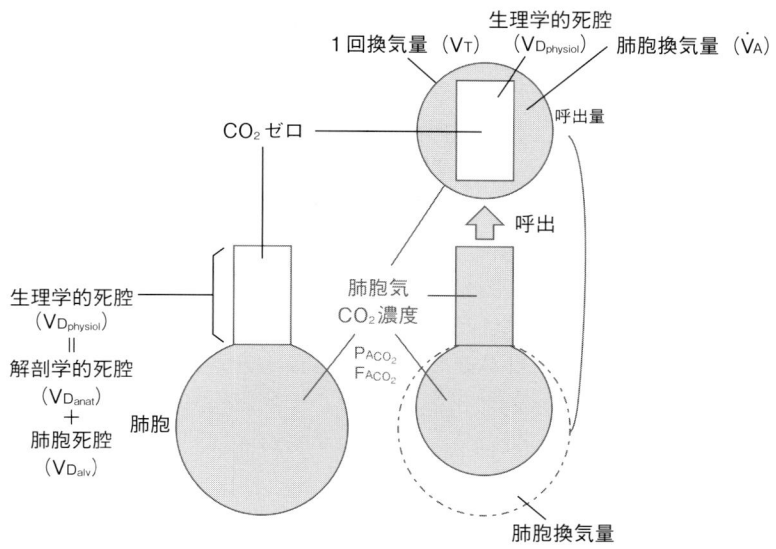

図1　CO₂排出量計算のための図

2 動脈血二酸化炭素分圧（Pa_{CO_2}）

1）CO₂産生量はCO₂排出量に等しい

　Pa_{CO_2}の正常値は，35-45 mmHgであり，40 mmHgと覚えておけばよい。二酸化炭素分圧は，換気量が増えれば低下し，換気量が下がれば上昇する。また，換気量が一定な場合，$\dot{V}_{CO_2}$が増えれば二酸化炭素分圧は上がり，$\dot{V}_{CO_2}$が減れば二酸化炭素分圧は下がる。

　Pa_{CO_2}は，正常でも異常でも，平衡状態にあれば，一定の定常状態にある。さて，生きている限り二酸化炭素は常に産生され続けている。血中の二酸化炭素レベルが定常状態にあるためには，産生された分が排出されていなければならない。$\dot{V}_{CO_2}$はどのようにしたら分かるであろうか？　それは，呼気を集めて，呼気に排出された二酸化炭素量を測定すればよい。

　産生されたCO₂量＝排出されたCO₂量

　産生される場は体内の細胞で，排出される場所は肺である。肺から出た呼気の二酸化炭素量は産生された二酸化炭素量に等しい。そこで，1分間の呼気をすべて集めて二酸化炭素量を測定したら，其れ即ち，二酸化炭素産生量である。では，具体的に何を実測して，どのように計算したらよいのか考えてみたい。

　$\dot{V}_{CO_2}$＝CO₂排出量
　　　＝肺胞内のCO₂濃度×肺胞換気量
　　　＝呼気全体のCO₂濃度×換気量
　換気量＝肺胞換気量＋死腔換気
　生理学的死腔（$V_{D_{physiol}}$）＝解剖学的死腔＋肺胞死腔

　死腔とは血液とのガス交換にあずからない部分で，これには，①解剖学的死腔（$V_{D_{anat}}$）（図1）—空気の道（気道）—つまり，鼻腔，口腔，気管，気管支，終末細気管支までの気道の容積，②肺胞死腔（$V_{D_{alv}}$）—血流がない肺胞容積，があり双方を合わせて，生理学的死腔（$V_{D_{physiol}}$）という。一般的に「死腔」という場合，どちらを指しているかを判断する必要があるが，生理学的死腔と考えておいたほうが，理解しやすい。つまり，病態により肺胞死腔が増加する疾患があるからである（例：慢性閉塞性肺疾患）。つまり，死腔換気とは生理学的死腔の換気量である。

2）肺胞内の二酸化炭素分圧（$P_{A_{CO_2}}$）とPa_{CO_2}の関係

　もし仮に肺胞死腔がゼロならば，肺胞内の二

酸化炭素分圧（$P_{A_{CO_2}}$）はPa_{CO_2}と等しい。言い換えると，肺胞内の二酸化炭素濃度と動脈血二酸化炭素濃度は等しい。この場合，呼気終末の二酸化炭素濃度（分圧）（ET_{CO_2}）はPa_{CO_2}と等しくなる。正常人では，解剖学的死腔と生理学的死腔はほぼ等しいが（つまり，正常人では肺胞死腔はゼロに近い），肺疾患患者や人工呼吸中では，生理学的死腔＞解剖学的死腔である。別に表現するなら，ET_{CO_2}とPa_{CO_2}は等しくなく，$Pa_{CO_2}＞ET_{CO_2}$なら肺胞死腔の存在を示し，その差が大きくなった場合，肺胞死腔が増大したと考えてよい。

3) 理想的な肺：肺胞死腔がゼロの場合

ここでの「理想的な肺」とは，肺胞死腔がゼロで解剖学的死腔のみの肺である。肺胞換気量＝1回換気量−解剖学的死腔量となる。理想的な肺では，$P_{A_{CO_2}}$とPa_{CO_2}は等しい。この関係を利用して，換気量を変えたときのPa_{CO_2}の変化を予想してみたい。

例として，今，1回換気量500 mL，解剖学的死腔150 mL，呼吸回数10回のヒトのPa_{CO_2}が40 mmHgであったとして，1回換気量を600 mLに上げたらPa_{CO_2}はいくつになるか？ 計算してみる[1]。

理想的な肺を前提としているので，
$P_{A_{CO_2}}＝Pa_{CO_2}$である。
まず，肺胞気の二酸化炭素濃度は，
$40／713＝0.056$（5.6％）である。
毎分の肺胞換気量は，
$(500−150)×10＝3,500$ mL　である。

つまり，3,500 mLの5.6％が排出された二酸化炭素量であり，これは$\dot{V}_{CO_2}$と等しい。二酸化炭素産生量自体は，運動などをしなければ一定で変化はない。

そこで今，1回換気量を600 mLに増やした場合でも，$\dot{V}_{CO_2}$に変化はない。したがって，新たな換気量で排出される二酸化炭素量に変化はない。肺胞気の新たな二酸化炭素濃度をAとすると，新たな肺胞換気量は，
$(600−150)×10＝4,500$ mL　となるので，

$3,500×0.056＝4,500×A$　の式が成り立つ。
$A≒0.044$　となる。

肺胞気の4.4％が二酸化炭素となり，これを分圧にすると，
$713×0.044≒31.4$ mmHg　となる。

理想的肺では，$P_{A_{CO_2}}$とPa_{CO_2}は等しいので，Pa_{CO_2}は31.4 mmHgとなり，新たな平衡状態となり落ち着く。

結果として，換気量を上げるとPa_{CO_2}が低下するのが分かる。この関係を一般化した式が，以下の肺胞換気式である。Pa_{CO_2}は，換気量に反比例する。

4) 肺胞換気量とPa_{CO_2}

a. 一般的には，換気量を上げるとPa_{CO_2}は低下する

1分間の二酸化炭素排出量つまり$\dot{V}_{CO_2}$は，肺胞の二酸化炭素濃度に肺胞換気量を乗じれば求められる（図1）。

$$\dot{V}_{CO_2}＝(V_T−V_{D_{physiol}})×f×F_{A_{CO_2}}$$

$$F_{A_{CO_2}}＝\frac{\dot{V}_{CO_2}}{(V_T−V_{D_{physiol}})×f}$$

$(V_T−V_{D_{physiol}})×f＝\dot{V}_A$　なので，

$$F_{A_{CO_2}}＝\frac{\dot{V}_{CO_2}}{\dot{V}_A}$$

（肺胞の二酸化炭素濃度：$F_{A_{CO_2}}$，1回換気量：V_T，生理学的死腔：$V_{D_{physiol}}$，有効肺胞換気量：$\dot{V}_A＝(V_T−V_{D_{physiol}})×f$，呼吸回数：f，二酸化炭素産生量：$\dot{V}_{CO_2}$）

この式（肺胞換気式）は，$\dot{V}_{CO_2}$が一定なら，$\dot{V}_A$が増えれば，$F_{A_{CO_2}}$が低下する関係を示している。ここで$\dot{V}_A$は有効肺胞換気量といい，1回換気量と生理学的の死腔の差（$V_T−V_{D_{physiol}}$）に呼吸数を乗じた値である。1回換気量や呼吸回数を増やしたときに生理学的死腔が増えなければ，$\dot{V}_A$が増えるので$F_{A_{CO_2}}$は低下し，Pa_{CO_2}も低下する。自発呼吸の正常肺がこれに当てはまる。

一般に気体の量は，STPD（standard temperature pressure dry）で1 mol 22.4 Lである。$\dot{V}_{O_2}$や$\dot{V}_{CO_2}$はSTPDで表すルールである。一方，体内での容積や呼出ガス量は，BTPS（body

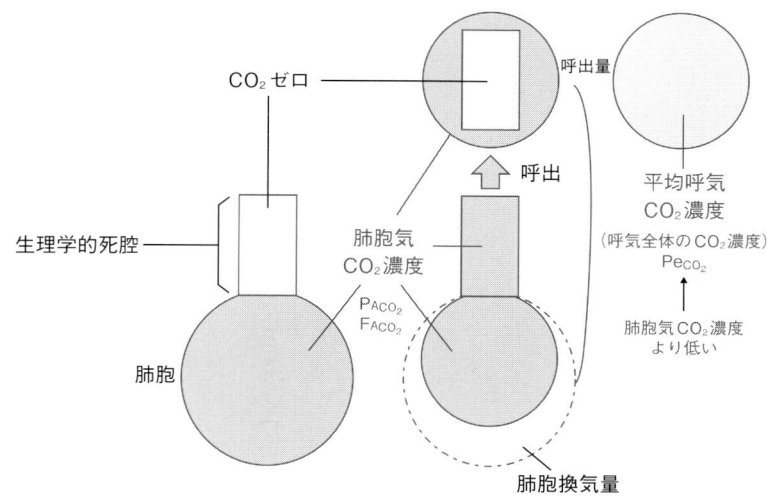

図2　肺胞気CO₂濃度と平均呼気CO₂濃度

temperature pressure saturated）で表す。$\dot{V}_{CO_2}$ をSTPDで表し，$\dot{V}_A$ をL/min（STPD）で表し，Pa_{CO_2} をBTPSに換算すると以下のようになる。

$$Pa_{CO_2} = 0.863 \times \frac{\dot{V}_{CO_2}}{\dot{V}_A}$$ となる。

（単位：mmHg, torr）

b. 換気量を上げてもPa_{CO₂}があまり低下しない場合もある

$\dot{V}_A = (V_T - V_{D_{physiol}}) \times f$ であり，換気量（V_T）が増えても，解剖学的死腔に変化はないが，肺胞死腔が増えたとしたら生理学的死腔（$V_{D_{physiol}}$）が増えるので，結局，有効肺胞換気量（$\dot{V}_A$）は増えず，Pa_{CO_2} が低下しない場合もある。陽圧換気では，換気量が増えると肺胞死腔は増える。また，重症のARDSや閉塞性肺疾患では肺胞死腔が存在すると考えてよい。そこで，次に生理学的死腔について解説する。

5）死腔の計算[2]

CO₂排出量 ＝〔1回換気量（V_T）－解剖学的死腔（$V_{D_{anat}}$）〕×換気回数（f）×肺胞気CO₂濃度
　　　　＝1回換気量（V_T）×換気回数（f）×平均呼気CO₂濃度（Pe_{CO_2}）

この式を変形すると，

解剖学的死腔
$$= \frac{\text{肺胞気CO}_2\text{濃度} - \text{平均呼気CO}_2\text{濃度}}{\text{肺胞気CO}_2\text{濃度}} \times 1回換気量$$

このうち，肺胞気CO₂濃度（$P_{A_{CO_2}}$）は実測できないが，肺胞死腔がゼロなら，終末呼気二酸化炭素濃度（ET_{CO_2}）とほぼ等しいと考えてよく，カプノメータで測定できる。一方，平均呼気CO₂濃度（Pe_{CO_2}）（**図2**）はダグラスバックに全呼気を採取する必要があり，ベットサイドでの測定は現実的でない。

肺胞気CO₂濃度（$P_{A_{CO_2}}$）の代わりに動脈血CO₂濃度（Pa_{CO_2}）を代入した値を生理学的死腔という。

生理学的死腔
$$= \frac{\text{動脈血CO}_2\text{濃度} - \text{平均呼気CO}_2\text{濃度}}{\text{動脈血CO}_2\text{濃度}} \times 1回換気量$$

生理学的死腔 ＝ 解剖学的死腔 ＋ 肺胞死腔

人工呼吸で，換気量を増しても，Pa_{CO_2} が低下しない場合，肺胞死腔が増えていると判断できる。式に当てはめると，換気量が増えるので，①平均呼気CO₂濃度は低下するが，Pa_{CO_2} に変化ないという状態である。式の分子が上がり，分母に変化がないので，生理学的死腔は増えているのが分かる。解剖学的死腔は変化しないので，結果として肺胞死腔が増えた状態と判断できる。

イメージするなら，血流の途絶えている肺胞

容積が増えていると考えられる。この場合，増やした換気量が，血流のない肺胞の換気を増やす結果になってしまっていて，血液とのガス交換に与っていないわけである。言い換えると，換気量を増やして二酸化炭素分圧を下げることのできる肺は，肺胞死腔が小さい。自発呼吸下の正常肺では，肺胞死腔はゼロに近く，ほぼ生理学的死腔＝解剖学的死腔である。

3 動脈血酸素分圧（Pa_{O_2}）

空気下でのPa_{O_2}は，90－100 mmHgが正常である。この値は，日々の大気圧から来ている。Pa_{O_2}を低下させる原因は，①PA_{O_2}の低下，②肺胞におけるガス交換障害である。①PA_{O_2}の低下は，換気量の低下，吸入酸素濃度（FI_{O_2}）の低下で発生する。②肺胞におけるガス交換障害の病態は，肺換気血流比（$\dot{V}_A/\dot{Q}$比）の不均等，肺内シャント，拡散障害である。

1）mmHgと％の関係：酸素の場合

mmHg（torr）と％の関係であるが，酸素について考えてみたい。大気中の酸素は21％，窒素は79％である。大気圧は，日によって異なる（台風の日は低い）が，約760 mmHgである。この大気圧は，気体でできているが，その気体は，水蒸気と酸素と窒素である。

大気圧＝窒素＋酸素＋水蒸気
大気圧－水蒸気＝窒素＋酸素

前述の21％と79％は，大気圧から水蒸気圧を差した残りの21％，79％という意味である。

大気を吸って，肺に到達した瞬間で酸素がまだ血中に入っていない状態の酸素分圧を考えてみたい。肺胞内の水蒸気は飽和しているので47 mmHgである。そこで，大気圧から水蒸気圧を差した，760－47＝713 mmHgが残りの酸素（21％）と窒素（79％）になる。そのときの酸素分圧は，713×0.21≒150 mmHgとなる。次に肺胞に入った酸素は血中に移行し，逆に血中から肺胞に二酸化炭素が出てくる。血液と肺胞気でガス交換が行われたのちの平衡状態の酸素分圧をPA_{O_2}という。

2）肺胞気酸素分圧（PA_{O_2}）

肺胞内の酸素分圧を求める式（肺胞気式）は，

$$PA_{O_2} = (大気圧 - 47) \times FI_{O_2} - \frac{Pa_{CO_2}}{0.8}$$

である。

例えば，空気下では，酸素濃度（FI_{O_2}）は21％（0.21）なので，Pa_{CO_2}が40 mmHg，大気圧760 mmHgなら，

$$PA_{O_2} = (760 - 47) \times 0.21 - \frac{40}{0.8}$$
$$= 150 - 50 = 100 \text{ mmHg} \quad となる。$$

この式の成り立ちは，PA_{O_2}は，「肺胞に入った酸素量」から「血中に取り込まれた酸素量」を差した残りという考えかたである（図3）[3]。

> 肺胞に残されたO_2量
> ＝肺胞に入ったO_2量－血中に取り込まれたO_2量

肺胞に入ったO_2量は，

O_2量＝肺胞容積×O_2濃度（O_2分圧／713）で計算できる。

O_2分圧＝（大気圧－47）×吸入O_2濃度　である。

血中に取り込まれたO_2量は，二酸化炭素から逆算する。

$$呼吸商（R） = \frac{\dot{V}_{CO_2}}{\dot{V}_{O_2}}$$

同じ酸素量を使用した場合でも，糖，脂質，タンパク質で産生される二酸化炭素量は異なる。呼吸商は，糖1，脂質0.7，バランスのよい食事の呼吸商は，0.8である。したがって，バランスのよい食事をしているとすると，消費した酸素量（＝血中に取り込まれたO_2量）は，

$$血中に取り込まれたO_2量 = \frac{\dot{V}_{CO_2}}{0.8 \text{ (R)}} \quad になる。$$

ここで$\dot{V}_{CO_2}$量＝肺胞容積×CO_2分圧／713　なので，

$$血中に取り込まれたO_2量 = \frac{\dot{V}_{CO_2}}{0.8 \text{ (R)}}$$
$$= \frac{肺胞容積 \times CO_2分圧／713}{0.8}$$

になる。

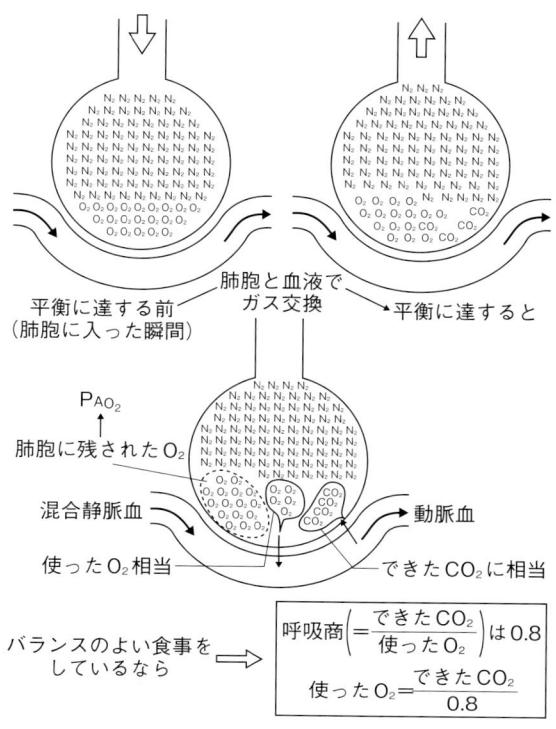

図3 肺胞気酸素分圧（P_{AO_2}）
（丸山一男．酸素を考える．人工呼吸の考えかた．
東京：南江堂；2009. p.63-77より引用）

3）肺胞気-動脈血酸素分圧較差（A-aDo₂）

　P_{AO_2}とP_{aO_2}の差を肺胞気-動脈血酸素分圧較差（A-aDo₂）という。通常，P_{ACO_2}が高くなるとP_{AO_2}は低下する。低換気では，P_{ACO_2}が上昇するのでP_{AO_2}が低下し，連動してP_{aO_2}が低下する。つまり，P_{aO_2}の絶対値は，P_{ACO_2}の影響を受ける。P_{AO_2}が低いときにP_{aO_2}が低くても，動脈血酸素化能としては正常かもしれない。逆に，過換気によりP_{ACO_2}が低ければ，P_{AO_2}が上昇するので，動脈血酸素化能が低下してもP_{aO_2}の絶対値は正常かもしれない。そこで，肺胞気二酸化炭素による影響を除外した，動脈血酸素化能の指標として，P_{AO_2}とP_{aO_2}の差を計算する。F_{IO_2}が一定なら，A-aD₂の値により，動脈血酸素化能の改善・悪化を評価できるからである。

4）換気と血流[4]

a. 換気血流比

　全身から肺に戻った静脈血の酸素分圧は40 mmHgで二酸化炭素分圧は45 mmHgである。肺でガス交換がなされ，動脈血の酸素分圧は90-100 mmHg，二酸化炭素分圧は40 mmHgである。

　肺胞の換気量と血流量は，各肺胞によって異なる。血流の多い肺胞もあれば，血流の少ない肺胞もあり，換気量の多い肺胞もあれば，少ない肺胞もある。そこで，各肺胞の換気と血流の比を考えると，換気に対して血流が多い肺はガス交換が悪く（酸素分圧が上がりにくい），換気に対して血流の少ない肺胞はガス交換がよい（酸素分圧が上がりやすく，二酸化炭素分圧が下がりやすい）。肺全体で考えると，肺胞換気量は4 L/min，血流量は5 L/minなので，肺全体の換気血流比は，4/5＝0.8である。個々の肺胞の$\dot{V}_A/\dot{Q}$比はゼロから無限大（∞）がありう

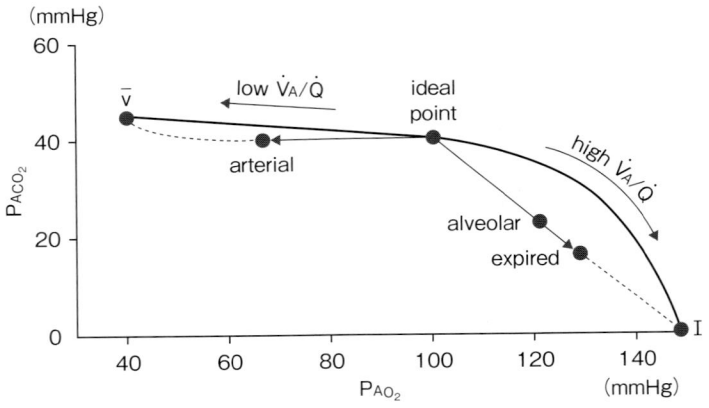

図4 O₂-CO₂ダイアグラム
(West JB. Gas exchange. Pulmonary pathophysiology 3rd edition. Baltimore：Williams &Wilkins；1987. p.19-41 より引用)

るが，0.8を中心に分布している。この分布の幅が広くなった状態と$\dot{V}_A/\dot{Q}$比の不均等分布という。例えば，もし仮に（ありえないが），すべての肺胞の$\dot{V}_A/\dot{Q}$比が0.8なら全く均一な分布といえる。$\dot{V}_A/\dot{Q}$比不均等分布は低酸素血症の原因となる。

b. O₂-CO₂ダイアグラム（図4）[5]

ガス交換は，肺胞内のガスと肺胞に接して流れる血流の間で行われる。もし，換気のない肺胞に血流が入ったら，その肺胞を通過した血流はガス交換が行われず，P_{AO_2}は混合静脈血の酸素分圧の40 mmHg，P_{ACO_2}は同様に45 mmHgのままである。一方，空気下呼吸では，換気が多く血流が少ない肺胞では，二酸化炭素分圧が低下し，P_{AO_2}は上昇する。究極的には，換気はあるが血流がゼロの肺胞では，P_{ACO_2}はゼロでP_{AO_2}は150 mmHgとなる。縦軸にP_{ACO_2}，横軸にP_{AO_2}をプロットすると，換気／血流比に応じて，図のような曲線上のいずれかになる（図4）。この図をO₂-CO₂ダイアグラムという。ここで，注目すべきは，最も換気のよい肺胞でもP_{AO_2}は，最高150 mmHgを超えないことである。

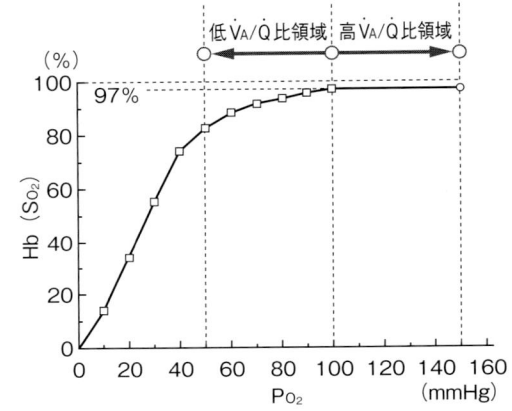

図5 ヘモグロビンの酸素解離曲線と$\dot{V}_A/\dot{Q}$比領域との関係
（丸山一男．肺循環．小川節郎，新宮 興，武田純三ほか編．麻酔科学スタンダードⅢ 基礎．東京：克誠堂出版；2003. p.35-45 より引用）

5）低酸素血症

a. $\dot{V}_A/\dot{Q}$比不均等による低酸素血症

$\dot{V}_A/\dot{Q}$比不均等が低酸素血症の原因となる理由を説明したい。$\dot{V}_A/\dot{Q}$比分布不均等の中味は，低$\dot{V}_A/\dot{Q}$比領域と高$\dot{V}_A/\dot{Q}$比領域の増加である。低$\dot{V}_A/\dot{Q}$比領域では，酸素化が低下する。高$\dot{V}_A/\dot{Q}$比領域では酸素化は上昇する。酸素化が低下する領域と上昇する領域が同程度に増えたとしたら，差し引きの酸素化はどうなるであろうか？ 結果は「低下」である。ヘモグロビンの酸素解離曲線で説明したい（図5）[6]。

$\dot{V}_A/\dot{Q}$比0.8以上を$\dot{V}_A/\dot{Q}$比の増加，0.8以下を$\dot{V}_A/\dot{Q}$比の低下とする。空気呼吸下では$\dot{V}_A/\dot{Q}$比0.8の部分での酸素分圧（P_{O_2}）は，ほぼ100 mmHgである。このとき，Hbの酸素飽和度（S_{O_2}）は，すでに97％（100％に近い）である。$\dot{V}_A/\dot{Q}$比が上昇してP_{O_2}が上昇してもHbのS_{O_2}は，3％までしか上がる余地がなく，酸素含有量（C_{O_2}）の増加は少ない。一方，$\dot{V}_A/\dot{Q}$比が低下した場合，HbのS_{O_2}の低下の程度が激しく，C_{O_2}の低下が大きい。つまり，高$\dot{V}_A/\dot{Q}$比領域の増加による酸素含量の改善はわずかで，低$\dot{V}_A/\dot{Q}$比領域の増加はC_{O_2}を大きく低下させる。したがって，高$\dot{V}_A/\dot{Q}$比領域と低$\dot{V}_A/\dot{Q}$比領域が同程度に増えた場合，低$\dot{V}_A/\dot{Q}$比領域の増加による低下を高$\dot{V}_A/\dot{Q}$比領域の増加で相殺することはできず，低酸素血症が発生してしまう。

b．肺内シャント

無気肺では，気道の完全閉塞や肺胞虚脱により含気が消失し，換気もゼロになっているために，そこを流れる血流はガス交換が行われていない。この血流を肺内シャントという。肺内シャントがあるとPa_{O_2}は低下する。肺内シャントは，言い換えると$\dot{V}_A/\dot{Q}$比がゼロの領域（真のシャント）の血流である。しかし正常では，$\dot{V}_A/\dot{Q}$比ゼロの領域はほとんどない。$\dot{V}_A/\dot{Q}$比0.01から0.1の領域は存在し，この領域の増加は低酸素血症の原因となる。このレベルの低$\dot{V}_A/\dot{Q}$比領域の増加をシャント様効果という。真のシャントなら$F_{I_{O_2}}$を100％にしてもPa_{O_2}は上昇しないが，シャント様効果が原因の場合，100％酸素で時間をかけて換気すれば，Pa_{O_2}は上昇する。つまり，換気血流比の分布異常が低酸素血症の原因である場合，100％酸素吸入でPa_{O_2}は上昇する。

c．拡散能

ガスの拡散量は，次の式で規定されている。

$$Vgas = \frac{A}{T} D (P1-P2) \quad （図6）$$

$$D = \frac{Sol}{\sqrt{MW}}$$

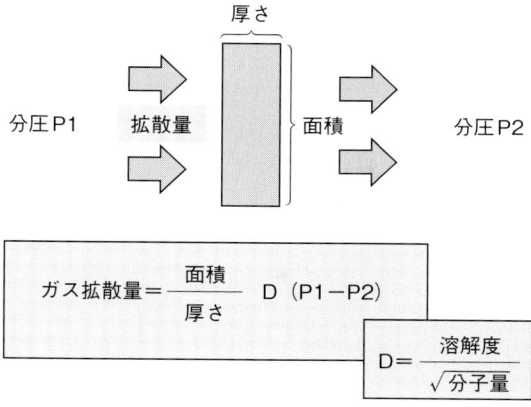

図6　ガス拡散量

拡散するガスの量（Vgas）は，面積（A）が広ければ多くなり，壁の厚さ（T）が増せば小さくなる。

P1とP2の圧差が増せば量は増え，Dが増えれば増加する。

Dは溶解度が高ければ増加し，分子量が小さければ増す。

二酸化炭素の溶解度は酸素の20倍である。式に当てはめると二酸化炭素の拡散能は，酸素より20倍高くなることが分かる。

肺胞壁が厚くなれば，拡散能は低下し，肺胞面積が減っても拡散能は落ちる。$P_{A_{O_2}}$を上げれば，血液内の酸素分圧との差が増すので，拡散量は増える。臨床的には，肺を膨らまし，肺胞面積を増やし，肺胞壁の厚さを短くして，高濃度酸素を吸入させれば，拡散量は増える。

拡散能低下による低酸素血症では，100％酸素吸入でPa_{O_2}を上げることができる。

おわりに

呼吸生理を理解すると人工呼吸中のPa_{CO_2}やPa_{O_2}の異常のしくみが理解できる。臨床現場では，換気量を増やしてもPa_{CO_2}が下がらない場合もある。これは，肺胞死腔の増加を示している。$P_{A_{CO_2}}$が上昇すると$P_{A_{O_2}}$が低下し，Pa_{O_2}は低下する。$P_{A_{O_2}}$の低下がないPa_{O_2}低下—A-aD_{O_2}の増加—の原因として，換気血流比の不均等分布，拡散障害，肺内シャントの存在があ

るが，100％酸素吸入でPaO$_2$が上昇すれば，肺内シャントは除外できる。

【文　献】

1) 丸山一男. 一回換気量を巡って. 人工呼吸の考えかた. 東京：南江堂；2009. p.79-98.
2) 宗之万之助. 死腔. 麻酔科. 京都：金芳堂；1979. p.8-9.
3) 丸山一男. 酸素を考える. 人工呼吸の考えかた. 東京：南江堂；2009. p.63-77.
4) 宗之万之助. 肺の血流. 麻酔科. 京都：金芳堂；1979. p.18-20.
5) West JB. Gas exchange. Pulmonary pathophysiology 3rd edition. Baltimore：Williams＆Wilkins；1987. p.19-41.
6) 丸山一男. 肺循環. 小川節郎, 新宮　興, 武田純三ほか編. 麻酔科学スタンダードⅢ 基礎. 東京：克誠堂出版；2003. p.35-45.

（丸山　一男，張　尔泉，横地　歩）

2. 呼吸不全の病態生理

Key Point
- 呼吸器の機能は換気機能とガス交換機能に集約され，呼吸不全の発症機序は，換気機能が障害され肺胞低換気を来す換気不全と，ガス交換機能が障害される酸素化不全に大別される。
- 換気不全は，呼吸中枢機能障害による呼吸調節の異常および，神経筋疾患，胸郭・胸膜・肺疾患によるコンプライアンスの低下，気道疾患による呼吸仕事量と換気駆動力の不均衡が原因となる。
- 酸素化不全の発症機序は，拡散障害，換気血流比不均等分布，シャントによる。

はじめに

呼吸不全は，集中治療において対処しなければならない臓器不全の中でも最も頻度の高い病態である[1]。過去のコホート研究によれば，集中治療における患者の56％が入室時または入室後に急性呼吸不全を発症するとされ[2]，その死亡率は31-44.4％と依然高く，現在もなおその克服が重要な課題となっている[2,3]。呼吸不全の原因疾患は，重症肺炎やARDS，COPDなどの呼吸器疾患のみならず，脊椎後側湾症などの整形外科疾患，また心原性肺水腫や肺血栓塞栓症などの循環器疾患，さらに重症筋無力症などの神経筋疾患まで，実に多彩である。いずれの場合も，共通して動脈血中酸素および二酸化炭素分圧の異常として認識され，また，呼吸苦や頻呼吸，意識障害など，しばしば原因疾患によらず類似した症状・症候を呈するが，呼吸不全が発現するプロセスは原因疾患の病態によって大きく異なる。したがって，そのメカニズムを理解することが，疾患ごとにより適切な呼吸管理を行うために重要である。本稿では，呼吸が営まれる生理学的な過程を踏まえたうえで，呼吸不全が発現する生理学的機序について概説する。さらに，呼吸不全を呈する代表的な疾患を挙げ，おのおのの病態について考察したい。

1 呼吸の役割

生体内のあらゆる細胞は，生命活動を維持するために必要なエネルギーを，ミトコンドリア内で有機化合物を基質として酸化することによって得ている。通常十分な酸素の存在する条件下では，細胞は細胞外から取り入れた酸素を用いて好気性代謝によりエネルギーを得るとともに，代謝産物として二酸化炭素を産生して細胞外へ放出する。しかし，十分な酸素が供給されずに細胞の酸素利用が障害されると，嫌気性代謝によるエネルギー産生の過程を経てやがて細胞は活動を停止し，結果全身の臓器は機能不全に陥る。したがって，生命活動を維持するためには，外界から絶えず酸素を生体内へ取り入れて末梢組織へ運搬し，また産生された二酸化炭素を末梢組織より体外へ排出し続ける必要がある。この，生体にとって不可欠な機能のうち，外界と生体間での酸素・二酸化炭素ガス交換の機能を担うのが，肺を主要器官とする呼吸器である。

呼吸器によるこの機能は外呼吸と呼ばれ，生体内ガス運搬体である血液と外界（大気）との間でのガス交換を行っている。対して，細胞でのガス交換およびエネルギー産生の過程は，細胞呼吸または内呼吸と呼ばれる。呼吸器の働きで取り込まれた酸素は，血液と心臓血管の働き

表1 呼吸不全の診断基準

1. 室内気吸入時の動脈血酸素分圧が60 mmHg以下となる呼吸器系の異常障害，またはそれに相当する異常状態を呼吸不全とする
2. 呼吸不全を，動脈血二酸化炭素分圧が45 mmHgを超えて異常な高値を呈するもの（Ⅱ型呼吸不全）と然らざるもの（Ⅰ型呼吸不全）に分類する
3. 慢性呼吸不全とは，呼吸不全の状態が少なくとも1ヶ月以上続くものをさす
4. 動脈血酸素分圧が60 mmHg以上あり，呼吸不全との診断には至らないが，60 mmHg以上で70 mmHg以下の状態にあり，呼吸不全に陥る可能性の高いものを準呼吸不全とする

(川上義和．呼吸不全の定義，診断基準．厚生省特定疾患「呼吸不全」調査研究班編．「呼吸不全」診断と治療のためのガイドライン．東京：メディカルレビュー社；1996．p.10-3より改変引用)

によって末梢組織へ運ばれ，また末梢から肺へと二酸化炭素が運ばれることで，細胞呼吸が維持されている．つまり，呼吸器と循環器の両者が協調的に機能することによってはじめて細胞呼吸が可能となり，生命活動を維持することができる[4]．

2 呼吸不全の定義と分類

　呼吸器の主たる役割は，外界の大気と生体内ガス運搬体である血液との間でのガス交換による酸素摂取と二酸化炭素排出であり，その機能は，ガス交換器である肺を換気するための呼吸ポンプと，肺におけるガス交換という，2つの機能に集約することができる．これらの呼吸ポンプ，ガス交換器のいずれかあるいは両者の機能に異常を来すことで，血液の酸素化や二酸化炭素の排出が障害されて呼吸不全は発現し，その発症機序は，ポンプ機能が障害される換気不全と，肺のガス交換機能が障害される酸素化不全（肺不全）に分けられる．換気不全では，有効な肺胞換気が低下することによって，肺胞気への外気からの酸素供給が低下するとともに，肺胞気から外気への二酸化炭素排出も低下するため，高二酸化炭素血症を伴った低酸素血症を呈する．一方，ガス交換器の機能障害である酸素化不全では，呼吸調節を含めた肺胞換気機能に問題がない限り，通常は高二酸化炭素血症を伴わない[5]．

　本邦において，呼吸不全とは，呼吸器系障害により動脈血ガス，特に酸素と二酸化炭素が異常値を示し，そのために正常な機能を営むことができなくなった状態と定義されている[6]．より具体的な診断基準として，室内気吸入時の動脈血酸素分圧が60 mmHg以下となる呼吸障害，またはそれに相当する異常状態を呼吸不全とし，さらに呼吸不全は，動脈血二酸化炭素分圧が45 mmHg未満のⅠ型呼吸不全と，45 mmHg以上のⅡ型呼吸不全に分類されるが，これらはそれぞれ酸素化不全と換気不全に相当する（表1）．ここで留意すべきは，呼吸器の機能になんらかの問題が生じて血液の酸素化が障害される場合，末梢組織への酸素運搬を行うシステム全体としては代償機転が働くため，障害発症初期に必ずしも動脈血酸素分圧の低下を伴わない，あるいは軽微にとどまり得るという点である．動脈血酸素分圧の低下は，あくまでも代償不全の存在を表すものであり，呼吸不全を来す病態に対しては，呼吸不全が顕在化する前に早期の治療介入が必要となる場合があることに注意する必要がある．

3 換気不全

　呼吸ポンプは，気流の導管である気道，肺を収納する胸郭，駆動機構である横隔膜を含む呼吸筋群，呼吸中枢，および呼吸中枢と呼吸筋を接続する神経から構成されており，このポンプが周期的に胸腔内に陰圧を生じることで肺の換気が行われる．ガス交換のための適切な肺胞気

表2 換気不全を来す原因となる代表的な病態・疾患

呼吸中枢の機能障害	器質的中枢神経疾患（脳幹部障害） 薬物：麻薬，鎮静薬，向精神薬など 代謝異常：甲状腺機能低下症，代謝性アルカローシスなど その他：肺胞低換気症候群，肥満低換気症候群
神経伝達の障害	脊髄障害：外傷，腫瘍，ポリオ，筋萎縮性側索硬化症 末梢神経障害：Guillain-Barré症候群，横隔神経麻痺 神経筋接合部障害：重症筋無力症，有機リン中毒
呼吸筋の障害	筋疾患：筋ジストロフィー，多発筋炎/皮膚筋炎
胸壁・胸膜・肺の障害	胸郭コンプライアンスの低下：脊椎後側弯症，強直性脊椎炎，高度肥満，胸膜癒着，大量胸水，フレイルチェストなど 肺コンプライアンスの低下：肺結核後遺症，間質性肺炎，ARDSなど 気道狭窄：肺気腫，喘息発作，びまん性汎細気管支炎など

酸素・二酸化炭素分圧を保つためには，これらが連携して適切に機能する必要があり，どの要素が障害されても換気不全を発症しうる．つまり，換気不全の病態は，構成要素に対応して，呼吸中枢の機能障害，神経刺激伝達障害，呼吸筋の機能障害，胸壁・胸膜・肺の拡張障害，気道狭窄・閉塞に分けることができる（表2）．

呼吸中枢機能障害では，不十分な換気調節のために，呼吸リズムや呼吸様式の異常により換気不全を発症する．対して，それ以外の構成要素の障害では，呼吸仕事量と呼吸筋の駆動力との不均衡に起因して呼吸不全が出現する．

呼吸中枢からの神経伝達の障害および呼吸筋障害では，不十分な呼吸筋の駆動や呼吸筋力の低下により，呼吸仕事量に見合う筋力が発揮できないことで不均衡を呈する．対して，胸壁の変形や胸膜疾患，肺疾患においては，胸郭コンプライアンスや肺コンプライアンスが低下することにより，呼吸仕事量が著しく増大することで，呼吸筋の駆動力との間に不均衡を生じる．このような不均衡は，呼吸筋疲労をまねき，呼吸不全を引き起こす原因となる．また，このような状態においては，呼吸筋疲労を回避するための適応として，「浅く速い呼吸」いわゆるrapid shallow breathingのパターンをとるが，結果死腔換気率は高くなるため，有効な肺胞換気量は減少し，肺胞低換気をまねく．あるいは，分時換気を増やそうとすることで，さらなる呼吸筋疲労の誘因となる[5)7)〜9)]．

気道狭窄もまた，吸気呼気気道抵抗の上昇により，呼吸仕事量を増大させる．上気道および気管の狭窄も換気不全を来しうるが，病態としてはむしろ切迫した気道確保の対象となる．対して，COPDなどの末梢気道狭窄を有する疾患においては，気流閉塞による肺過膨脹および内因性PEEPの発生が換気メカニクスに及ぼす影響が大きい．

末梢気道狭窄病変が存在すると，呼気時の気流制限を発生する．このため呼気は延長し，呼気が終了する前に吸気が開始される，あるいは，呼気終末において気道が閉塞することにより，肺胞内に一定の陽圧が存在する状態で呼気の排出は停止してエアトラッピングを生じ，肺は過膨脹となる．このときの上昇した肺胞内圧を内因性PEEPと呼ぶ．内因性PEEPが発生している状態では，吸気相において肺胞内へ吸気を流入させるためには，肺胞内圧を内因性PEEPから大気圧まで低下させるために患者は強い吸気努力を行う必要があり，余分な呼吸仕事量の負荷となる[10)]．また，肺過膨脹は，胸郭の拡大による横隔膜の平坦化と肋間筋長の短縮をもたらし，吸息筋の長さ張力関係を悪化させることで換気力学的に吸気の効率は低下し，吸息筋への負荷となり，呼吸仕事量は増大する[5)]．末梢気道病変を有する肺疾患では，単に気道抵抗の上昇だけではなく，このような機序によっ

て呼吸仕事量が増大し，呼吸筋の駆動力との不均衡を生じることで換気不全の発症をまねく。

4　酸素化不全

　ガス交換器である肺は，理論的には，肺胞およびそれを取り巻く肺毛細血管床を一つのユニットとし，それらの集合体として構成されている。ガス交換は，それぞれのユニットにおいて，肺胞気と肺毛細血管内の血液との間で拡散によって行われ，得られる血液の酸素化は，全ユニットのガス交換機能の総和である。ガス交換に寄与する主要な因子は，供給される換気量，血流量およびガス交換器の拡散機能の3つであるが，適切なガス交換には，肺全体としての換気および血流量のみならず，これらのユニットへの換気の分布，血液の分布と，それぞれのユニットの拡散機能が影響を及ぼす。肺胞レベルでの障害では，末梢気道や肺胞，間質，毛細血管が傷害されることでそれぞれのユニットにおける拡散機能の障害や，換気および血流の局所的低下や分布異常が生じる。このような障害によって生じる酸素化不全は，拡散障害，換気血流不均等分布，シャントの3つの病態によって説明される[5]。

1）拡散障害

　ガス交換ユニットにおける肺胞気と血液間のガスの拡散は，二相間のガス濃度勾配に従い，拡散によって移動する量は，拡散面積，ガス分圧差に比例し，拡散距離に反比例する。肺胞気内の酸素も，この原理に従って血液中に移動するが，本来血漿への酸素の物理的溶解度は低く，酸素はさらに赤血球内へ移動し，血液中において酸素はほとんどがヘモグロビンと結合した形で存在する。このため，酸素の拡散は，肺胞血管膜を通過する際の拡散抵抗と，赤血球内でヘモグロビンと結合する過程での拡散抵抗とに影響される。

　安静時において，血液は肺毛細血管床を0.75秒程度で通過し，健常肺ではそのおよそ1/3の時間でヘモグロビンの酸素化は終了し，肺胞気と血液の酸素分圧は平衡に達する。しかし，疾患肺において，肺胞血液間の酸素拡散抵抗が増大する状況では，血液が毛細血管終末に到達するまでに平衡に達することができず，低酸素血症をまねく。拡散抵抗が増大する状況とは，拡散面積つまり肺胞の減少，拡散距離の増大つまり肺胞毛細血管膜間の肥厚，肺毛細血管血液量の減少などが挙げられる。このような拡散障害は，心拍出量の増加により血液の肺毛細血管床通過時間が短縮される場合に顕在化しやすく，間質性肺炎などの患者で運動負荷により低酸素血症が顕在化する一因となっている[4)11)]。

2）換気血流比不均等分布

　肺胞から血液への酸素の拡散は，肺胞気酸素分圧が高いほど有利である。したがって血液への酸素移転量を増加させるには，肺胞気酸素分圧を上げるために肺胞換気量を増大させる，または吸入酸素分圧を増加させるという手段が考えられる。しかし，肺胞方程式で示されるように，換気量を増加させることで得られる肺胞気酸素分圧の上昇はわずかであり，また，血液酸素分圧60 mmHg以上ではヘモグロビンの酸素飽和度は90％を超えており，酸素とヘモグロビンの結合の特性からそれ以上酸素分圧を増加させても酸素飽和度は大きくは上昇しない。このように，血液を効率的に酸素化するためには，血流に対して適切な換気量があり，健常肺における換気血流比の値は0.8程度である。換気血流比が低い領域では，血液の酸素化は不十分となり，また換気血流比が高い領域では，無駄な換気となる。

　肺は，肺胞とそれを取り巻く肺毛細血管床からなるガス交換ユニットの集合体であり，効率的な血液の酸素化を得るためには，すべてのユニットで換気血流比が0.8であることが理想的である。しかし，肺内に分布する換気および血流は，局所の弾性や気流抵抗，重力などの影響を受けるため，健常肺でも一様ではない。このため健常肺においても換気血流比不均等分布は

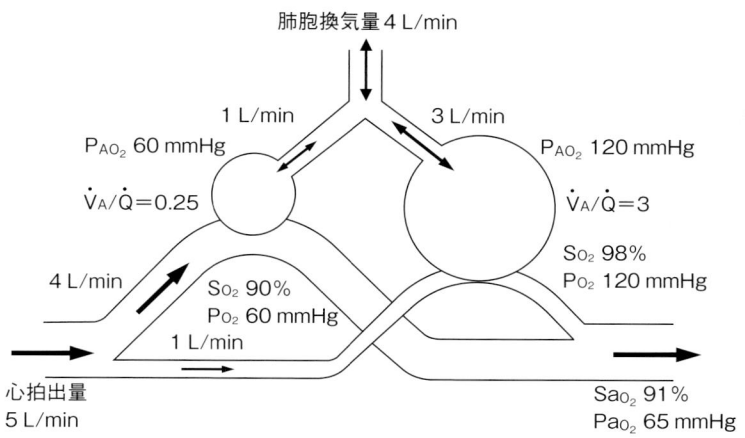

図1 換気血流比不均等分布

存在するが，さらに疾患肺においては，局所の換気障害や血流障害が不均一に生じることにより，換気血流比不均等分布が増大する。低換気血流比領域に分布する血液は十分な酸素化を得られず（シャント様効果），また高換気血流比領域に分布する血液は，十分な酸素化が得られても，全肺血流に占める割合は低くなるため，たとえ肺全体としての換気量および血流量が保たれていても，低酸素血症を来す（図1）。

このような換気血流比不均等分布は，気道肺胞および肺血管に異常を来すほとんどすべての疾患で見られる病態であり，多くの疾患における低酸素血症の主たる原因となる。しかし，どのようなパターンの不均等分布が呼吸不全発現に寄与しているのかは，疾患により異なる。ARDSにおいては，肺胞虚脱により，肺胞性シャントおよび低換気血流比領域への血流分布が増加する[12]。対してCOPDでは，肺胞の非可逆的破壊による気腔の拡大が優位な気腫型では肺毛細血管床の消失を反映して高換気血流比領域が増大し，末梢気道病変が中心の非気腫型では末梢気道閉塞を反映して低換気血流比領域が増大する。しかし，いずれにおいても，シャントの増大はほとんど伴わない[13]。

換気血流比不均等分布に起因した低酸素血症に対しては，換気量を増大させてもその改善効果は乏しい。これは，低換気血流比領域の換気量を増大させることが難しいからである。一方で，酸素投与は，低換気血流比領域の肺胞気酸素分圧も上昇させるため，効果的に酸素化を改善する。ただし，COPDのように，低酸素性肺血管攣縮による血流再分布が働いている場合には，酸素投与を行うことで，時に換気血流比不均等を増悪させる場合があり，病態に応じての注意が必要となる[12)14)]。

換気血流比が著しく上昇した領域は，死腔として作用する（図2）。COPDの気腫化病変や，肺血栓塞栓症によって肺血流の途絶した領域に相当する。有効な肺胞換気量の低下から二酸化炭素貯留を来しうるが，二酸化炭素分圧上昇に対する換気応答として換気量が増大することで，換気と血流のマッチングが保たれている領域での二酸化炭素排出は増加するため，結果二酸化炭素分圧は正常に保たれることが多い。COPDのように換気量を増大させることが困難な場合や，肺胞死腔が広汎である場合には，十分な二酸化炭素排出が行えず高二酸化炭素性低酸素血症を呈する[15)]。

3）シャント

シャントとは，混合静脈血が肺内でガス交換を経ずに動脈系へ混入する状態を指す。シャントには，肺毛細血管を経由せずに左心系へ流入する解剖学的シャント，肺毛細血管を経由するが，肺胞気によるガス交換を受けずに左心系に流入する肺胞性シャントがある（図2）。類似した病態で，換気血流比が低い領域を血液が通

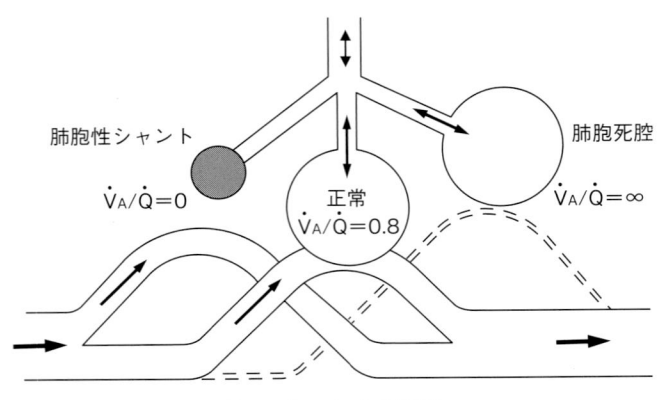

図2　シャントと死腔

過するため十分な酸素化を得られずに左心系へ流入するものは，シャント様効果と呼ばれる。

シャントの最大の特徴は，シャントの存在により低酸素血症を呈している場合，100％酸素投与を行ってもシャント血流の酸素化は行われないため，低酸素血症の改善が乏しいことである。シャント様効果では，ガス交換が可能な程度によっては酸素投与により低酸素血症の改善が見られる。

健常人でもシャントは存在し，肺静脈へ還流する気管支静脈血の一部などが解剖学的シャントに相当する。病的解剖学的シャントとしては，肺動静脈瘻や心内右左シャントを有する先天性心疾患がある。一方で，ARDSや肺炎，肺水腫においては，肺胞腔内への浸出液や肺胞浮腫，末梢気道や肺胞の虚脱により含気が完全に消失し無気肺となった部分は肺胞性シャントとして作用し，肺胞換気が低下した部分はシャント様効果として作用する[12]。

5　代表的な疾患における呼吸不全の病態

このように，換気不全や肺におけるガス交換障害によって，肺を経由した血液の酸素化は障害され，時に二酸化炭素の排出が障害されることで，呼吸不全は発現する。呼吸筋麻痺による急性換気不全のように，一つの機序によって説明される病態もあるが，多くの場合その発症には複数の機序がかかわる。次に，呼吸不全を呈する代表的な疾患について，その呼吸不全発生のメカニズムについて解説する。

1）ARDS

ARDSとは，肺炎や敗血症，多発外傷などの直接的あるいは間接的なさまざまの原因疾患により肺の非特異的な炎症が惹起されることで，肺胞上皮および血管内皮細胞が広範に障害され，透過性亢進型肺水腫のため急性呼吸不全を呈する症候群である[16]。病理学的には，びまん性肺胞傷害（diffuse alveolar damage）の像を呈し，肺胞上皮および血管内皮の傷害により間質の浮腫や肺胞内への浸出液貯留，肺胞虚脱，肺血管攣縮や微小血管塞栓による肺血流障害を来す。

ARDSにおいて，病変の程度は一様ではなく，肺内には，傷害の強い部位と正常に近い部位とが混在している。高度な病変部位は，肺胞虚脱や浸出液の充満により換気困難となり，換気は正常ないし傷害の軽度な肺胞のみで行われる。換気可能領域における肺実質のコンプライアンスは比較的保たれるが，換気に動員される肺胞数が減少するため，機能的な肺容量は減少し，結果肺のコンプライアンスは大きく低下する[17]。自発呼吸をしている患者では，呼吸仕事量が著しく増加することになる。

肺胞虚脱や肺胞内充満により換気困難となった病変部位は，肺胞性シャントを形成する。特にARDSにおいては，加重側である下側肺の

肺胞虚脱が著明である。下側肺は，重力の影響から本来肺血流の多い部位に相当するため，低酸素性血管攣縮による血流制限の調節を受けても，シャントの増大は避けられず，結果，高濃度酸素投与にも不応性の重症の低酸素血症を呈するに至る。このようなシャントは，ARDSにおける低酸素血症の最大の原因となっている[12]。また，換気血流比不均等分布の増大も，ガス交換障害の原因となる[12]。さらに，ARDSでは，肺胞間質浮腫や肺胞水腫，肺胞間質の線維化などを生じることで拡散障害を来すことも，酸素化障害に寄与する。

ARDSでは，早期から肺胞死腔の増加が認められる。血管内皮障害や微小血栓により血流障害を来すことで出現すると考えられ，肺胞死腔の増加は，分時換気量の増大や二酸化炭素蓄積の原因となる[18]。

2）COPD

COPDは，タバコ煙を主とする有害物質を長期にわたり吸入することによって生じる肺の慢性炎症性疾患である。有害物質に曝露されることによって惹起される炎症は中枢気道から末梢気道，さらに終末呼吸気管支や肺胞領域にまで及び，特に末梢気道の炎症性狭窄や肺胞領域の非可逆的な破壊を生じる。病変の主座から，肺胞の破壊が主の気腫型と，気道病変が主の非気腫型（末梢気道病変優位型）に大別されるが，これらは独立して存在する疾患単位ではなく，両者がさまざまな程度で混在する一つの疾患概念を形成している[19]。

COPDでは，末梢気道の炎症性狭窄および，気腫性病変による肺弾性収縮力の低下や隣接する肺胞の消失による末梢気道の易虚脱性が生じる。このため，呼気時の気流制限による肺過膨張や内因性PEEPによる動的過膨脹（dynamic hyperinflation）が発生し，疾患の進行とともに末梢気道病変に起因した換気不全を伴うようになる。呼吸仕事量増大による呼吸筋疲労の危険を回避するための適応として，rapid shallow breathingの呼吸様式を呈するようになり，結果代償的に分時換気量が低下することで二酸化炭素の蓄積を来す[20]。

末梢気道における気流制限および気腫化病変は，局所の換気を不均一に障害することによって，換気の不均等分布を増大させる。また，気腫性病変においては，肺胞の非可逆的破壊に伴う血流低下も存在する。このため，COPDでは，換気血流比不均等分布の増大によるガス交換障害を来し，これが低酸素血症の主たる原因となっている[21]。さらに気腫病変ではガス交換面積の減少による拡散障害も存在し，ガス交換障害の一因となる。

3）気管支喘息

気管支喘息とは，気道の慢性炎症，可逆性のある種々の程度の気道狭窄と気道過敏性の亢進を呈する閉塞性呼吸器疾患であり，臨床的には繰り返し起こる咳，喘鳴，呼吸困難を主症状とする。組織学的には，好酸球を中心とした炎症細胞浸潤および気道上皮の剥離を伴う慢性気道炎症を呈する[22][23]。

生理学的には，気道の慢性炎症に伴う可逆性を有する気道狭窄および気道過敏性の亢進が特徴である。喘息患者では，さまざまな外因性および内因性因子に対する気道過敏性が亢進しており，これらの刺激によって気道が狭窄し，気流制限が生じる。中枢気道狭窄の狭窄は，気道抵抗を上昇させ，呼吸仕事量を増大させ，喘息患者における気流制限の評価には，一秒量（forced expiratory volume in one second：FEV_1）や最大呼気流量（peak expiratory flow：PEF）が用いられている。これらは中枢気道の病態をよく反映するが，喘息患者でガス交換障害との相関性は乏しい[24]。

末梢気道病変もまた，気道抵抗や内因性PEEPを生じることで呼吸仕事量増大の原因となる。しかし，末梢病変がより重要な役割を果たすのは，酸素化不全の発症においてである。発作時の喘息患者においては，末梢気道病変による気流閉塞により，肺は末梢肺領域へのエアトラッピングをもたらし過膨張を呈する。このため，肺胞換気の低下により換気血流比が著しく低下した領域が増加することにより，換気血流比不

均等分布は増大する。喘息発作においては，肺胞虚脱を伴わないことから，低換気血流比領域の血流分布は増えても，通常肺内シャントは増大しない[22]。換気血流比不均等分布の増大により低酸素血症が出現するが，さらに過大な呼吸仕事量に対して，呼吸筋疲労や呼吸筋力の低下が生じてその需要を満たすことができなくなることで，肺胞低換気の状態になり高二酸化炭素血症を伴うようになる[22]。

4）神経筋疾患

神経筋疾患は，上位・下位運動ニューロン，筋接合部，あるいは筋肉自体に病変が存在し，運動機能に障害を来す疾患群であり，四肢骨格筋と同様に呼吸に関する筋群も機能低下を来すことで，急性あるいは慢性経過で呼吸不全を発症する[7]。

呼吸に関与する筋群は，吸息筋（換気），呼息筋（咳嗽による気道のクリアランスおよび換気の補助），咽頭筋（上気道の維持・保護）の3つの群からなる[7]。吸息筋力が低下すると，吸気時に十分な肺の拡張が得られず1回換気量の低下をまねく。1回換気量の低下は，直接肺胞低換気の原因となるばかりでなく，肺の不十分な拡張は微小無気肺を形成し，換気血流比不均等分布を増大させることで，低酸素血症を引き起こす。一方，呼息筋力が低下すると，咳嗽による去痰が十分に行えなくなり，気道抵抗の増加や無気肺，肺炎発症の危険性を増大させる。喉咽頭機能障害もまた，嚥下機能や咳嗽機能の低下をまねく[7][8]。

また，呼吸筋力低下による肺気量の低下や無気肺の形成は，呼吸器系のコンプライアンスを低下させるが，さらに体幹や胸郭を構成する骨格筋の萎縮による胸郭変形や脊椎後側弯による胸郭コンプライアンスの低下もまた呼吸仕事量の増大の原因となる[8]。

神経筋疾患の呼吸不全は，一義的には換気不全であり，呼吸負荷に対する呼吸筋力の不均衡である。Guillain-Barré症候群などのように急性発症する呼吸不全では，呼吸筋力の急速な低下により急性呼吸不全を発症する。一方で，筋萎縮性側索硬化症（amyotrophic lateral sclerosis：ALS）などの慢性進行性疾患では，呼吸筋力の低下が徐々に進行するに伴い，肺・胸郭コンプライアンスの低下や気道抵抗の増大など換気力学的な変化を来し，呼吸負荷と呼吸筋力の均衡は不安定になる。このような患者では，上気道感染による痰の増加や誤嚥などの負荷により，容易に呼吸不全の急性増悪を来す[25]。

おわりに

呼吸不全が出現するその病態機序について概説した。呼吸不全患者に対して，治療介入として呼吸管理を行う場合，その目的は，酸素化の改善，二酸化炭素蓄積の改善および，呼吸仕事量軽減による呼吸筋疲労の回避である。呼吸不全の背景にある病態を理解することで，個々の症例において何が問題となっているのかをより明確に把握し，最適な呼吸管理方針を決定できるだけでなく，薬物療法や理学療法も含めた総合的な治療戦略の策定に有用であることが期待される。

【文 献】

1) Vincent JL, de Mendonça A, Cantraine F, et al. Use of the SOFA score to assess the incidence of organ dysfunction/failure in intensive care units：Results of a multicenter, prospective study. Crit Care Med. 1998；26：1793-800.
2) Vincent JL, Akça S, de Mendonça A, et al. The epidemiology of acute respiratory failure in critically ill patients. Chest 2002；121：1602-9.
3) Vasilyev S, Schaap RN, Mortensen JD. Hospital survival rates of patients with acute respiratory failure in modern respiratory intensive care units. An international, multicenter, prospective survey. Chest 1995；107：1083-8.
4) Treacher DF, Leach RM. Oxygen transport-1. Basic principles. BMJ 1998；317：1302-6.
5) Roussos C, Koutsoukou A. Respiratory failure. Eur Respir J 2003；22（47 suppl）：3s-14s.
6) 厚生省特定疾患「呼吸不全」調査研究班編．「呼吸不全」診断と治療のためのガイドライン．東京：メディカルレビュー社；1996.
7) Hill NS. Neuromuscular disease in respiratory and critical care medicine. Respir Care 2006；51：1065-71.
8) Racca F, Del Sorbo L, Mongini T, et al. Respiratory

management of acute respiratory failure in neuromuscular deseases. Minerva Anestesiol 2010 ; 76 : 51-62.
9) Perhrsson K, Bake B, Larsson S, et al. Lung function in adult idiopathic scoliosis : a 20 year follow up. Thorax 1991 ; 46 : 474-8.
10) Haluszka J, Chartrand DA, Grassino AE, et al. Intrinsic PEEP and arterial P_{CO_2} in stable patients with chronic obstructive pulmonary disease. Am Rev Respir Dis 1990 ; 141 : 1194-7.
11) Agustí AG, Roca J, Gea J, et al. Mechanisms of gas-exchange impairment in idiopathic pulmonary fibrosis. Am Rev Respir Dis 1991 ; 143 : 219-25.
12) Santos C, Ferrer M, Roca J, et al. Pulmonary gas exchange response to oxygen breathing in acute lung injury. Am J Respir Crit Care Med 2000 ; 161 : 26-31.
13) Wagner PD, Dantzker DR, Dueck R, et al. Ventilation-perfusion inequality in chronic obstructive pulmonary disease. J Clin Invest 1977 ; 59 : 203-16.
14) Robinson TD, Freiberg DB, Regnis JA, et al. The role of hypoventilation and ventilation-perfusion redistribution in oxygen-induced hypercapnia during acute exacerbations of chronic obstructive pulmonary disease. Am J Respir Crit Care Med 2000 ; 161 : 1524-9.
15) Goldhaber SZ, Elliott CG. Acute pulmonary embolism : part I : epidemiology, pathophysiology, and diagnosis. Circulation 2003 ; 108 : 2726-9.
16) Ware LB, Matthay MA. The acute respiratory distress syndrome. New Engl J Med 2000 ; 342 : 1334-49.
17) Pelosi P, Cereda M, Foti G, et al. Alterations of lung and chest wall mechanics in patients with acute lung injury : Effects of positive end-expiratory pressure. Am J Respir Crit Care Med 1995 ; 152 : 531-7.
18) Nuckton TJ, Alonso JA, Kallet RH, et al. Pulmonary dead-space fraction as a risk factor for death in the acute respiratory distress syndrome. N Engl J Med 2002 ; 346 : 1281-6.
19) Vestbo J, Hurd SS, Agustí AG, et al. Global strategy for the diagnosis, management, and prevention of chronic obstructive pulmonary disease : GOLD executive summary. Am J Respir Crit Care Med 2013 ; 187 : 347-65.
20) Calverley PM. Respiratory failure in chronic obstructive pulmonary disease. Eur Respir J 2003 ; 22 (47 suppl) : 26s-30s.
21) Rodriguez-Roisin R, Drakulovic M, Rodoriguez DA, et al. Ventilation-perfusion imbalance and chronic obstructive pulmonary disease staging severity. J Appl Physiol 2009 ; 106 : 1902-8.
22) Rodriguez-Roisin R. Acute severe asthma : pathophysiology and pathobiology of gas exchange abnormalities. Eur Respir J 1997 ; 10 : 1359-71.
23) Fanta CH. Asthma. N Engl J Med 2009 ; 360 : 1002-14.
24) Ferrer A, Roca J, Wagner PD, et al. Airway obstruction and ventilation-perfusion relationships in acute severe asthma. Am Rev Respir Dis 1993 ; 147 : 579-84.
25) Poponick JM, Jacobs I, Supinski G, et al. Effect of upper respiratory infection in patients with neuromuscular disease. Am J Respir Crit Care Med 1997 ; 156 : 659-64.

〔柏　庸三，藤野　裕士〕

3. 血液ガスと呼吸不全

Key Point

- 動脈血ガスは主として肺の状態を反映し呼吸不全では大きな影響を受ける。
- Pa_{CO_2} は換気が適性かどうかの指標である。
- Pa_{CO_2} 上昇がみられたら肺胞低換気が存在する。
- Pa_{CO_2} 低下は過換気を意味する。
- Pa_{O_2} 低下の原因は肺胞低換気，肺内シャント，換気血流の不均等分布のどれかである。肺胞低換気を是正しても Pa_{O_2} 低下が持続する場合は，閉じた肺胞を開くための呼吸管理が必要となる。

はじめに

血液ガスの検体には動脈血，静脈血，混合静脈血（肺動脈血）などがあるが，それぞれにもつ意味が異なっている。動脈血は主として肺の状態，静脈血はその上流にある組織や臓器の状態，混合静脈血はすべての静脈血が混合した血液であるので全身の組織や臓器の平均的な状態を反映するものである。呼吸不全では動脈血が最も大きく変化を受ける。呼吸不全を論じる場合に血液ガスというと動脈血ガス（Pa_{O_2} と Pa_{CO_2}）を指しているといってよい。血液ガスには多くの情報が含まれるが，ここでは呼吸不全時の血液ガスの変化を理解するために動脈血酸素分圧（Pa_{O_2}）と動脈血二酸化炭素分圧（Pa_{CO_2}）について解説し，酸塩基平衡については必要最小限にとどめる。

1 ガス交換と血液ガスの基礎

空気（$F_{IO_2} = 0.21$）を呼吸していると，肺胞内には酸素，二酸化炭素，水蒸気，窒素の4つの気体が存在している。それぞれの気体がもつ分圧は，1気圧（760 mmHg）のもとでは，酸素は肺胞気式（alveolar air equation）に従って約100 mmHg，二酸化炭素は約40 mmHg，水蒸気は47 mmHgで，残りが窒素ということになる。吸入酸素濃度（F_{IO_2}）が上がると酸素の分圧が増加し，その分，窒素の分圧が低下する。

肺胞内の空気（気相）と肺毛細血管内の血液（液相）との間でガス交換が行われるが，圧較差によって酸素は肺胞内から血液中へ，二酸化炭素は血液中から肺胞内へ移動する。換気がない肺胞（図1-a）では，そこに流れる血液はガス交換ができないまま肺静脈に流れこんで肺内シャントとなる。また，換気があって血液の流れがない肺胞（図1-c）ではガス交換が行われず，その肺胞は死腔（肺胞死腔）となる。ガス交換が適切に行われるためには，肺胞に換気と血流の両者が適切に存在しなければならない。

1）血液の酸素化

a. 肺胞気酸素分圧（P_{AO_2}）

P_{AO_2} は，肺胞気式から100％酸素吸入時は673 mmHg，空気を呼吸中（$F_{IO_2} = 0.21$）であれば約100 mmHgである。

b. 肺胞膜の拡散性

肺胞気と肺毛細血管内の血液との間にある肺胞膜は拡散性が非常によく，健常状態だと両者の酸素分圧はほぼ等しくなるが，肺胞膜が肥厚するなど拡散障害が存在するとその差は開く。しかし，急性呼吸不全では拡散障害が低酸素血

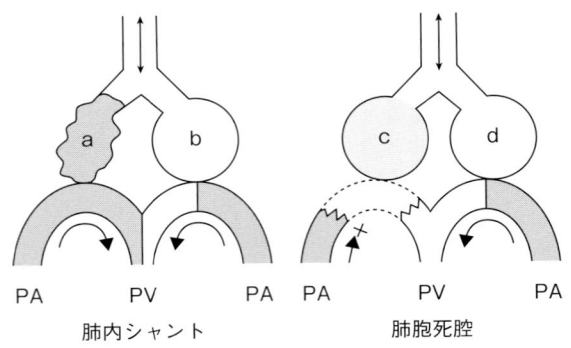

図1 肺内シャントと肺胞死腔
換気と血流が適切にあるとガス交換が適切に行われる（bとd）が，換気のない肺胞（a）では肺内シャントとなり，血流のない肺胞（c）は肺胞死腔となる．
PA：肺動脈，PV：肺静脈

症の主因となることは少ない．二酸化炭素は酸素より25倍も拡散効率が良好であり，拡散障害が高二酸化炭素血症の原因となることはまずない．

c．動脈血酸素分圧（Pa_{O_2}）

空気（$F_{IO_2}=0.21$）を呼吸しているときのPa_{O_2}の正常値は95 mmHg程度であり，肺胞気酸素分圧（P_{AO_2}約100 mmHg）よりやや低い．健常者でも肺内シャントが存在するため，酸素分圧の低い肺動脈血が混じるからである．

P_{AO_2}とPa_{O_2}の差を肺胞気-動脈血酸素分圧較差（A-aD_{O_2}）という．A-aD_{O_2}の大きさは同一患者でも吸入酸素濃度により異なる．病的状態ではA-aD_{O_2}は大きくなり低酸素血症となる．

d．血液の酸素含有量

血液の中で酸素は2つの形で存在している．赤血球内でヘモグロビン（Hb）と結合して存在するものと，液体としての血液に物理的に溶解して存在するものである．血液の酸素含有量（C_{O_2}）は次の式で計算できる．

$C_{O_2}=1.34\times Hb\times S_{O_2}/100+0.0031\times P_{O_2}$

ここではS_{O_2}はHbの酸素飽和度，P_{O_2}は酸素分圧を指す．

1.34，0.0031はそれぞれHbの酸素結合の定数，血液への物理的な酸素溶存定数である．前者に関しては理論値の1.39，その他1.36などが使われることもある．

この式の右辺の第1項がHb結合酸素の量であり，第2項が物理的溶解酸素の量である．例えばHbが15 g/dL，S_{O_2}が97 %，P_{O_2}が95 mmHgの人の血液100 mL中に含有されるHb結合酸素は，

$1.34\times15\times97/100\fallingdotseq19.5$ mL

物理的溶解酸素は，

$0.0031\times95\fallingdotseq0.3$ mL

合計して約20 mLである．Hb結合酸素に比較し，物理的溶解酸素はわずかである．酸素は液体には溶けにくく，血液中では酸素のほとんどがHbに結合して存在している．

e．酸素分圧（P_{O_2}）と酸素含有量（C_{O_2}）と酸素飽和度（S_{O_2}）

図2-aは，血液中の酸素含有量（酸素含量）とP_{O_2}との関係を表した酸素解離曲線である．P_{O_2}が上昇するに従って酸素含量の上昇が少なくなり，やがて頭打ちになることが分かる．これはHbの化学的性質によるものである．また，Hbの酸素結合能は高いが，1分子のHbが結合できる酸素の最大量は4分子であるため，すべてのHb分子が4分子の酸素を結合してしまえば，それ以上はいくらP_{O_2}を上げても結合できなくなり酸素含量は頭打ちになってしまう．

表1に，健常者の血液中の酸素飽和度と酸素含有量を示す．P_{O_2}の変化とS_{O_2}の変化，そし

(a) 酸素解離曲線 　　　(b) 二酸化炭素解離曲線

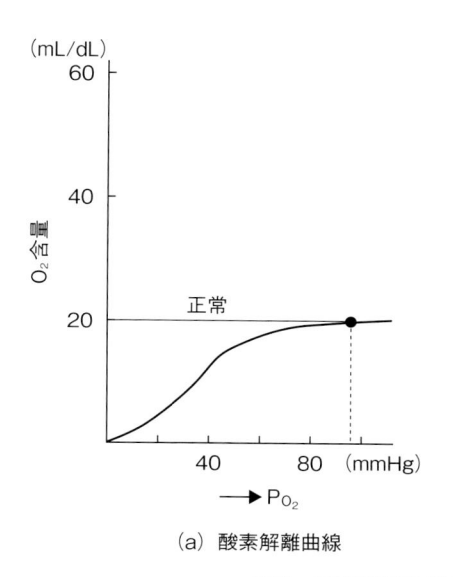

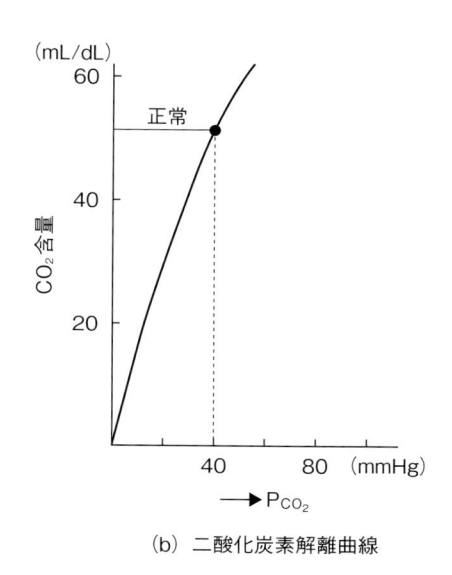

図2　酸素解離曲線と二酸化炭素解離曲線
血液中の酸素含有量には頭打ちがあるが，二酸化炭素解離曲線は直線に近い（正常値はHb＝15 g/dLとして）．

表1　酸素分圧，酸素飽和度，酸素含量の関係

	動脈血（F_{IO_2}＝0.21）	動脈血（F_{IO_2}＝1.0）
P_{O_2}	95 mmHg	550 mmHg
S_{O_2}（酸素飽和度）	97%	100%
C_{O_2}酸素含量	約20 mL/dL	約21.8 mL/dL

酸素含量はHb＝15 g/dLとして計算．吸入酸素濃度を5倍にすると動脈血P_{O_2}は5倍以上になるが，S_{O_2}はわずか3%しか増加せず，酸素含量もわずかしか増加しない．

て酸素含有量の変化を比較するとよい．100%酸素を吸入しP_{O_2}を550 mmHgまで上げても，室内空気呼吸時に比べS_{O_2}や酸素含有量はあまり変化しないのが分かる．つまり，血液の酸素含有量はP_{O_2}を必要以上に上げても増加せず，S_{O_2}にほぼ比例して増加することを理解しておきたい．

2）二酸化炭素の呼出

二酸化炭素は酸素と異なり，解離曲線はほぼ直線である（**図2-b**）．

組織で産生された二酸化炭素は血液によって肺胞に運ばれ，肺胞内へ拡散されて移動する．肺胞内に出た二酸化炭素は呼気により体外に呼出される．二酸化炭素は吸入気にはほとんど含まれていないため，肺胞換気量を増やせば増やすほど体外に呼出されていく．つまり，Pa_{CO_2}は，体内組織の二酸化炭素産生量が一定であれば，肺胞換気量に依存する．

2　血液ガスの正常値

空気中の酸素濃度は約21%で二酸化炭素濃度はほとんどゼロである．空気を呼吸している健常成人の動脈血ガスの正常値は**表2**のごとくである．Pa_{O_2}は加齢とともにしだいに低下する．

表2 動脈血液ガスの正常値

pH	7.38～7.42
Pa_{CO_2}	38～42 mmHg
Pa_{O_2}	80～100 mmHg
HCO_3^-	22～28 mEq/L
BE	−3～+3 mEq/L

表3 血液ガスに異常を来す呼吸障害の病態

肺胞低換気	分時換気量の減少
	肺胞死腔の増大
肺におけるガス交換の障害	肺内シャント
	換気血流の不均等分布

表4 外科術後の肺胞低換気症例の血液ガス

	a. 空気呼吸 (F_{IO_2}=0.21)	b. 人工呼吸 (F_{IO_2}=0.21)	c. 酸素マスク (F_{IO_2}が上昇)
Pa_{O_2}	58 mmHg	86 mmHg	95 mmHg
Pa_{CO_2}	55 mmHg	40 mmHg	58 mmHg

3 血液ガスに異常を来す呼吸障害の病態

　呼吸障害があれば血液ガスに異常を生じるが，血液ガスをみると呼吸障害の有無の判別や病態の鑑別診断も可能となる．血液ガスが変化する原因を病態生理別に表3に示す．

1）肺胞低換気と血液ガス

　肺胞換気量が減少するので，肺胞内の二酸化炭素の排出ができないためPa_{CO_2}の上昇がみられる．Pa_{O_2}も低下するが，肺胞内の二酸化炭素分圧が上昇する分だけ肺胞内酸素分圧が低下するからである．肺胞低換気には次の2つの場合がある．

a．分時換気量の減少

　分時換気量とは単位時間あたりの換気量をいい，通常は1分間の換気量の合計を指す．
　表4に，肺胞低換気の典型例として，外科手術後に鎮痛鎮静薬を投与した結果，呼吸数が減少し分時換気量が減少した症例の血液ガスを挙げる．空気を自発呼吸していると，二酸化炭素を呼出できずPa_{CO_2}が上昇しPa_{O_2}の低下もみられる（表4-a）．本症例に人工呼吸を行うと換気量が増加して，酸素を投与せずとも血液ガスは正常に近く回復する（表4-b）．しかし，酸素マスクで酸素を投与するのみにすると，Pa_{O_2}は上昇するがPa_{CO_2}は是正されないままである（表4-c）．酸素を投与すれば肺胞へ到達する酸素は増加するが，換気量が増加するわけでないので二酸化炭素の排出は増加せずPa_{CO_2}は低下しない．

b．肺胞死腔の増大

　慢性閉塞性肺疾患などにみられるように肺胞死腔が増大すると，1回換気量に占める死腔換気量の割合が増加し，結果として有効な肺胞換気量が減少する．1回換気量か呼吸数を増やして分時換気量を増やさないとPa_{CO_2}は上昇してしまう．

2）肺内シャントと血液ガス

　肺内シャントはPa_{O_2}低下の大きな原因となる（図1）．閉じた肺胞に流れた血液が酸素を獲得しないまま肺静脈に流れ込んでしまうためである．先天性チアノーゼ性心疾患でみられる右心系から左心系への心内シャントと同様のことが肺内で起こっている．
　表5-aは，片側の肺に大きな無気肺が生じた患者の血液ガスである．Pa_{O_2}の低下はよく理解できるが，Pa_{CO_2}も低下していることに気づく．これは，肺内シャントがある症例によくみられ

表5 大きな無気肺（肺内シャント）を生じた症例の血液ガス

	a. 空気呼吸	b. 酸素マスク10 L/min
Pa_{O_2}	46 mmHg	52 mmHg
Pa_{CO_2}	27 mmHg	35 mmHg

る典型的な結果である。無気肺部分からは二酸化炭素の呼出が障害されるはずなのにPa_{CO_2}が上昇せず，むしろ低下する理由は，低酸素血症となったため呼吸中枢が刺激され換気量が増大することにある。換気量の増大によって肺の正常の部分からどんどん二酸化炭素が呼出され，無気肺部分の負債を代償してしまったからである。

もちろん，呼吸筋疲労を伴うなどして換気量が減少するとPa_{CO_2}は上昇する。これは呼吸不全が進行したことを示す危険な状態である。

表5-bにみるように，この症例に酸素を投与してもPa_{O_2}はあまり上昇しない。酸素を投与すると無気肺以外の部分に吸入される酸素は増加するが，血液に溶存する酸素の量には「頭打ち」があるため（前述）シャントが大きいと代償しきれないからである。つまり，大きな肺内シャントが存在すると吸入酸素濃度を上げてもPa_{O_2}はあまり上昇しない。肺内シャントに特徴的なことで，臨床現場でよく経験することである。Pa_{O_2}を上げるためには，閉じてしまった肺胞をPEEPや肺理学療法により開くことが必要となる。

3) 換気・血流の不均等分布と血液ガス

呼吸不全症例でPa_{O_2}の低下や肺胞死腔が増大する理由として最も重要なものは，換気・血流の不均等分布であると考えられている。換気が少ない肺胞には酸素があまり到達しないため，そこに流れる血液は酸素をあまり獲得できず低酸素血症の原因となる（シャント様効果）。逆に，血流の少ない肺胞や，血流が正常でも拡張した肺胞（肺気腫や慢性閉塞性肺疾患など）

では，血液とガス交換できる空気は少量のみであり肺胞死腔のような役割を果たすことになる。したがって，換気・血流の不均等分布の場合，血液ガスの変化は肺胞低換気と肺内シャントの両方の側面をもつ。

4 血液ガスの見方

以上の病態と血液ガスの関係を表6に挙げる。

表6をよくみると，Pa_{O_2}の低下はすべての病態でみられるが，Pa_{CO_2}の上昇は肺胞低換気でみられるのみである。肺内シャントや換気・血流の不均等分布でも，肺胞低換気を合併しなければPa_{CO_2}の上昇はみられない。すなわちPa_{CO_2}は換気量が適性かどうかの指標である。Pa_{CO_2}の上昇がみられたら肺胞低換気が存在し，人工呼吸をしている場合なら分時換気量が不足していると考えてよい。

一方，Pa_{O_2}の低下がみられる場合は，Pa_{CO_2}の上昇を合併しておれば少なくとも肺胞低換気があり，Pa_{CO_2}の上昇がなければ換気は十分で肺内シャントか換気・血流の不均等分布があると考えた対処が必要となる。

図3に，血液ガスデータの（著者流の）見方をフローチャートにして示す。血液ガスから病態を考える場合，Pa_{O_2}の変化に目がいきがちだが，まずPa_{CO_2}の上昇の有無をみて換気の状態を判断することから進むことを勧めたい。

5 Pa_{O_2}の評価

Pa_{O_2}の評価には肺胞気-動脈血酸素分圧較差（A-aD_{O_2}）も用いられるが，$Pa_{O_2}/F_{I_{O_2}}$（PF比）が簡便でよく用いられている。50％酸素吸入時のPa_{O_2}が150 mmHgであればPF比は300（150÷0.5）である。PF比が200以下になれば酸素化能の重篤な障害があると考えるべきである。

表6 病態と血液ガス

肺胞低換気	Pa_{O_2} ↓	Pa_{CO_2} ↑
肺内シャント	Pa_{O_2} ↓	換気が十分ならPa_{CO_2} ↓か→ 低換気を合併すればPa_{CO_2} ↑
換気血流の不均等分布	Pa_{O_2} ↓	換気が十分ならPa_{CO_2} ↓か→ 低換気を合併すればPa_{CO_2} ↑

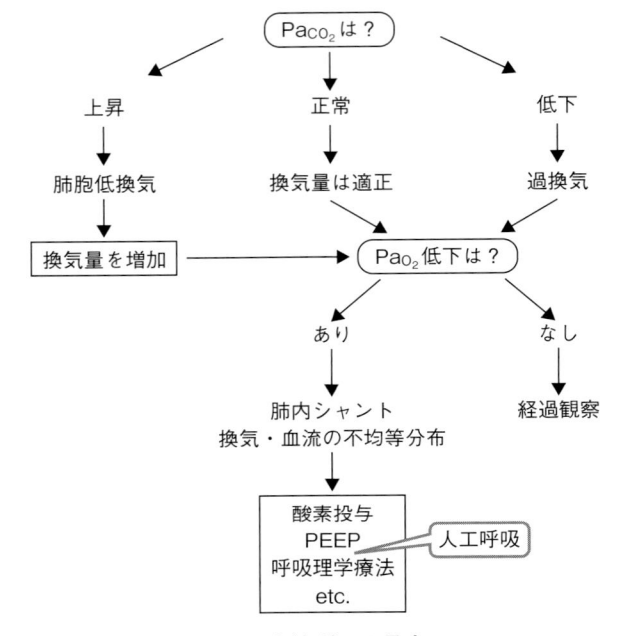

図3 血液ガスの見方

6 酸塩基平衡

　酸塩基平衡の解釈とは，動脈血pHとPa_{CO_2}の値から体の中で起こっていることを推測することである。Pa_{CO_2}は呼吸で調節されているので解釈は単純だが，pHは呼吸以外に腎機能や循環状態，輸血や輸液，電解質バランス，嘔吐，下痢など多様な代謝性因子によっても調節されており解釈は複雑である。したがって，血液ガスデータのみをみて考えるより，患者の全身状態など病態をよくみて異常を予測しつつ考えたほうが解釈は容易となる。ここでは，呼吸管理をするうえで問題になりそうなことにしぼって述べる。

1）pH

　pHは液体が酸性かアルカリ性かを示す数字で，7.0を境に酸性とアルカリ性を区別しているから，人間の体の正常pHである7.40はややアルカリ性である。

$$pH = -\log_{10}[H^+]$$

という式からpHを求める。$[H^+]$は水素イオン濃度のことで，式の前にマイナスがついていることから水素イオンが多くなるとpHは小さく酸性になり，減るとpHは大きくなりアルカリ性になる。血液pHが7.4より小さく酸性に傾くとアシドーシス，7.4より大きくなるとアルカローシスという。

表7　酸塩基平衡異常の原因

呼吸性アシドーシス	肺胞低換気
呼吸性アルカローシス	過換気
代謝性アシドーシス	心停止，ショック，循環不全 腎不全 糖尿病性ケトアシドーシス 電解質異常
代謝性アルカローシス	大量輸血 電解質異常 胃液の喪失

2）pH調節のしくみ

　pHが変化すると組織や体全体に異常を来すことになるので，生体は巧妙なしくみで水素イオン濃度を調節しpHを一定に保つよう緩衝して調節している。生体内にある緩衝系はいろいろあるが，最も重要なものは二酸化炭素（CO_2）と重炭酸イオン（HCO_3^-）による緩衝系である。CO_2を調節するのは肺（呼吸）で，HCO_3^-を調節しているのは主として腎臓（代謝）である。呼吸性調節（代償）は迅速だが，代謝性調節は緩徐である。

3）BE

　BE（base excess）は過剰塩基と翻訳される。BEは，HCO_3^-をはじめとする塩基の総量が正常と比較してどのくらい余分にあるかを示している。正常は0 mEq/Lで，プラスは塩基（アルカリ）の過剰，マイナスは不足を指している。

4）酸塩基平衡の異常と代償

　酸塩基平衡異常を来す原因にはさまざまなものがある。集中治療や救急の領域で頻度の高いものを表7にまとめておく。酸塩基平衡が異常を来すとpHを是正する方向に代償反応が起こる。呼吸性異常は人工呼吸下では換気条件の変更などで対応が比較的容易だが，代謝性異常があると呼吸性に代償しようとして，生体は換気量を増減するようになり，呼吸不全患者では生体への負荷となることがある。

a．呼吸性アシドーシス

　Pa_{CO_2}が上昇した状態が呼吸性アシドーシスである。これを是正する方法は肺胞換気量を増大することであるが，慢性閉塞性肺疾患などで肺胞低換気を是正できない状態が持続すると，腎臓はHCO_3^-を作ってH^+を中和するようになる。呼吸性アシドーシスの代謝性代償であり，慢性呼吸不全ではPa_{CO_2}は上昇したままHCO_3^-とBEが増加しpHを保っている。

b．呼吸性アルカローシス

　過換気の症例では，肺胞換気量が増大してPa_{CO_2}が低下しpHはアルカリに傾く。過換気症候群などでは呼気再吸入で治療できるが，脳圧亢進による過換気などではこの状態が持続し，腎臓はHCO_3^-を減少させて代謝性に代償するようになる。

c．代謝性アシドーシス

　代謝性にH^+濃度が上昇した状態である。例えば心停止になり蘇生した後は組織の酸素不足による乳酸の蓄積があり，糖尿病性ケトアシドーシスでは血中ケトン体の増加によって，それぞれH^+を多量に産生する。pHの低下は強い呼吸刺激になるため，呼吸不全症例では換気量を増加させようとして負荷となる。

d. 代謝性アルカローシス

例えば大量輸血を受けた患者は1-2日してHCO_3^-が増加して代謝性アルカローシスに陥る。輸血用血液は抗凝固薬としてクエン酸が使用されている。クエン酸は体内で代謝されると1分子が2分子のHCO_3^-に変化し代謝性アルカローシスとなる。電解質異常や大量の嘔吐でも代謝性アルカローシスとなることがある。pHが上昇すると呼吸性代償が速やかに起こってPa_{CO_2}が上昇するが，これにより人工呼吸器からのウィーニングに難渋することがある。

おわりに

呼吸不全時の血液ガスの変化や，血液ガスから呼吸不全の病態を診断する方法について述べた。できるだけ臨床現場における呼吸管理に応用しやすいような書き方に留意したつもりである。酸塩基平衡の詳細については他の専門書を参照してほしい。

（妙中　信之）

II

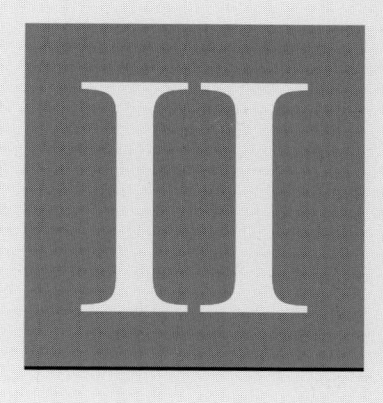

酸素療法と人工呼吸管理

1. 酸素療法
2. 非侵襲的陽圧換気療法（NPPV）
3. 気道確保と気道管理
4. 人工呼吸器とその基本設定
5. 各種換気モードと適応
6. 人工呼吸中のモニタリング
7. 人工呼吸からのウィーニング

1. 酸素療法

Key Point

- 酸素療法の目的は組織酸素利用を改善させることである。
- 酸素療法の目標値はSp$_{O_2}$≧94%，Pa$_{O_2}$ 70-90 mmHg程度とされる。
- 酸素吸入方法としては低流量システム，高流量システム，リザーババッグ付き酸素マスクなどがある。
- 低流量システムには鼻カニューレ，簡易酸素マスクがある。
- 高流量システムは，大量のガスを口元に供給する方式である。
- 60%以上の酸素濃度が必要な場合は，リザーババッグシステムの適応となる。
- 酸素療法は漫然と継続するものではなく，酸素濃度，流量などを適宜調節する。

はじめに

酸素療法はいろいろな場面で実施される。特に重症患者では酸素投与の意義は大きい。酸素療法においては内外でそのガイドライン[1~3]が存在している。これらは酸素投与の適応，意義，効果，方法，副作用などについて記載されている。なかでも本邦[2]，およびBritish Thoracic Society（BTS）[3]のガイドラインは比較的詳細に記載されている。以下に主に急性期領域での酸素療法についての知識，方法などについて記載する。

1 酸素療法の目的

酸素は生命維持において最も重要である。呼吸不全などの病態では動脈血酸素分圧（Pa$_{O_2}$）が低下して低酸素血症になれば，生命維持において危険な状態になる。すなわち細胞レベルでの酸素不足は代謝障害を引き起こす。そのためこのような酸素不足を回避しなければならない。この酸素不足回避のうえで最も基本的なものが酸素療法である。このように酸素療法の目的は低酸素症に対して適正な量，方法で酸素を投与し，組織への酸素供給，組織酸素利用を改善させることである。

2 酸素の生体への取り込みと運搬

酸素は肺に吸入され，肺胞で血液に取り込まれ，主にヘモグロビンに結合して動脈血によって末梢組織，臓器に送られる。このとき末梢組織に酸素を適正に供給するには以下3要素が重要である。
① 肺での酸素取り込み
② 動脈血中ヘモグロビン濃度とヘモグロビン酸素結合
③ 心拍出量

肺胞では吸入された酸素は肺毛細血管の血液中に拡散していく。このとき理想肺胞では肺胞気酸素分圧（P$_{AO_2}$）と肺毛細血管酸素分圧（Pc'$_{O_2}$）は等しいと仮定され，P$_{AO_2}$は下記の肺胞気式（簡略式）により，吸入酸素濃度，Pa$_{CO_2}$などで決定される。

$$P_{AO_2} = (760 - 47) \times F_{IO_2} - Pa_{CO_2}/0.8$$

（760：大気圧mmHg，47：37℃飽和水蒸気圧mmHg，F$_{IO_2}$：吸入酸素濃度，Pa$_{CO_2}$：動脈血二酸化炭素分圧mmHg，0.8：ガス交換率）

このように肺から取り込まれた酸素は血中では，主にヘモグロビンによって運搬されてい

表1 酸素化評価の指標

① P/F (mmHg) = $Pa_{O_2} \div F_{I_{O_2}}$
② A-aD_{O_2}（肺胞気-動脈血酸素分圧較差）(mmHg) = $P_{A_{O_2}} - Pa_{O_2}$
③ シャント率 (%) = $(Cc'_{O_2} - Ca_{O_2}) \div (Cc'_{O_2} - C\bar{v}_{O_2}) \times 100$
④ R-index (respiratory index) = A-a$D_{O_2} \div Pa_{O_2}$
⑤ oxygenation index (OI) = $F_{I_{O_2}} \times MAP \times 100 \div Pa_{O_2}$

Pa_{O_2}：動脈血酸素分圧，$F_{I_{O_2}}$：吸入酸素濃度，$P_{A_{O_2}}$：肺胞気酸素分圧，Cc'_{O_2}, $C\bar{v}_{O_2}$, Ca_{O_2}：それぞれ肺毛細管血酸素含量，混合静脈血酸素含量，動脈血酸素含量，MAP：平均気道内圧 (cmH_2O)

く。このとき動脈血中での酸素の量は，以下のように算出される。

動脈血酸素含量（Ca_{O_2}）
= 1.34 × Hb × Sa_{O_2} / 100 + 0.0031 × Pa_{O_2}

ここで，Hbは血中ヘモグロビン濃度（g/dL），Sa_{O_2}は動脈血酸素飽和度（%），Pa_{O_2}は動脈血酸素分圧（mmHg）である。1.34，0.0031はそれぞれHbの酸素結合の定数，血液への物理的な酸素溶存定数である。前者に関しては理論値の1.39，その他1.36などが使われることもある。

ヘモグロビン酸素飽和度は酸素分圧との間に一定の関係があり，これが酸素解離曲線である。

また実際に酸素を含む血液を全身に送り出すには心拍出量（CO）が重要であり，全身に送り出されていく酸素の量は酸素運搬量で，以下のように表される。

酸素運搬量（D_{O_2}）= Ca_{O_2} × CO

ここでCOは心拍出量（dL/min）であり，ここから健常人では1分間におよそ1,000 mLの酸素を全身に供給していることが分かる。

3 酸素療法の評価

吸入，投与した酸素がどの程度動脈血中に移行しているかは，肺の酸素の取り込み効率として評価される。これには表1のようにいくつかの指標がある。

いずれのパラメータも吸入酸素濃度の影響を受け，吸入酸素濃度によらずに肺の状態のみを示し，一定値をとるものはない。これらのうちP/FはARDS診断基準・重症度分類にも使われ，急性期領域では最も一般的に用いられる。

肺胞気-動脈血酸素分圧較差（A-aD_{O_2}）は，Pa_{CO_2}すなわち換気の要素を含んでおり，Ⅱ型呼吸不全（Pa_{CO_2} > 45 mmHg）の評価には有用である。しかし$F_{I_{O_2}}$によって大きく変動するので，急性期領域では使いにくい。OI（oxygenation index）は気道内圧の要素を加えている[4]。

4 酸素療法の開始

酸素療法の適応および開始基準としては表2のようなものがある[2]。これは低酸素血症を避け，酸素代謝を適正化することが目的である。

5 酸素療法の目標値

Pa_{O_2}, Sa_{O_2}は動脈血を採血して測定できるが，今日ではパルスオキシメータによる測定値Sp_{O_2} (pulse oximeter O_2 saturation) を参考にすることができる。$Sp_{O_2} \geq 94\%$，Pa_{O_2}で70-90 mmHg程度が目標にされる。なお，高い酸素分圧による組織傷害などが指摘されており，Sp_{O_2} 100%未満，Pa_{O_2} 100 mmHg程度を上限とすることが多い。成人においては，例えばBTSガイドラインではSp_{O_2} 94-98%としている[3]。特にSp_{O_2}を100%で管理しないほうが酸素化障害の進行を発見しやすいという見解もある[3]。

表2　酸素療法の開始基準（急性期領域）

①室内気にて Pa_{O_2} ＜60 mmHg あるいは Sa_{O_2} ＜90％
②低酸素症が疑われる状態（治療開始後に確認が必要）
③重症外傷
④急性心筋梗塞
⑤短期的治療あるいは外科的処置（例：麻酔後回復期，骨盤手術など）

（日本呼吸器学会肺生理専門委員会，日本呼吸管理学会酸素療法ガイドライン作成委員会編．酸素療法ガイドライン．東京：メジカルレビュー：2006より引用）

なお慢性呼吸不全への対応方法としては，酸素濃度は少しずつ（例えば鼻カニューレ，0.25-0.5 L/min）上げていき，Pa_{O_2}目標値は60 mmHg程度である。このときもSp_{O_2}モニターは有用である。しかしCOPDなどの慢性呼吸不全ではpH，Pa_{CO_2}の動態も重要なので，動脈血液ガス分析は必須である。特にⅡ型呼吸不全では，CO_2ナルコーシス発症の危険性が高いので特に意識レベルの低下などの注意も必要であり，状況によってNPPV開始の考慮が必要である。

6　酸素療法の効果と限界

酸素投与によっても目標のSp_{O_2}，Pa_{O_2}が得られない，または，呼吸困難などの症状が改善されないときは，酸素療法の限界となる。その場合CPAP，NPPV，人工呼吸などの施行を考慮する。なお，F_{IO_2}，Pa_{O_2}とシャント率はiso-shuntダイアグラム（iso-shuntライン）[5]（図1）として知られているように，シャント率が大きい場合，すなわち酸素化障害が重篤であるほどPa_{O_2}の上昇効果が低い。

7　酸素療法の方法

酸素吸入方法としては主に低流量システム，高流量システム，リザーババッグ付き酸素マスクの3つがある[2]。なお，「低」「高」は酸素流量の大小を意味しているのではない。

酸素療法を行う器具，システムは以下に記載するように各種存在するが，それらで得られる酸素濃度はおよそ図2のようになる。

1）低流量システム

これには鼻カニューレ，単純（簡易）酸素マスクがある。これらの動作メカニズムは，流量が設定されている100％酸素が口元まで送られてきており，これと併せて室内気も吸入するものである。すなわち設定酸素流量は患者吸気流量よりも少ないので，吸気流量に対する不足分は酸素マスク，鼻カニューレ周囲から室内気を吸入する。つまり口元で100％酸素は希釈されて吸入される。そのため，吸入酸素濃度は患者の換気量，吸気流量，呼吸パターンなどで左右され一定にはならない。

a．鼻カニューレ

装置が簡便なので，頻用される。吸入気酸素濃度はおおよその目安として下記の表3のようになる。

一般に低流量システムにおいては酸素の加湿は不要とされる[6]。しかし症例によっては鼻の乾燥を訴えることもあるので，その場合適宜加湿を行うことも考慮する。酸素流量が多くなるほど鼻の乾燥，不快感を訴えることが多い。したがって鼻カニューレの場合，実用範囲としての酸素流量はおよそ0.5-4 L/minである。

b．酸素マスク

酸素マスクの場合の酸素流量と酸素濃度の関係（目安）は表4のようになる。酸素マスクの

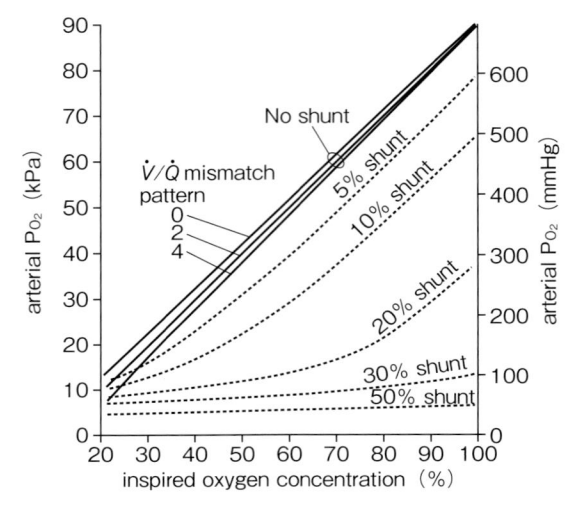

図1 iso-shuntライン

吸気酸素濃度，シャント率（0-50%），Pa_{O_2}などの関係．高いシャント率の場合ほど，高濃度酸素の効果が低いことが分かる．換気血流比不均等分布の大小（0：なし，2：中，4：大）も示している．換気血流比不均等分布では酸素吸入の効果が大きい．

(Lumb, AB. Distribution of pulmonary ventilation and perfusion. In：Nunn's Applied Respiratory Physiology. 6th ed. Philadelphia：Elsevier；2005. p.127 より引用)

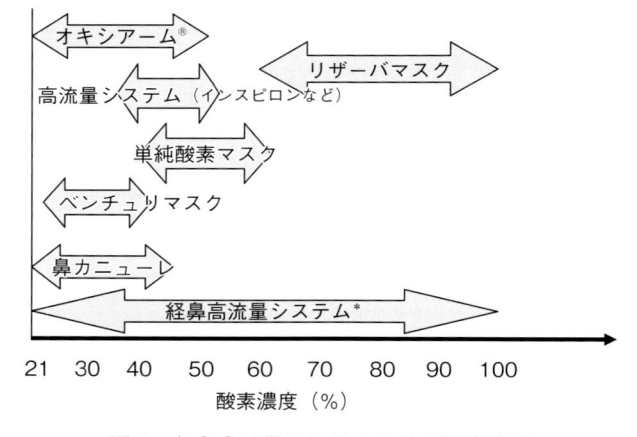

図2 各方式で得られるおよその酸素濃度

＊：nasal high-flow
本文「7. 酸素療法の方法 4) その他の方法」参照

表3 酸素濃度の目安（鼻カニューレ）

酸素流量（L/min）	吸入酸素濃度の目安（%）
1	24
2	28
3	32
4	36
5	40
6	44

（日本呼吸器学会肺生理専門委員会，日本呼吸管理学会酸素療法ガイドライン作成委員会編．酸素療法ガイドライン．東京：メジカルレビュー；2006より引用）

表4 酸素流量と吸入酸素濃度の目安（マスク）

酸素流量（L/min）	吸入酸素濃度の目安（%）
5-6	40
6-7	50
7-8	60

（日本呼吸器学会肺生理専門委員会，日本呼吸管理学会酸素療法ガイドライン作成委員会編．酸素療法ガイドライン．東京：メジカルレビュー；2006より引用）

場合の注意点としては，酸素流量は5 L/min以上に設定することが推奨される[2]．その理由は，酸素流量がこれより少ないと，マスク内に溜まった呼気を再吸入し，Pa_{CO_2}が上昇する可能性があるためである．また，10 L/min以上の酸素流量に設定しても吸入酸素濃度の上昇は期待できないので，より高濃度の酸素濃度が必要な場合はリザーバ付きマスク（→3）リザーババッグシステム参照）を使用する．

c．オキシアーム

鼻口に酸素を吹き付けるタイプの装置としてオキシアーム®などがある（図3）．類似のものにオキシマスク™があり，これらは口元が開放され圧迫感が少ない．動作様式からみると低流量法またはその変法と考えられる．酸素流量と酸素濃度の目安は酸素流量1-10 L/minに対応しておよそ21-50%程度になる[2]．

2）高流量システム

高流量システムとは，マスク周りから室内気を吸入しないように大量のガスを口元に供給する方式である．自発呼吸における吸気流量は最大30 L/min程度になる．そのため，30 L/min以上のガスを口元に供給すればそのガスだけを吸入し，大気を吸入しないことが可能になる．このようにすれば実際の吸入気酸素濃度は装置から出力（駆出）されるガスの酸素濃度に理論上一致する．このように高流量システムでは，

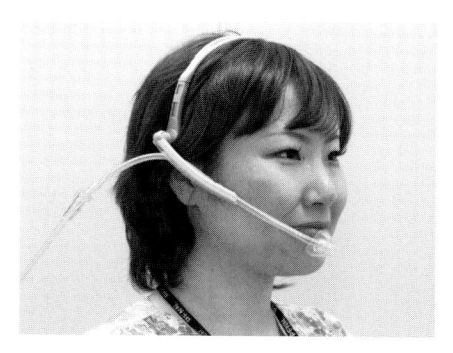

図3 オキシアーム®

1回換気量や呼吸パターンに左右されず，吸入酸素濃度（24-50%程度）を一定にできることが特徴である．

実際に使用される多くの装置（ベンチュリマスク，インスピロン®，レスピフロー®，アクアサーム®Ⅲなど）は図4のようにベンチュリ効果に基づいた動作原理を応用し，高流量のガスを供給できるように設計されている．

この装置では，酸素流量と酸素濃度の2つの設定が必要になる．装置に流入した酸素はベンチュリ効果の陰圧により大気を取り込む．そのため，酸素濃度は100%よりも低下し，一方混合気体の流量は取り込んだ空気量が加算されるので，酸素流量よりも増加する．すなわち酸素濃度が規定された混合気が大量に口元に供給される．

このときの酸素流量（A），混合気流量（総流量）（B），酸素濃度（F_{IO_2}＝設定値）などには下記のような一定の関係がある．すなわち図4の装置の左側，ガスの入力側においては，100%酸素が流量A（L/min），左側出力ガスは酸素濃度が設定値F_{IO_2}，流量B（L/min）とす

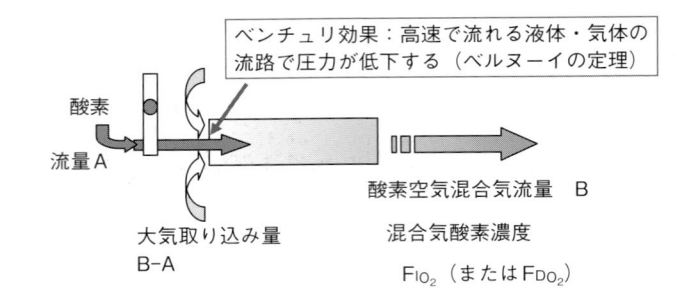

図4 ベンチュリ効果を用いた高流量の酸素/空気混合気を駆出する装置の動作原理
A, Bなどの流量, 酸素濃度の計算は本文参照.

表5 高流量システムでの設定値と得られるガス流量（計算値）

		3	4	5	6	7	8	9	10
設定酸素濃度（％）	35	17	22	28	**33**	**39**	**45**	**50**	**56**
	40	12	16	21	25	**29**	**33**	**37**	**41**
	60	6	8	10	12	14	16	18	20
	80	4	5	7	8	9	11	12	13
	100	3	4	5	6	7	8	9	10

動作不安定 （太字：30 L/min以上で使える設定）

酸素流量計設定（L/min）（インスピロン®, レスピフロー® など）
設定は横軸酸素流量と縦軸酸素濃度

ると，取り込まれる空気は酸素濃度21%，流量B－A（L/min）であるから，酸素について装置へのin-outをみると

$$A + (B - A) \times 0.21 = B \times F_{IO_2}$$

となる。したがって，

$$B = 0.79 \div (F_{IO_2} - 0.21) \times A$$

となる。

このような高流量システムではマスク周囲から大気を吸入しないようにするため，一定以上の混合気の流量（通常30 L/min）を確保する必要がある。そのため混合気総流量30 L/min以上で使用できる設定は**表5**の太字部分になる。すなわち酸素濃度では30-60％程度であり，それ以上の高濃度酸素の供給は困難であることが分かる。

なお，これらの装置はヒーター付きネブライザ機能をもっているものが多く，酸素療法と同時に十分な加湿を行うことができる。

なお，ベンチュリマスク（**図5**）は酸素流量，酸素濃度が記載されたアダプターを選択して**図4**の原理で動作するように設計されている。

3）リザーババッグシステム

より高濃度の酸素を吸入できるように工夫された方式である。呼気時，吸入しない酸素を蓄えるビニル製袋（リザーババッグ）をマスクに接続した装置である。すなわち，酸素チューブからの酸素と，リザーババッグに溜まっている酸素を吸入できるので高濃度になる。

適応は60％以上の酸素濃度が必要な場合である。

使用上の注意点としては，酸素流量が少ないと酸素濃度が上がらないだけでなく，バッグに呼気が溜まりPa_{CO_2}が上昇する可能性ある。そこで二酸化炭素蓄積防止のため酸素流量は6 L/

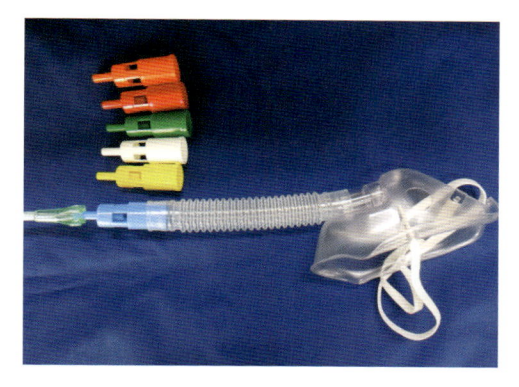

図5 ベンチュリマスク
色分けされた各種のアダプタがあり，それぞれ使用する酸素流量と酸素濃度が規定されている．

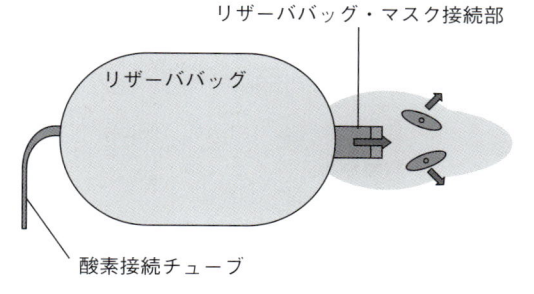

図6 リザーババッグ付き酸素マスク
矢印は一方向弁．接続部の一方向弁がない装置では，呼気再吸入に注意．

表6 酸素流量と吸入酸素濃度の目安
（リザーババッグシステム）

酸素流量（L/min）	吸入酸素濃度（%）
6	60
7	70
8	80
9	90
10	90以上

（日本呼吸器学会肺生理専門委員会，日本呼吸管理学会酸素療法ガイドライン作成委員会編．酸素療法ガイドライン．東京：メジカルレビュー；2006より引用）

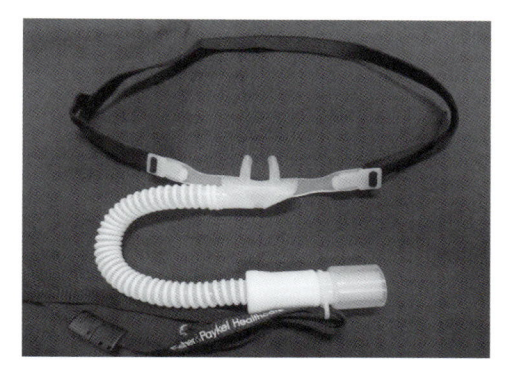

図7 ネイザルハイフロー専用の鼻カニューレ

min以上が推奨される．また，酸素加湿が必要，長期使用には不向き，などの注意点もある．リザーババッグに一方向弁のあるものもあり（図6），これは呼気がバッグに戻らないので二酸化炭素貯留の心配は少ない．リザーババッグが完全に膨らんでいる状態なら，吸入気は酸素100％近くになるが，そうでない場合は，吸気時にマスク周囲から大気を吸入する．そのため吸入酸素濃度の目安は表6のようになる．

4）その他の方法
—ネイザルハイフロー（nasal high flow）—

酸素ブレンダ（酸素濃度調節装置），ガス流量計，加温加湿器，専用鼻カニューレ（図7）などで構成され，酸素濃度を規定した混合気を十分に加湿して大流量（およそ20-50 L/min）で供給する（オプティフロー™，Fisher & Paykel，など）．これは高流量システムの改変形と考えられる．専用鼻カニューレは従来のものよりも太く，また高流量のため気道に多少の陽圧が発生する[7]．吸入ガスは加温加湿器を通すため鼻腔乾燥を訴えることはほとんどない．すなわち，この方法の特徴は下記のようになる．

①高流量システムの改変型と考えられる．
②酸素濃度は21-100％の任意に設定可能
③吸入気の十分な加温加湿（37℃，相対湿度100％）
④PEEPが発生（数cmH$_2$O）
⑤解剖学的死腔内の一部の呼気が洗い流される（死腔減少効果）．

これらのことから，Pa$_{O_2}$が上昇するだけでなく，Pa$_{CO_2}$上昇の危険が少ない，呼吸仕事量の軽減，なども期待できる．すなわち通常の酸素療法とNPPVまたは人工呼吸との間に位置す

表7 酸素療法の合併症など

- 酸素中毒
- 未熟児網膜症
- 吸収性無気肺
- 換気抑制
- 気道粘膜線毛機能低下
- 白血球機能低下
- 痙攣（高気圧下）
- Paul Bert effect
- 活性酸素の生成

表8 酸素投与において注意すべき病態

- 未熟児
- COPD急性増悪
- 間質性肺炎
- CPA蘇生後[9]
- 低酸素のない，分娩中の妊婦[3]
- 急性心筋梗塞[10]
- ブレオマイシン肺損傷，パラコート中毒

るものと考えられている。したがって人工呼吸からウィーニング後，あるいは酸素療法の次の手段としてネイザルハイフローを実施し，人工呼吸管理を回避できたとする報告なども多い。しかし，以下のように，
① 明確な適応基準は定まっていない。
② 酸素使用量が多い。
③ 加湿用の蒸留水消費量が多い。
なども指摘されている。

8 酸素療法の合併症と酸素の毒性

酸素療法の合併症としては**表7**のようなものが知られている。

酸素は肺胞で容易に吸収されるので，高濃度酸素（$F_{IO_2} \geqq 0.5$）吸入下では吸収性無気肺（absorption atelectasis）を生じやすい。また，低酸素性換気応答（hypoxic ventilatory response）が働いている場合は，高濃度酸素吸入により$Pa_{O_2} \geqq 60$ mmHgになると換気抑制が起こることがある。

さらに酸素による気道粘膜線毛機能低下，白血球機能低下などが指摘されている[1]。また，酸素の毒性として肺障害が起こることが指摘されている。そのため，酸素濃度，吸入時間についてはおよそ100％では24時間，70％で2日間，50％で5日間という目安が挙げられている[8]。

その他高濃度酸素吸入を避けるべき病態，状況として低酸素血症の存在しない**表8**のようなものがある。これらは酸素の呼吸中枢への作用（COPD），酸素，活性酸素の毒性・組織障害などが問題になる場合である。そのため高いPa_{O_2}を避けるべきである[9]とする見解が多い。しかし一方では議論の残る領域（急性心筋梗塞など）[10]もある。

9 吸入気酸素の加湿

低流量システムにおいては，通常大気が混入するので加湿は不要とされる。しかし患者によっては鼻，口腔の乾燥を訴える場合もあるので，必要に応じて加湿を行う[6]。

高流量システムではネブライザ付きの装置が使われる場合が多く，その加湿機能を用いる。

10 感染制御

低流量システムの場合，特に装置が感染源になることは指摘されていない[1]。なお，高流量システムで人工気道に適用している場合は感染リスクが高くなる。しかしこれらについての明確な研究結果はない[1]。したがって少なくとも患者装着の器具は，患者ごとに交換することが求められている。

11 酸素供給源

酸素供給源としては中央配管，ボンベ，酸素

表9 主な医療ガスの識別色（日本）

	配管端末器・パイピング・流量計	ボンベ
管轄する規定	日本工業規格 （JIS T 7101：2006）	高圧ガス保安法 ―容器保安規則―
酸素（O_2）	緑	黒色[*]
亜酸化窒素（笑気，N_2O）	青	ねずみ色[**]
治療用空気（圧縮空気，Air）	黄色	ねずみ色
吸引（VAC）	黒	
二酸化炭素（CO_2）	だいだい色	緑色
窒素（N_2）	灰色	ねずみ色

[*]：黒/銀，黒/灰の2色のものもある．
[**]：青/灰の2色が一般的である．

濃縮器などがある．酸素濃縮器は在宅酸素療法で使用されている．ここでは前2者について記載する．なお，医療ガスは表9のように配管設備，ガスボンベそれぞれに識別色が規定されている．

1）中央配管

病院では液体酸素を酸素源としてICU，手術室，各病室など病院各部門へ配管される．配管の圧力は0.4±0.05 MPa（3.5 kgf/cm^2）である．

2）酸素ボンベ

搬送時など一時的な状況で使用する．下記のように各容量がある．

容量：500 L，1,500 L，7,000 L
ボンベの色は黒（黒/灰（または黒/銀）2色のものもある）
充填圧：14.7MPa（150 kg/cm^2）（35℃）
酸素ボンベを使用するときは，常に酸素残量に注意する．残量（L）の計算は，例えば下記のようにボンベ充填量（L）から概算できる．

ボンベ内残量（L）＝充填量（L）×（現在のボンベ内圧（MPa）÷14.7

例：搬送時によく使われる小型酸素ボンベは充填量500 Lであり，充填圧は14.7（≒15）MPaである．現在圧力が10 MPaならば，

ボンベ内残量（L）＝500×10/15≒333（L）

となる．これを10 L/minで使用すれば333÷10＝33.3（分）であるが，実際には安全域を考慮してこの80％，すなわち33.3×0.8≒26分程度が使用可能時間となる．

酸素ボンベと二酸化炭素ボンベの取り違え事故が後を絶たない．これは医療ガス配管，流量計などでは表9のように酸素識別色は緑（日本工業規格，JISによる規定）なので，これと二酸化炭素ボンベの色（＝緑，高圧ガス保安法による規定）と誤ることが多いことが原因と考えられる．現場では細心の注意が必要である．また安全策の一つとして，酸素ボンベは接続口がネジ式，二酸化炭素ボンベではピン式にするよう勧告されている[11]．

おわりに

酸素療法はいろいろな場面で実施されるが，常に正しい方法で行わねばならない．また，酸素療法の評価を行いつつ，酸素濃度などの調節が必要である．また状況によっては酸素の副作用，毒性が問題になることもあるので，漫然とした酸素投与は避けなければならない．

【文　献】

1) Kallstrom TJ, AARC. AARC Clinical Practice Guideline：Oxygen therapy for adults in the acute care facility-2002 revision & update. Respir Care 2002：47：717-20.
2) 日本呼吸器学会肺生理専門委員会，日本呼吸管理学会酸

素療法ガイドライン作成委員会編. 酸素療法ガイドライン. 東京：メディカルレビュー；2006.
3) O'Driscoll BR, Howard LS, Davison AG. British Thoracic Society Emergency Oxygen Guideline Group. British Thoracic Society Guideline for emergency oxygen use in adult patients. Thorax 2008；63（Suppl VI）：vi1-vi73.
4) Monchi M, Bellenfant F, Cariou A, et al. Early predictive factors of survival in the acute respiratory distress syndrome：A multivariate analysis. Am J Respir Crit Care Med 1998；158：1076-81.
5) Lumb, AB. Distribution of pulmonary ventilation and perfusion. In：Nunn's Applied Respiratory Physiology. 6th ed. Philadelphia：Elsevier；2005. p.127.
6) 宮本顕二. 経鼻的低流量（低濃度）酸素吸入に酸素加湿は必要か？ 日呼吸会誌2004；42：138-44.
7) Parke RL, Eccleston ML, McGuinness SP. The effects of flow on airway pressure during nasal high-flow oxygen therapy. Respir Care 2011；56：1151-5.
8) Heuer AJ, Scanlan CL, Medical gas therapy. In：Wilkins RL, Stoller KJ, Kacmareck RM, editors. Egan's Fundamentals of Respiratory Care. 9th ed. St Louis：Mosby；2009. p.868-92.
9) Kilgannon JH, Jones AE, Shapiro NI, et al. Association between arterial hyperoxia following resuscitation from cardiac arrest and in-hospital mortality. JAMA 2010；303：2165-71.
10) Burls A, Cabello JB, Emparanza JI, et al. Oxygen therapy for acute myocardial infarction：a systematic review and meta-analysis. Emerg Med J 2011；28：917-23.
11) ガスボンベ取り違え事故について：PMDA医療安全情報 No13. 2009年10月. http://www.info.pmda.go.jp/anzen_pmda/file/iryo_anzen13.pdf

（磨田　裕）

2. 非侵襲的陽圧換気療法（NPPV）

Key Point

- ただちに挿管下人工呼吸管理が必要な症例を除いた急性呼吸不全患者の呼吸管理に，NPPVが検討されつつある。
- NPPVは，「COPDの急性増悪」や「心原性肺水腫」において挿管下人工呼吸管理に対する優位性が証明されている。
- NPPVの施行にあたっては，利点と欠点，適切な導入および除外基準，挿管下人工呼吸管理への移行のタイミングを十分理解する。
- NPPVの成功には施設による経験・熟練度が影響する。
- 人工呼吸器，マスクの選択は，NPPVの効果，使用継続，成功の重要な鍵である。

はじめに

マスクを用いて換気補助を行う「非侵襲的陽圧換気療法（noninvasive positive pressure ventilation：NPPV）」は，近年欧米ではさまざまな病態に対する有用性の検討により急性呼吸不全にも広く用いられるようになり，従来の挿管下人工呼吸管理と並ぶ人工呼吸の一様式として定着しつつある[1]。

「COPDの急性増悪」や「心原性肺水腫」においては，多くの研究により挿管下人工呼吸管理に対するNPPVの優位性が証明されているが，その他の急性呼吸不全例に対するNPPVのエビデンスは疾患によりさまざまで，いまだに十分ではない。NPPVにおける臨床上の問題として，NPPVの導入・利用は施設によって大きな差があること，NPPVの成功率がその施設のスタッフの使用経験に依存すること，ICUのみならず救急や一般病棟といった異なる環境でさまざまな患者に用いられていること，などといった点も明らかとなってきている[2,3]。また，やみくもにNPPVを用いることやNPPVに固執することはむしろ予後を悪化させたり，患者管理を困難にしたりといった"リスク"を増やすことも指摘されている。

このような現状の中，急性呼吸不全患者の呼吸管理に，ただちに挿管下人工呼吸管理が必要な症例を除いて，NPPVの適応を検討する重要性が認識され，図1に示すような呼吸管理の流れが提唱されている[1]。NPPVをどのような症例に，いかに適切に行うかを知ることは極めて重要な課題である。

本稿では，本邦でのNPPVガイドラインと最近の知見を参考に，急性呼吸不全におけるNPPVの実際について概説したい。

1 エビデンスと推奨度

急性呼吸不全へのNPPVについては現在までに種々の臨床治験が行われている。各病態におけるNPPV研究の要約と，表1[2]に現時点でのNPPV使用に関するエビデンスと日本呼吸器学会NPPVガイドライン作成委員会の推奨度を示す。

1）COPD急性増悪

種々の検討が，ICU，一般病棟，救急室などにおいてなされている。ICUにおける検討のmeta-analysisでは，NPPVにより挿管率は63%から21%と有意に減少し，死亡率についても，NPPVにより25%から9%と有意な減少を認め

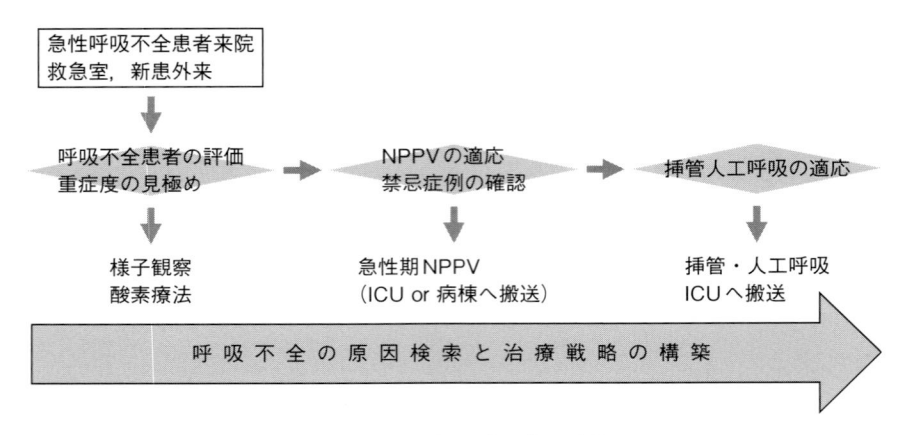

図1 新しい人工呼吸導入手順
(Sigillito RJ, DeBlieux PM. Evaluation and initial management of the patient in respiratory distress. Emerg Med Clin North Am 2003；21：239-58 より改変引用)

表1 急性呼吸不全へのNPPV使用に関するエビデンス

急性呼吸不全のタイプ	エビデンス	推奨度
COPD急性増悪	I	A
急性心原性肺水腫	I	A
免疫不全患者	II	A
COPD患者の早期抜管	II	B
再挿管回避	II	C
喘息発作	II	C（B）
肺結核後遺症の急性増悪	IV	A*
間質性肺炎	V	C
ARDS	IV	C

（ ）：経験のある施設での推奨度
A*：ガイドライン委員会として強く推奨
〔日本呼吸器学会NPPVガイドライン作成委員会編. NPPV（非侵襲的陽圧換気療法）ガイドライン. 東京：南江堂；2006より改変引用〕

た。一般病棟における大規模な無作為化比較臨床試験（RCT）では，NPPVにより挿管基準を満たす症例は27％から15％に，死亡率は20％から10％に有意に減少すると報告されている。NPPVは挿管の回避，挿管下人工呼吸管理に伴う肺炎を中心とする院内感染の減少，死亡率の減少に有用な推奨療法である（レベルI，推奨度A）。COPD急性増悪の患者管理アルゴリズムを図2[3]に示す。

2）気管支喘息

喘息発作に対する人工呼吸の第一選択は，現在のところ気管挿管による人工呼吸と考えられている。ただし，NPPVの喘息発作に対する有用性を示唆する報告が集積されつつあるため，NPPVを十分習熟した施設で適応を吟味して行えば，NPPVにより呼吸機能の改善を早め，呼吸困難や高二酸化炭素血症を改善し，気管挿管を回避し，吸入療法を効率よく行えるなどの利点が期待できる。一方で喘息発作は急激に増悪することがあり，挿管のタイミングが遅れると

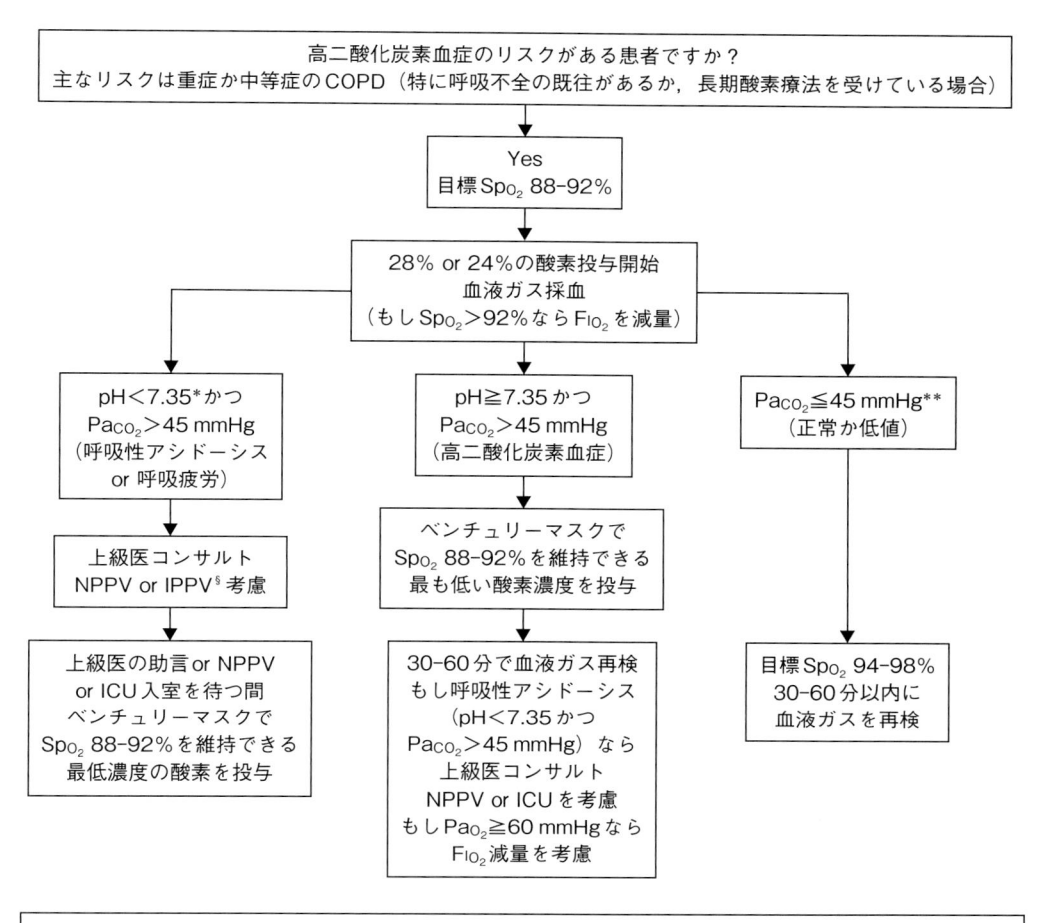

```
                    高二酸化炭素血症のリスクがある患者ですか？
        主なリスクは重症か中等症のCOPD（特に呼吸不全の既往があるか，長期酸素療法を受けている場合）

                              Yes
                          目標Sp₀₂ 88-92%

                      28% or 24%の酸素投与開始
                           血液ガス採血
                   （もしSp₀₂＞92%ならFI₀₂を減量）

    pH＜7.35*かつ              pH≧7.35かつ              Pa_CO₂≦45 mmHg**
    Pa_CO₂＞45 mmHg            Pa_CO₂＞45 mmHg            （正常か低値）
    （呼吸性アシドーシス        （高二酸化炭素血症）
     or 呼吸疲労）

    上級医コンサルト           ベンチュリーマスクで
    NPPV or IPPV§ 考慮         Sp₀₂ 88-92%を維持できる
                              最も低い酸素濃度を投与

    上級医の助言or NPPV       30-60分で血液ガス再検        目標Sp₀₂ 94-98%
    or ICU入室を待つ間        もし呼吸性アシドーシス        30-60分以内に
    ベンチュリーマスクで       （pH＜7.35かつ               血液ガスを再検
    Sp₀₂ 88-92%を維持できる    Pa_CO₂＞45 mmHg）なら
    最低濃度の酸素を投与       上級医コンサルト
                              NPPV or ICUを考慮
                              もしPa₀₂≧60 mmHgなら
                              FI₀₂減量を考慮
```

FI₀₂を増量したら常に1時間以内に血液ガスを再検すべきである
*もしpH＜7.35でPa_CO₂が正常か低値なら，代謝性アシドーシスを調べ治療する，Sp₀₂ 94-98%にする
**以前にNPPVかIPPVを受けた患者は最初のPa_CO₂が正常でも，Sp₀₂ 88-92%を目標とすべき

図2　COPD急性増悪：患者管理アルゴリズム
§IPPV：intermittent positive pressure ventilation（気管挿管下人工呼吸）
(O'Driscoll BR, Howard LS, Davison AG, British Thoracic Society. BTS guideline for emergency oxygen use in adult patients. Thorax 2008；63：1-68より改変引用)

生命の危険を伴うことから，増悪の兆しがあれば躊躇せず気管挿管下での呼吸管理に移行する必要がある（レベルⅡ，推奨度C，経験があれば推奨度B）。

3）肺結核後遺症の急性増悪

　肺結核後遺症における急性期NPPVの有効性に関しては，ICUなどの救急領域での症例数が少ないため，いまだ結論が得られていない。欧米での結核後遺症を含む拘束性胸郭疾患の急性期NPPV症例をまとめると，挿管および挿管下人工呼吸を回避できる確率は50％前後と低い。一方，わが国ではCOPDと同様に良好な成績が報告されている。このため本邦のガイドラインでは，NPPVに習熟した施設においては，NPPVを肺結核後遺症の急性増悪期に対する呼吸管理の第一選択とすることを推奨している[2]（レベルⅣ，推奨度A）。

4）間質性肺炎

　急性呼吸不全を呈する間質性肺炎では，ほとんどの症例でステロイド薬や免疫抑制剤が使用

されるために免疫抑制状態に陥る．そのため，NPPVにより挿管を回避することが，より院内感染などの合併症発生率を減らし死亡率を減らすことにつながることが期待される．現時点でNPPVを急性呼吸不全を呈する間質性肺炎一般に施行する根拠は不十分であるが，本邦のガイドラインでは，NPPVに習熟した施設においては，十分なインフォームド・コンセントのもと，挿管に速やかに移行する体制でNPPVを導入してよいとしている（レベルV，推奨度C）．特発性肺線維症の急性増悪は予後不良であり，挿管下人工呼吸管理の適応も慎重に判断する必要があるとされており，NPPVを検討すべき対象となりうると考える．

5）心原性肺水腫

急性心原性肺水腫に対するCPAPは通常の酸素療法と比べ有意な呼吸数の減少，Pa_{O_2}/F_{IO_2}上昇，血行動態の改善，気管挿管減少，死亡率減少をもたらす．特に頻脈の改善が早期に認められることは重要である．Bilevel PAPはCPAP同様に有効性が認められているが，CPAPと比べて生命予後の改善は証明されていない．CPAPとBilevel PAPとで心筋梗塞の発症率に差はなく，またショックを除いた急性心筋梗塞に合併する急性肺水腫に対しても有効な治療法である．急性肺水腫に対しNPPV（CPAPおよびBilevel PAP）は気管挿管による人工呼吸を有意に減少させ，CPAPは生命予後を改善させるため，NPPVを呼吸管理の第一選択とすべきである（レベルI，推奨度A）．

6）胸郭損傷

外傷におけるNPPVにはいまだ明確なエビデンスがない．有効性を示す症例報告は近年徐々に集積されつつある．外傷は1例ごとに異なっており，軽症例から重症例，単独胸部外傷から多発外傷などさまざまである．NPPVに十分習熟し，かつ，外傷の管理にも慣れている施設では，症例ごとに適応を吟味して行えば，呼吸機能の改善を早めることができ，挿管を回避して，経口摂取を早期に開始することが期待できる（レベルIII，推奨度C，経験があれば推奨度B）．ただし，陽圧管理に伴う気胸の発生や進行には十分に注意を払う必要がある．また，装着後1時間程度で治療効果を評価して，改善が得られない症例であれば，躊躇せずに気管挿管に切り替えるべきである．

7）挿管下人工呼吸管理の離脱支援

挿管下人工呼吸管理からの離脱支援にNPPVを用いる是非については，症例数が多くなく，COPD急性増悪が主な対象疾患であるため，多くの結論を導くことは難しい．COPD症例に限っては，早期抜管症例にNPPVを積極的に導入することで，死亡率，人工呼吸期間，入院期間は改善する（レベルII，推奨度B）．一方，それ以外の疾患では今後の研究に期待される（レベルII，推奨度C）．

8）免疫不全に伴う急性呼吸不全

血液悪性疾患，固形癌に対する強力な化学療法，また，骨髄移植，臓器移植，ステロイド使用後の免疫不全・抑制下の急性呼吸不全患者に対するNPPVの使用は，挿管下人工呼吸に移行する頻度を低下させることにより感染症をはじめとする合併症の発生率を低下させ，予後を改善させる（レベルII，推奨度A）．

9）ALI/ARDS，重症肺炎

ALI/ARDSは，種々の侵襲によって引き起こされた肺微小血管透過性の亢進に起因する重症の急性呼吸不全である．ALI/ARDSの呼吸管理の基本は気管挿管下の陽圧人工呼吸であるが，一部の症例にはNPPVが有効で，人工呼吸器関連肺炎などの合併症を回避できる可能性がある（レベルIV，推奨度C）．重症肺炎（免疫不全に合併した肺炎を除く）では，基礎疾患によってNPPVの推奨レベルが異なる．COPDに合併した重症肺炎においては，NPPVが集中治療室滞在期間を短縮し，挿管率および死亡率

表2 NPPVの利点と欠点

利　点	欠　点
①気管挿管に伴う合併症を避けられる	①気道と食道が分離できない
②食事が可能	②高い気道内圧がかけられない
③会話が可能	③患者の協力が必要
④鎮静薬の量を減らせる	③マスクの顔面圧迫による発赤，潰瘍形成
⑤感染の機会を減らせる	④一定あるいは高いF_{IO_2}が得られない*
⑥着脱が容易	

＊：急性期用のNPPV専用機種ではF_{IO_2}設定可能

表3 NPPVの導入および除外基準

導入基準	①の2項目と②の1項目を満たすと適応となる
	①急性呼吸不全の症状と徴候
	a．通常を上回る中等度から高度な呼吸困難，かつ
	b．呼吸回数≧25/min，呼吸補助筋の使用，奇異性呼吸運動
	②ガス交換障害
	a．$Pa_{CO_2}>45\,mmHg$，$pH<7.35$，あるいは
	b．$Pa_{O_2}/F_{IO_2}<200$
	ただし，上記基準を満たさなくとも状況により導入を検討してよい
導入除外基準	①呼吸停止
	②循環呼吸不安定（低血圧性ショック，管理不能な心筋虚血や不整脈）
	③誤嚥のリスク（咳反射や嚥下機能低下）
	④過剰な気道分泌
	⑤興奮状態，治療に非協力的
	⑥マスク装着が困難な，顔面の傷，火傷，外科手術，解剖学的異常の存在

(Mehta S, Hill NS. Noninvasive ventilation. Am J Respi Crit Care Med 2001；163：540-77 より改変引用)

を低下させることから，NPPVの使用が推奨される（レベルⅡ，推奨度B）。一方，慢性肺疾患がない，あるいは基礎の肺疾患がCOPD以外での重症肺炎に対するNPPVの有効性は明らかでない（レベルⅣ，推奨度C）。

2　NPPVの適応と限界

NPPVの適応と限界について，NPPVの利点と欠点，適切な導入および除外基準，挿管・人工呼吸管理への移行のタイミングに分けて解説する。

1) 利点と欠点

NPPVには挿管を行わないことによる利点と欠点があり，代表的なものを表2に示す。NPPVは挿管と異なり，比較的早期に導入・離脱を試みられるという利点がある一方で，挿管下人工呼吸管理と異なり，患者家族ならびに医療従事者までも病態の重症度を過小評価するというリスクがある。急性期NPPV管理は，急性期人工呼吸管理と認識して対応することが肝要である。

2) 導入および除外基準

急性呼吸不全に対するNPPVの導入および除外基準を表3[4]に示す。急性Ⅱ型呼吸不全，

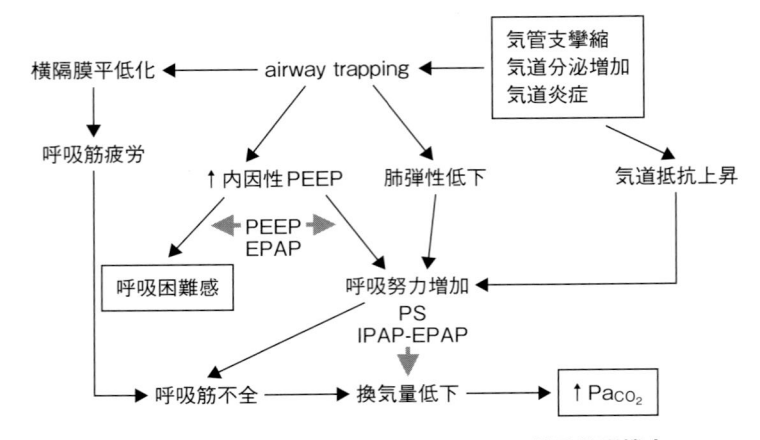

図3 急性Ⅱ型呼吸不全に対するNPPVの効果発現機序
(International Consensus Conferences in Intensive Care Medicine. Noninvasive positive pressure ventilation in acute Respiratory failure. Am J Respir Crit Care Med 2001；163：283-91より改変引用)

すなわち，呼吸性アシドーシス（高二酸化炭素血症による酸血症）を伴う低酸素血症は，NPPVのよい適応となる場合が多い。単にPa_{CO_2}が高いだけでは急性期導入の適応にならない（一般的に酸血症を伴わない高二酸化炭素血症は慢性呼吸不全の代償期である）。表3の基準を満たす程度の急性Ⅰ型呼吸不全に対しても試みてよい。ただし，導入基準を満たさなくとも状況により導入を検討してよい。NPPVは，重症例ほど挿管回避率が低いので，上記の適応条件を満たせば早めに導入すべきである。最近では，NPPVの習熟した施設では，NPPVが急性呼吸不全初期の第一選択の呼吸管理と位置づけられている（図1)[1]。

また，末期呼吸不全患者，担癌患者，高齢者など挿管下人工呼吸管理を希望されない場合も考慮してよい。

導入時のCO_2ナルコーシスによる意識障害はNPPVにより改善する可能性があるので試みてもよい。ただし，状態が悪化する，あるいは，改善が乏しい場合は速やかに挿管下人工呼吸管理に移行すべきである。

3）効果発現機序

急性Ⅱ型呼吸不全，急性Ⅰ型呼吸不全におけるNPPVによる効果発現機序を図3, 4[5]に示す。

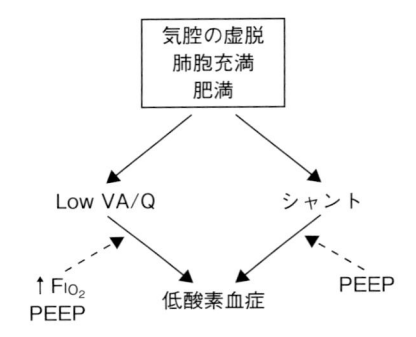

図4 急性Ⅰ型呼吸不全に対するNPPVの効果発現機序
(International Consensus Conferences in Intensive Care Medicine. Noninvasive positive pressure ventilation in acute Respiratory failure. Am J Respir Crit Care Med 2001；163：283-91より改変引用)

NPPVにより，呼吸困難感の改善，ガス交換の改善，呼吸筋仕事量と呼吸筋疲労の減少を達成し，挿管下人工呼吸管理を回避することで，呼吸不全の原因病態の改善までの時間を稼ぎ，挿管下人工呼吸管理に伴う院内感染などの合併症を減らし予後改善につなげることを目標とする（図5）。

4）成功の予測因子

NPPVの成功は，施設の経験・熟練度に影響を受けるが，一般的な成功の予測因子を表4[2]に示す。

・呼吸困難感の改善
・ガス交換の改善
　（pH上昇＆Pa_{CO_2}減少，Pa_{O_2}/F_{IO_2}上昇）
・呼吸筋仕事量と呼吸筋疲労の減少

↓

・気管挿管の回避

↓

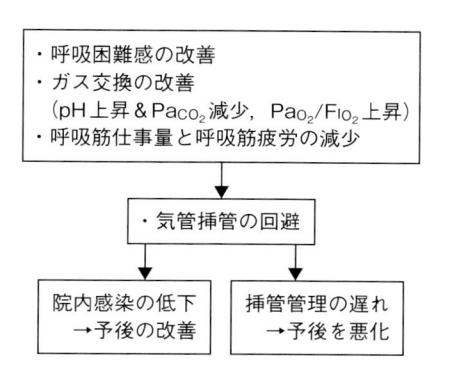

院内感染の低下　　　　挿管管理の遅れ
→予後の改善　　　　　→予後を悪化

図5　急性期NPPVの効果

表4　成功の予想因子

若年
重症度が低い（APACHEスコア）
協力的，良好な神経学的所見
エア・リークが少ない，歯の障害がない
中等度の高二酸化炭素血症
（45 mmHg＜Pa_{CO_2}＜92 mmHg）
中等度の酸血症（7.10＜pH＜7.35）
ガス交換・心拍数の2時間以内の改善

〔日本呼吸器学会NPPVガイドライン作成委員会編．NPPV（非侵襲的陽圧換気療法）ガイドライン．東京：南江堂；2006より改変引用〕

5）挿管・人工呼吸管理への移行のタイミング

　NPPVは，急性呼吸不全の原因病態が改善するまでのつなぎの呼吸管理である．したがって，原因病態の重症度，治療反応性から，NPPVでねばるメリットとデメリットを判断する必要がある．また，NPPVの成功には施設による熟練度も影響するので各施設の力量を鑑み挿管・人工呼吸管理への移行のタイミングを決めることが望ましい．一般的な移行基準を**表5**に示す．

表5　挿管下人工呼吸への移行条件の1例

①呼吸性アシドーシスの進行性悪化
②意識レベルの悪化，不穏
③循環動態不安定
④コントロールできない去痰不全
⑤酸素化の不良

　NPPV施行に際しては夜間も緊急挿管に対応できなければならない．
　NPPVに固執するあまりに挿管のタイミングを逸してはならない．

3　NPPVの器械

　欧米の総説ではICUでの通常の人工呼吸器を使用することが推奨されている．その理由として，①吸入気酸素濃度の正確な設定が可能，②高濃度酸素を吸入可能，③吸気・呼気のチューブによる呼気の再吸入の防止，④精度の高いモニタリングが可能，などの利点が挙げられている．しかしながら，通常の人工呼吸器によるNPPV管理は，NPPV専用器械を用いる場合に比べ患者の認容性が乏しいこと，酸素濃度設定とモニタリング機能が充実したNPPV専用機種があることから，著者は急性期対応可能なNPPV専用機種（V60）（**図6**）の使用を推奨する．最近では，挿管人工呼吸とNPPVが同一機種の切り替えで使用できるハイブリット式の人工呼吸器も利用可能である．一般にハイブリット式のNPPVよりもNPPV専用機種のほうが，患者の認容が良い印象がある．在宅用のNPPVは，正確なF_{IO_2}設定ができないこと，高濃度のF_{IO_2}の達成が困難であること，人工呼吸器によるモニタリングが不十分であること，などの欠点を理解したうえで使用する必要がある．

4　インターフェイス

　マスクの選択がNPPVの効果，使用継続，成功のカギとなる場合もあるので重要である．インターフェイスには，顔マスク（**図7**），鼻マスク（**図8**），鼻プラグ（**図9**），トータルフェイスマスク（**図10**）がある．特殊なものとしてヘルメットタイプもあるが，一般的ではないので本稿では述べない．種々のサイズ，タイプの

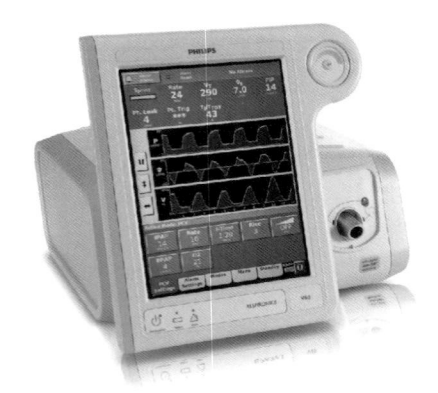

Respironics V60

図6 急性期NPPV専用機
(画像提供:フィリップス・レスピロニクス合同会社)

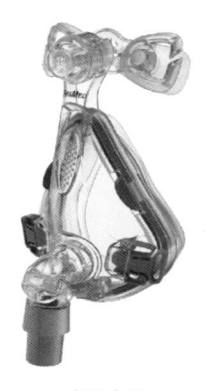

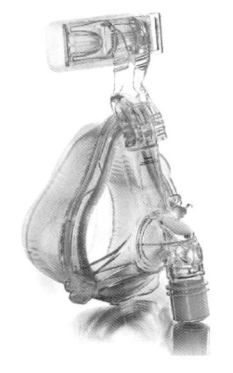

クアトロ　　　コンフォートジェルブルーフルフェイスマスク

図7　顔マスク
(クアトロ画像提供:帝人ファーマ株式会社)
(コンフォートジェルブルーフルフェイスマスク画像提供:フィリップス・レスピロニクス合同会社)

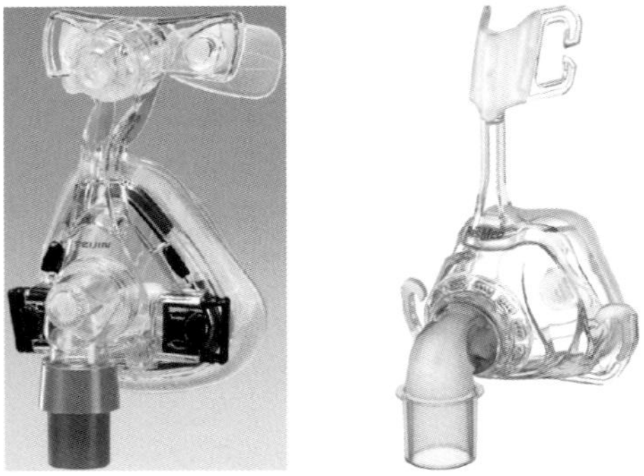

アクティバLT　　　ミラージュFX

図8　鼻マスク
(画像提供:帝人ファーマ株式会社)

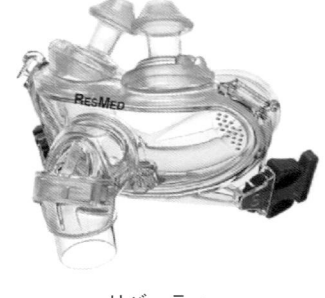

リバーティー

図9　ピローの顔マスク
(画像提供:帝人ファーマ株式会社)

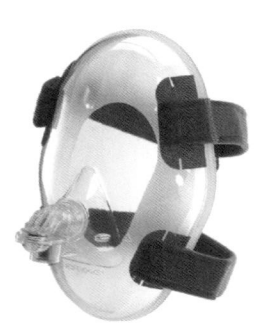

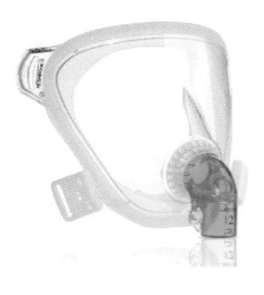

トータルフェイスマスク　　　パフォーマックストータルフェイスマスク

図10　トータルフェイス
(画像提供:フィリップス・レスピロニクス合同会社)

マスクがあるので患者に一番よくフィットするものを選ぶ。適合するマスクの中では最小のものがよい。急性呼吸不全のときは，口呼吸になることが多く一般的には顔マスクが第一選択として推奨される。鼻呼吸が可能な場合は適切なマスクを選択してもよい。

5 換気モードと設定

1）換気モード

NPPV専用機種には通常CPAP（continuous positive pressure ventilation），S（spontaneous），ST（spontaneous/timed），T（timed）の4つのモードが選択できるがSTモードが基本である。特殊な換気モードとして，患者の自発呼吸を気道抵抗に対する圧補助と肺胸郭弾性に対する圧補助を和した圧で補助するPAV（proportional assist ventilation）があるが，設定が煩雑であり，使用が一部の専門家に限られるため詳細にはふれない。各モードの特徴を表6に示す。

2）導入の実際

多くの場合，最初の1-2時間で反応がみられ，導入初期の管理が重要である。NPPVが失敗した場合の対応（挿管するか否か）は導入時に必ず決めておく。
①NPPVの初期設定を行う。
　換気モードST mode
　酸素流量あるいはF_{IO_2}：SpO_2を90以上となるように設定する。
　IPAP（吸気時の陽気道圧）10 cmH$_2$O
　EPAP（呼気時の陽気道圧＝PEEP）4 cmH$_2$O
　back up rate12/min
②患者に楽な姿勢，体位をとらせる。
③患者に病状，NPPVの必要性を説明し，コミュニケーションをしっかりとる。
④導入初期は顔マスクを手で保持し，サイズが合いNPPVがうまくできることを確認後，ヘッドキャップで固定する。空気漏れはある程度まで機械により自動的に補われるので強く締めすぎないようにする。マスクの下に指1本が入る程度がよい。
⑤マスクは上述のごとく基本的には顔マスクで行うが，鼻マスクを用いてもよい。トータルフェイスマスクが有効な場合もある。
⑥飲水，食事は病状が落ち着けばマスクをはずし許可する。

3）設定の調節・変更

慢性呼吸不全の急性増悪でNPPVの適応を満たす症例の多くは，浅い頻呼吸（rapid shallow breathing）を呈している。NPPVは，pressure support ventilation（IPAP-EPAPの圧に相当）による圧補助と，EPAP（＝PEEP）による呼気終末での気道開存の維持により，1回換気量を増やすとともに呼吸数を減らし呼吸パターンの改善を可能としている。
①IPAPは，まずは患者の快適さ（呼吸困難や呼吸補助筋の使用の程度）を，次いでPa_{CO_2}，1回換気量，呼吸数を参考に10→12→16→20 cmH$_2$Oと設定を変更する。多くの場合12 cmH$_2$O程度で管理可能。
・Pa_{CO_2}は，急性期にはまず5-10 torr程度低下することを目標とする。急速な改善を期待する必要は必ずしもなく，進行性に悪化しない程度でも挿管を回避しうる場合も多い。
・Pa_{CO_2}の最終的な目標は，呼吸不全前の安定期の値であり（予測Pa_{CO_2}＝2.4×HCO_3^-－22）正常値ではない。
・1回換気量はモニター可能な場合は6-8 mL/kgを目標とする。
・胸郭変形，胸膜癒着症例では高い圧を要する場合がある。
②EPAPは基本的には4 cmH$_2$Oのままでよい（CO_2の再呼吸を避けるため必要）。
・酸素化が十分でない場合はPEEP効果（PEEP＝EPAP）を期待して設定を上げる。
・トリガーがうまくかからない場合（auto-PEEPの存在が推定される場合）は，試しに4→6→8 cmH$_2$Oと変化させトリガーが改善

表6　各人工呼吸器モードの特徴と適応

モード	特　徴	疾患の適応	対応する従来型人工呼吸のモード
CPAP	マスクを介して「一定の陽圧」を気道内にかける	上気道の開存（睡眠時無呼吸症候群） 機能的残気量の増加，肺コンプライアンス改善（肺水腫，ARDS） 静脈還流減少，前負荷軽減，後負荷軽減（心原性肺水腫） 肺胞虚脱防止（ARDS） 内因性PEEPに対するcounter PEEP，気道狭窄を拡張し呼吸仕事量減少（COPD急性増悪，喘息発作）	CPAP
S	2つの圧レベル（吸気圧：PAPと呼気圧：EPAP）で換気補助 自発呼吸がないと使えない	吸気仕事量の軽減による，呼吸筋疲労の改善（COPD急性増悪，拘束性胸郭疾患，喘息，ARDSなどの急性呼吸不全，神経筋疾患などの慢性呼吸不全） 1回換気量増加で肺胞換気量増加，血液ガス改善（同上） CPAPと同様の効果	プレッシャーサポート（PSV）
T	2つの圧レベルと，呼吸数，吸気時間を設定 自発呼吸がないか非常に弱い場合にも使用可	補助圧や吸気時間，呼吸数を設定したほうが，Pa_{CO_2}の洗い出しや呼吸筋疲労の回復に優れる（拘束性胸郭疾患）	従圧式人工呼吸（PCV）
S/T	自発呼吸に対してSモードと同様の換気補助 設定された時間内に自発呼吸がない場合，Tモードに切り替わってバックアップ	自発呼吸が不規則な場合や，周期的に弱くなる場合のバックアップ設定呼吸数を多めにして，Tモードのように使用可	PCVによるバックアップ付PSV
従量式 (control or assist/control)	換気量と呼吸数を設定 自発呼吸がトリガーされれば同期して設定換気量で換気 Pa_{CO_2}レベルの調節容易	呼吸器系の問題が少ない慢性期の疾患（神経筋疾患）	従量式人工呼吸（VCV） 調節呼吸（control）または補助調節呼吸（assist/control）

表7 急性呼吸不全へのNPPVにおけるモニタリング

- 患者の臨床評価：患者の呼吸困難度，意識レベル，胸郭の動き，呼吸補助筋の活用，自発呼吸と人工呼吸器の同調性，呼吸数，心拍数
  マスクの不快感，皮膚の発赤，目の刺激，腹部膨満感
- 人工呼吸器の評価：モード，設定・実測呼吸回数，F_{IO_2}，I/EPAP，換気量，リーク量
- 動脈血ガス分析：NPPVを開始後1-2時間後に採血し，その後は設定変更後30分を目安に，病状の安定を確認するまで採血を行う
- 酸素飽和度：NPPVを開始して少なくとも24時間は連続モニターし，88-92％に保つ
  重症例では，経皮的二酸化炭素モニターが有効な場合がある
- 急性期NPPVを適応した患者は，退院前に，室内気の自発呼吸下でスパイロメトリーテストと動脈血ガス分析を行う

(British Thoracic Society Standards of Care Committee. Non-invasive ventilation in acute respiratory failure. Thorax 2002；57：192-211 より改変引用)

すればその値に変更する。
③数時間の施行で状態が改善すれば，適時食事摂取を許可する。

6 NPPV施行中の注意点

モニター項目：急性期管理は気道内圧がモニターできる仕様あるいは機種が望ましい。

1）患者の臨床評価

患者の快適度，意識レベル，胸郭の動き，呼吸補助筋の活用，自発呼吸努力と人工呼吸器との同調性，呼吸数，心拍数，などをチェックする。Sp_{O_2}は連続モニターする。二酸化炭素貯留を伴う場合は可能であれば経皮的二酸化炭素モニタリングを行ってもよい。

呼吸困難度は，Borg scaleなど客観的指標で評価する。呼吸補助筋については，特に胸鎖乳突筋の観察が重要である。自発呼吸と人工呼吸器との同調性の評価は，呼吸努力時に人工呼吸器が送気しているかの確認で行う。

2）動脈血ガス分析

NPPVを開始後1-2時間後に採血し，その後は設定変更後30分を目安に病状の安定を確認するまで採血を行う。病状の安定とは，血液ガスの改善（十分な酸素化，呼吸性アシドーシスの改善，F_{IO_2} 60％以下），呼吸困難感の改善，頻呼吸の改善，で判断する。

3）NPPVのモニター項目

IPAP・EPAP圧，換気量，エアリーク量，トリガー状態（上述）
BTSガイドラインによるNPPVモニタリングの要約を表7[6]にまとめる。

4）トラブルシューティング

NPPVがうまくいかない場合に考慮すべき点を表8にまとめる。

7 鎮静薬の適応

急性期NPPV施行が，せん妄のため困難な場合，挿管に移行するか，鎮静薬を使用するかの選択となる。最近の研究では，比較的安全に鎮静薬が使用可能と報告されているが，約30％の症例が結果的に挿管管理に移行していることから，使用に際しては，ICU管理下で，速やかに挿管管理に移行できる体制で行う必要がある。不十分な体制での鎮静薬の使用は控える

表8 NPPVがうまくいかない場合に考慮すべきこと

基礎疾患に対する治療は適切か？	治療内容の確認，去痰のために理学療法を検討
合併症はないか？	気胸，誤嚥性肺炎，イレウス，など
Pa_{CO_2} が改善しない	O_2 投与は過剰でないか？ 　慢性呼吸不全の急性増悪時は Sp_{O_2} 88-92％になるよう $F_{I_{O_2}}$ を設定 leak は多くないか？ 　マスクフィッティングの確認 　鼻マスクを使用していたら，チンストラップの使用，顔マスクへ変更を検討 回路に問題はないか？ 　回路接続の確認：圧計測チューブの接続の確認，圧計測チューブ内に水滴がないか？ 　leak のチェック 再呼吸が起こっていないか？ 　呼気ポートの確認：使用しているか？呼気ポートを塞いでいないか？ 　EPAP を増やすことを検討 人工呼吸器と同調しているか？ 　患者の観察 　（可能なら）吸気トリガーの調節 　（可能なら）呼気トリガーの調節 　COPDの場合，EPAP を増やす（counter PEEP）ことを検討 換気は不十分でないか？ 　胸郭の動きを確認 　IPAP を増やし，換気量を増やす 　呼吸回数の設定を増やす
Pa_{CO_2} は改善したが Pa_{O_2} は低値のまま	$F_{I_{O_2}}$ を上げる EPAP を上げることを考慮

べきであり，鎮静薬の使用により，挿管のタイミングを逸することがあってはならない。特に急性Ⅱ型呼吸不全の場合は呼吸抑制に注意し，適応には慎重を要する。

　間欠投与では，ハロペリドール，リスペリドンなどが，持続投与では，塩酸モルヒネ，クエン酸フェンタニル，塩酸デクスメデトミジン，デュプリバン，ミダゾラムなどが，試みられている。プロポフォールやミダゾラムには舌根沈下や気道反射抑制作用があり注意を要する。一方塩酸デクスメデトメジンは舌根沈下や気道反射抑制作用が少なく，呼吸抑制もほとんどない[7]。さらに抗不安・抗不穏，鎮痛作用があることから，NPPV中の鎮静として有用と考えられている。

8 離脱

　離脱に関しては，導入時の基準の改善を含め病状の改善が得られれば，中止を試みてよい。NPPVは，着脱が容易なため再悪化した場合は速やかに再導入し以後は，終日→昼間の使用時間を徐々に短縮→夜間のみを数日施行→完全中止と段階的に離脱する。

おわりに

　NPPVはマスクを介して行う陽圧人工呼吸管理であり，人工呼吸管理に革命をもたらした。NPPVに習熟した施設においては，NPPVは除

外基準を満たさない急性呼吸不全症例の初回人工呼吸介入として試みてよいと思われる．NPPV適応と判断されれば速やかに導入を行い，その効果を判断し，2時間程度で悪化，あるいは，改善に乏しい場合は挿管下人工呼吸管理への移行を検討する．NPPVの適応基準・対象疾患は，施設のNPPVの習熟度，管理体制を勘案して決めることが望ましい．

【文 献】

1) Sigillito RJ, DeBlieux PM. Evaluation and initial management of the patient in respiratory distress. Emerg Med Clin North Am 2003；21：239-58.
2) 日本呼吸器学会NPPVガイドライン作成委員会編．NPPV（非侵襲的陽圧換気療法）ガイドライン．東京：南江堂；2006.
3) O'Driscoll BR, Howard LS, Davison AG, British Thoracic Society. BTS guideline for emergency oxygen use in adult patients. Thorax 2008；63：1-68.
4) Mehta S, Hill NS. Noninvasive ventilation. Am J Respi Crit Care Med 2001；163：540-77.
5) International Consensus Conferences in Intensive Care Medicine. Noninvasive positive pressure ventilation in acute Respiratory failure. Am J Respir Crit Care Med 2001；163：283-91.
6) British Thoracic Society Standards of Care Committee. Non-invasive ventilation in acute respiratory failure. Thorax 2002；57：192-211.
7) Akada S, Takeda S, Yoshida Y, et al. The efficacy of dexmedetomidine in patients with noninvasive ventilation：a preliminary study. Anesth Analg 2008；107：167-70.

（近藤　康博）

3. 気道確保と気道管理

Key Point

- 生命保持のためには脳に酸素を送ることが不可欠であるため，呼吸・循環の維持とともに気道確保が最優先されなければならない．
- 気道確保の方法には種々の器具が用いられ，緊急度や患者の状態により使い分ける．
- 気道管理において重要なことの一つに加湿がある．しかし適正加湿は季節や個々人によって異なるため，痰の性状を評価し判断する．

はじめに

　気道確保はなんらかの手段で，気道を開通させ酸素の通り道を確保することである．わずか5分の酸素途絶で脳の機能障害が起きてしまうことから，生命維持には酸素が不可欠であり，かつその酸素を用いて細胞で産生された二酸化炭素の排出を行うために気道を開通させることは非常に大切になってくる．

　気道確保にはさまざまな手段がある（表1）[1]．メリット，デメリットを念頭にそれぞれの手技を習得しておきたい．

　また，気道確保後の気道管理にも患者の状態に合わせた対応が必要となってくる．

1　器具を用いない用手的気道確保

　意識消失に伴う舌根沈下などによる気道閉鎖を起こした場合（図1）には，頭部後屈，顎先拳上，下顎拳上が行われる．これらの方法は手技が簡単で道具も必要のないことから第一に行われるべき基本的手法である（図2）．

表1　気道確保の手段

挿管経路による分類	①経口気管挿管 ②経鼻気管挿管 ③経気管切開孔挿管
挿管の方法による分類	①喉頭鏡を用いた気管挿管 ②ガム・エラスティックブジーを用いた気管挿管 ③気管支ファイバーを用いた気管挿管（ファイバー挿管） ④エアウェイスコープ®またはエアートラック®を用いた気管挿管 ⑤ラリンジアルマスクを経由した気管挿管 ⑥逆行性気管挿管 ⑦光ガイド下気管挿管（トラキライト®）
挿管時の意識状態による分類	①意識下（鎮静下）気管挿管 ②全身麻酔下気管挿管 ③心肺蘇生下気管挿管

（青山和義．必ずうまくいく！気管挿管．東京：羊土社；2004を参考に作成）

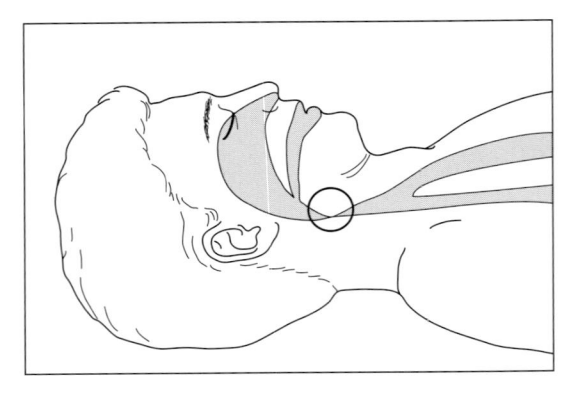

図1 気道閉塞部位
舌根による閉塞

2 経口・経鼻エアウェイを用いた気道確保（図3, 4）

　用手的気道確保は器具を必要としないが，気道確保を維持するために手が離せない。そのような場合，経口・経鼻エアウェイを用いると手が離せるようになる。経鼻エアウェイの挿入は仰臥位の場合，顔面に対して垂直方向に挿入する。挿入時に程度の差はあるが鼻粘膜を損傷する可能性があることに気をつけなければならない。使用するサイズは鼻腔の大きさと外鼻孔から下顎角までの長さを参考にする。挿入前に水で濡らすと挿入が容易である。
　経口エアウェイと比較すると刺激が少ないため，咽頭反射の残っている場合でも使用することができる。先端の位置が喉頭蓋谷へ入り込み，換気の障害になることがあるので，適切なサイズを選択する。
　一方経口エアウェイは口から挿入して舌根や喉頭蓋を持ち上げ気道を開通させる。サイズは口腔から下顎角までの長さを参考にする。経鼻エアウェイと同様に挿入時水で濡らすとよい。
　挿入法は，はじめエアウェイのカーブを口蓋に対して逆方向に挿入し途中で反転させる。このとき舌根部がエアウェイの先端で押し込まれないようにすることがポイントである。

3 ラリンジアルマスク（LMA）（図5）

　チューブの先端に小型のマスクが装着されている。このマスク周辺のカフを膨らませることにより，喉頭部分を密閉して覆い気道を確保するものである。さまざまなタイプのラリンジアルマスク（laryngeal mask airway：LMA）が登場している。
　喉頭鏡のような道具を用いずに盲目的に挿入でき気管挿管よりも侵襲が少ない。また，気管挿管が困難な症例でも気道確保が行えるといった利点がある。逆に欠点としては気道確保が不完全であることで，誤嚥の危険性がある。

4 食道閉鎖式エアウェイ

　ラリンジアルチューブとコンビチューブが代表的なものである。両者は異なる器具であるが食道を閉鎖することで，気管のみで換気させるという発想から作られた点は共通している。
　ラリンジアルチューブ（図6）はチューブに咽頭カフと食道カフの2つのチューブがあり，1回の空気注入で両方のカフが膨らむ。ラリンジアルチューブを盲目的に標準挿入位置まで挿入し，カフを膨らませると気道カフと咽頭カフの間の換気孔から換気が可能となる。コンビチューブは2本の管が接着した構造となっており，一方（No.1ルーメン）は気道閉鎖チューブでチューブの側面に数個の開口部をもつ。もう一方（No.2ルーメン）は気管チューブで先端が開口している。
　口腔から挿入して咽頭カフと先端カフを空気で膨らます。チューブ先端が食道に入っていればチューブ側面の開口部より換気し，先端が気管に入っていれば気管挿管チューブと同様にNo.2ルーメンより換気する。
　これらの気道確保は不完全で，食道損傷の危険性がある。

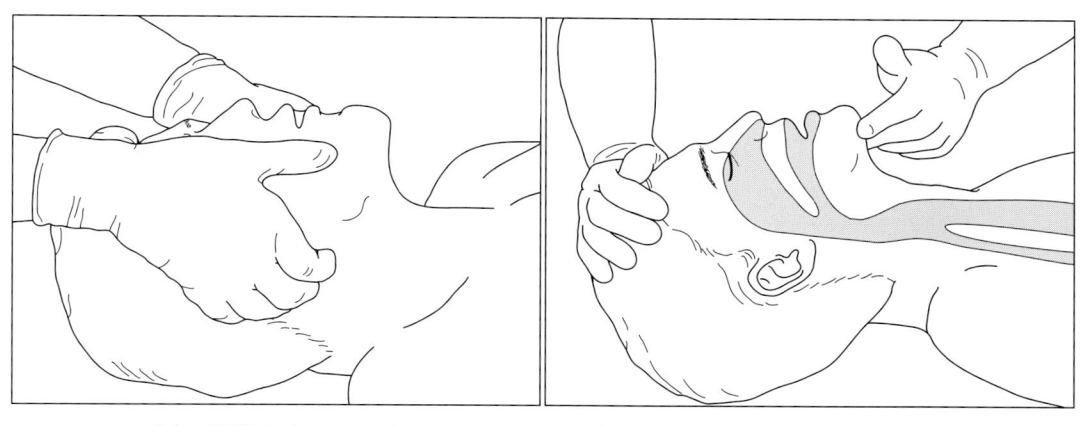

(a) 下顎挙上（jaw thrust）　　　　　　　　(b) 頭部後屈・あご先挙上（head tilt-chin lift）

図2　用手的気道確保

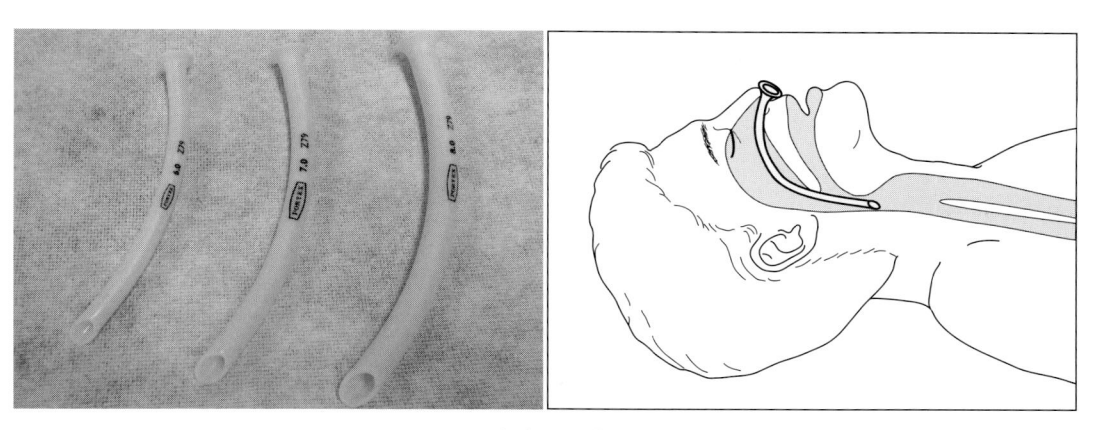

図3　経鼻エアウェイ

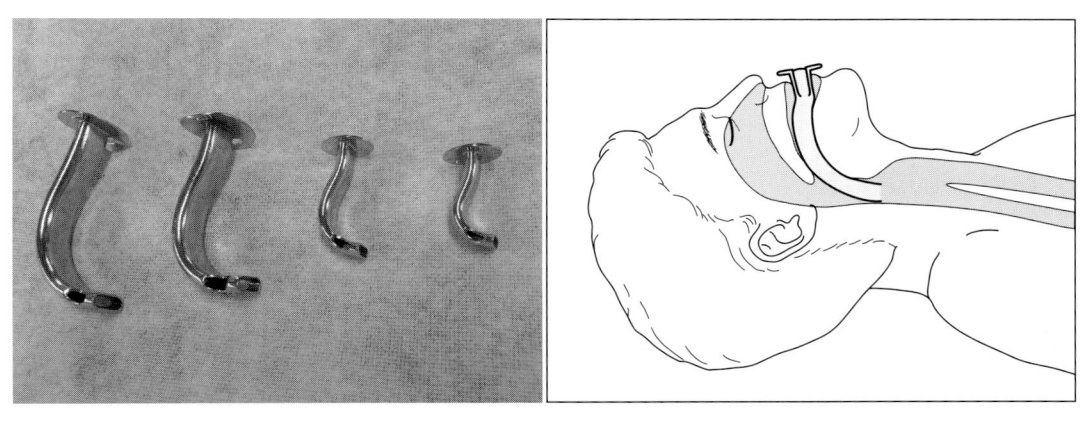

図4　経口エアウェイ

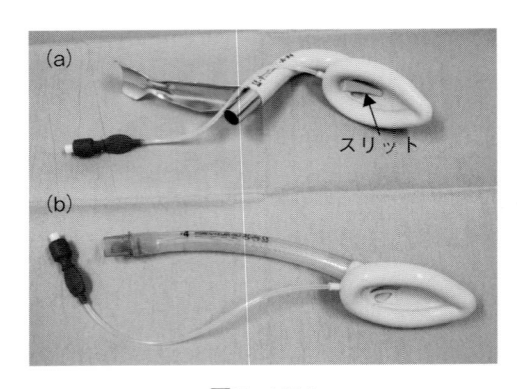

図5　LMA
(a) 挿管用LMA（開口部のスリットが一方弁になっており挿管チューブの妨げにならない）
(b) 標準タイプのLMA

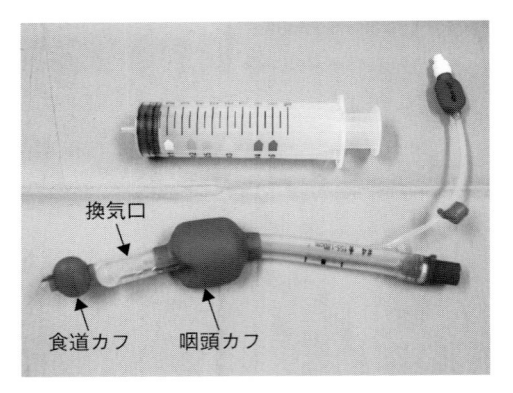

図6　ラリンジアルチューブ

5　気管挿管

　気管挿管には多種類の分類がある。挿管経路による分類は経鼻・経口・経気管切開孔に分けられる。
　挿管の方法による分類は喉頭鏡を用いた挿管，ガム・エラスティックブジーによる挿管，ファイバー挿管，エアウェースコープ®またはエアトラック®を用いた挿管，光ガイド下挿管（トラキライト®），LMAを経由した挿管，逆行性気管挿管などに分けられる。また，挿管するときの患者の意識状態によって，意識下（鎮静下），全身麻酔下，心肺蘇生下に分けられる。

1）喉頭鏡を用いた気管挿管（経口挿管）

　体位はスニッフィングポジションにし，十分に開口する。このとき下顎を押し上げるようにすると視野が良くなる。喉頭鏡を口腔内に挿入させ，ブレードを喉頭蓋谷に進め，ハンドルを前上方に持ち上げることにより喉頭蓋が持ち上がり（喉頭展開という）声門が観察できる。喉頭展開の視野が悪い場合は，外部から輪状軟骨を押してもらう（BURP法：back up right pressure）ことにより視野が良くなる場合が少なくない。声門が確認されたら口角からチューブを口腔内に進め，チューブの先端が声門を通過したら助手からスタイレットを抜いてもらう。スタイレットを挿入したままチューブを進めると気管や喉頭の損傷を起こす可能性がある。
　スタイレット抜去後もチューブを進め，カフの後端が声門通過後さらに2cmほど進め，チューブを固定する。

2）喉頭鏡を用いた気管挿管（経鼻挿管）

　経口挿管時に必要なもののほかに，マギール鉗子，滅菌シャーレ・綿棒，消毒薬，血管収縮薬などを準備しておく。挿管チューブは経口挿管時よりワンサイズ細いものを準備し，スタイレットは使用しない。柔らかいチューブが望ましい。
　挿管前に余裕があれば，鼻腔内の病変の有無や鼻の通りに左右差がないか問診しておき鼻腔内病変がなく，鼻の通りの良いほうの鼻腔を選択する。
　経鼻挿管の頭位は経口挿管時と同様スニッフィングポジションにする。鼻腔内には細菌が多く存在するため，10％ポビドンヨードや0.05％クロルヘキシジンなどで消毒する。クロルヘキシジンは濃度が濃いと嗅覚障害を起こしたり，時にアナフィラキシーを起こすことがあるため注意を要する。長めの綿棒に薄めた消毒薬を含ませ，外鼻孔から床面に垂直に挿入する。これを数回繰り返す（図7）。
　経鼻挿管時に最も問題となるのは鼻出血であ

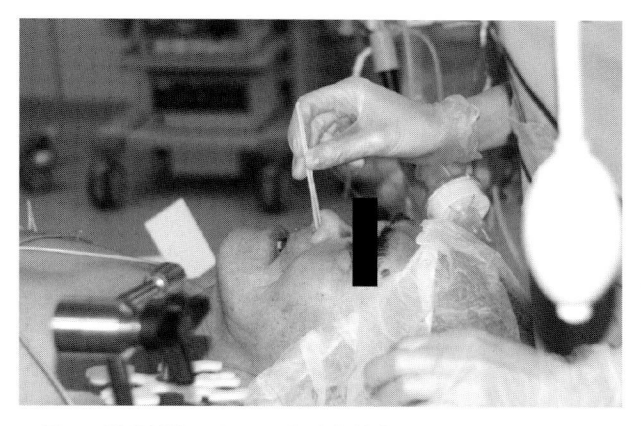

図7　経鼻挿管のための鼻腔内消毒と血管拡張薬の塗布

る。そのため，挿管前にエピネフリンなどの血管収縮薬を鼻腔内に散布または消毒時と同様に綿棒を用いて塗布する。消毒や血管収縮薬による鼻腔内処置の間は換気できないので，換気の合間に処置を行う。

　鼻腔の処置が終わったら挿管チューブを鼻腔内にほぼ垂直に進める。成人の場合14-15 cmでチューブ先端が咽頭後壁にぶつかり抵抗を感じるので，そこでいったんチューブを止める。その後は経口挿管時と同様に開口させ喉頭鏡をかけ声門を確認する。挿管チューブの先端を声門に向かって進める。経鼻挿管の場合盲目的にも挿管できる場合があるように，チューブを声門に誘導するのが容易な場合が多いので，外鼻腔からチューブを進めるだけで挿管できることが多い。できない場合は，マギール鉗子を用いてチューブを声門に誘導する。このとき挿管施行者はチューブを声門に誘導することに専念し，助手に外鼻腔からチューブを進めてもらう。チューブ先端が声門を越えたらマギール鉗子は使わずチューブのみを持ち，進める。経鼻挿管時は外鼻腔でのチューブの深さが経口挿管と比較して，成人の場合約3 cmほど深くなる。

　マギール鉗子を使用する場合の注意点は気管チューブのカフをつかまないことである。カフをつかんでしまうとカフが損傷する。またマギール鉗子で口蓋垂や咽頭後壁をつまんで損傷することがあるので気をつけなければならない。

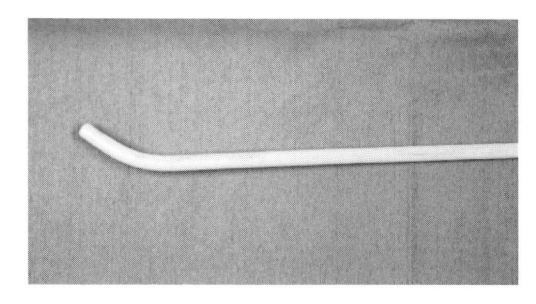

図8　イントロデューサー（ガム・エラスティックブジー）
先端が約40°曲がっている．

3）イントロデューサー（ガム・エラスティックブジー）を用いた気管挿管

　イントロデューサーの先端部には約40°の角度がついており（図8），先端からの距離もメモリがついている。気管は頸部の前面にあることから，イントロデューサーの先端が頸部前面に向くように喉頭展開後あるいは盲目的に進める。このとき気管軟骨のhook up signを感じることがある。気管内に挿入されていれば25-35 cmで止まる。その後，イントロデューサーをガイドワイヤーのように気管チューブをイントロデューサーに沿わせ挿入する。気管チューブが声門部で引っかかる場合は，気管チューブを90°反時計回転させるとスムーズに進むことが多い。スタイレットのように気管チューブ内に通したのちに使用する場合もあるが，その場合は気管チューブの先端からブジーの先端を

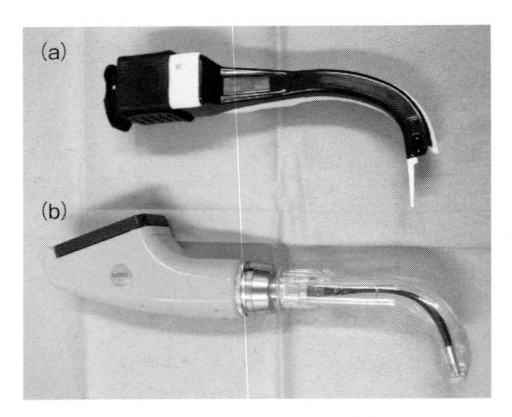

図9 (a) エアートラック®と (b) エアウェイスコープ®

2-3 cm出して使用する。

4）気管支ファイバーを用いた気管挿管

挿管チューブ内側に気管支ファイバーを通し，経口または経鼻から気管支ファイバーを気管内に挿入したのち，それをガイドとしてチューブを気管内まで進める。

喉頭展開困難な症例や開口障害，頸椎中立位を保ったまま挿管したい症例に適している。しかし熟練を要するのでトレーニングが必要である。

5）エアウェイスコープ®またはエアートラック®（図9）を用いた気管挿管

エアウェイスコープ®本体にイントロックを装着する。気管チューブをイントロックに装着する。電源を入れたのちにイントロックを口腔内に挿入し喉頭蓋を持ち上げ，画面のマーカーを声門中心に合わせながらチューブを進める。

エアートラック®の操作法もエアウェイスコープ®とほとんど同じであるが，くもり防止装置が内蔵されている。電源を入れたのち，このくもり防止が作動するまでしばらく時間がかかるため，電源を入れて点滅している間は使用できない。

開口困難でもイントロックの幅さえ開口できれば挿管できる。また，頸椎損傷のように挿管時頸椎を動かしたくない症例にも挿管しやすいといったメリットがあるが，口腔内の吐物や血液で視野が妨げられやすいといった欠点もある。

6）LMAを経由した気管挿管

気管挿管はできないが，LMAなら換気ができる場合がある。どうしても気管挿管が必要な場合，一度挿入したLMAを通して気管チューブを気道内に誘導することができる。その場合標準型のLMAでは内径が細い気管チューブしか挿入できない。開口部のスリットが妨げになるなど不都合な点があるため，その点を改良した挿管用LMAがある（図5-a）。挿管用のLMAを用いて気管挿管する場合，気管支ファイバースコープを用いるとより確実に行える。

7）逆行性気管挿管[2]

輪状甲状間膜穿刺後穿刺針よりガイドワイヤーを挿入し口腔内からとり出す。ガイドワイヤーを通して気管チューブを挿入し，声門を越えたところでガイドワイヤーを口側から引き抜き，さらに気管チューブを進める。

口腔内腫瘍，顎頭部外傷などによる挿管困難に対して有用であり，特に分泌物や出血で視野が取れない症例に有用である。

6　輪状甲状膜穿刺・切開

輪状甲状膜穿刺は主に気管分泌物の吸引に用いられる。しかしcan not ventilate can not intubate（CVCI）患者の緊急時には14 G針や16 G針で輪状甲状膜穿刺したのち，ジェット換気することもある。

一方輪状甲状膜切開は緊急気道確保の最終手段として用いられ，CVCI患者での緊急気道確保の第一選択肢に挙げられる。輪状甲状膜を切開し，そこに気管チューブを挿入し換気を行う。

輪状甲状膜は甲状軟骨下縁と輪状軟骨の間に位置し，体表から触知しやすく，正中であれば

解剖的に動静脈や重要な神経の走行はない。

しかし血腫や腫瘍などにより，輪状甲状膜正中が頸部の正中にない場合もあるので気をつけなければならない。

これも熟練を要するため，日頃からトレーニングを積むことも大切である。

7 気管切開

人工呼吸の気道確保は経口あるいは経鼻挿管が基本であるが，経喉頭挿管が長期化すると挿管経路の周囲に浮腫や潰瘍をつくる場合がある。また経喉頭挿管の場合は不快感が伴い鎮静・鎮痛薬が必要となる。そのほかにも経口摂取ができない，口腔内・鼻腔内の清潔を保つのが難しく，肺炎の併発する頻度が高くなる。

そこで経喉頭挿管が長期化する場合には気管切開が考慮される。気管切開後，気管チューブが自己抜去され，慣れない医療従事者が再挿管すると，皮下に挿入して換気不能となるなどの合併症が起こりうるので十分留意しなくてはならない。

8 人工呼吸中の加温・加湿の必要性[3]

自然気道の場合，鼻や口から吸入された空気はある程度湿度がある。そこに，気道や鼻の粘膜からの水蒸気によってさらに加湿され，同時に体温で加温される。特に鼻は内部がひだ状になっているため加温加湿効率が良い。吸入された空気は気管分岐部で32-37℃，相対湿度90-100%に達している。

一方気管挿管人工呼吸では，中央配管やボンベで供給されるガスの相対湿度がほぼゼロ%であるうえに，鼻腔や気道での加湿という過程を経ないまま乾燥したガスが気道内に直接入ってしまう。

低温・低湿度のガスを吸入すると気道から水分を奪ってしまい気道粘膜の乾燥を引き起こ

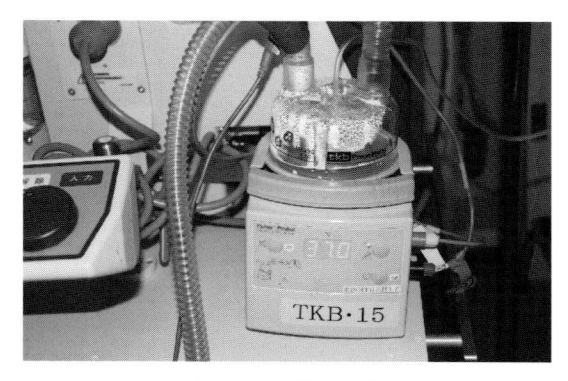

図10　加温加湿器

す。気道粘膜の乾燥は，気道粘膜の繊毛運動の低下・障害，損傷を引き起こす。また分泌物の乾燥・固形化により気管チューブの閉塞や無気肺，肺炎を引き起こす。したがって人工呼吸管理する場合は加温・加湿が絶対に必要となる。

加温加湿器具には加温加湿器（図10）と人工鼻（図11）がある。加温加湿器はガスを水中に導き，気泡を発生させるタイプ（bubble diffusion型）と貯水槽を加熱し水蒸気を発生させるタイプ（pass-over型）とに大別される。現在はpass-over型がよく使われている。

人工鼻は吸湿性のある繊維紙やスポンジなどのフィルターで，呼気中の熱や水蒸気を蓄え次の吸気ガスにそれらを放出することにより加温加湿する。機種によって加湿効率や気道抵抗，除菌機能が異なってくる。

人工鼻は電力を必要とせず自己の排出した熱や水分を使用し，呼吸器回路内汚染防止などといった長所がある。一方，粘張な喀痰，血清分泌物のある患者やネブライザー回路使用中の場合は，米国呼吸療法学会（AARC）が使用禁忌としてガイドラインに示している（表2）[4]。

臨床的適正加湿は個々人によって異なってくるため，評価としては気道分泌物の粘張度などで判断する。

逆に加湿しすぎてしまうと感染を増加させてしまう危険性もある。

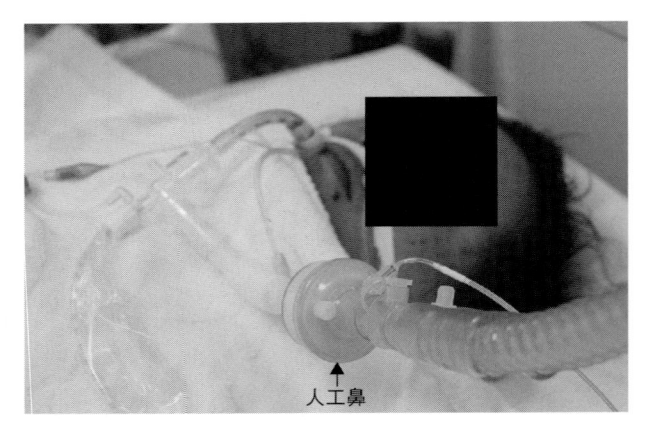

図11 人工鼻

9 気道の清浄化

挿管や気管切開により気道確保しても痰により無気肺や気道閉塞を起こし，致命的になることもある．また，チューブの閉塞により気道抵抗が増大し，自発呼吸下では呼吸仕事量を増やす結果となる．そのため喀痰の吸引と気道の清浄化は重要である．リクルートメント手技は虚脱してしまった肺に，短時間であるが高い気道内圧をかけて虚脱肺を膨らませる手技であり，その後，短時間で呼出させることで排痰を促すことができる．

おわりに

気道確保の重要性，さまざまな気道確保の方法とその特徴，気道確保後の管理について述べた．特に気道確保についてはさまざまな方法があり，また年々さまざまなツールが登場してきているため，それらを習得すべくシミユレーションなどで手技を習得しておくことが大切である．

表2 AARCによる人工鼻使用禁忌

①粘張な喀痰，血清分泌物のある患者
②気管支瘻や，気管内チューブのカフ漏れなどで呼気量が設定1回換気量の70％以下の呼気1回換気量の場合
③体温32℃以下の患者
④自発呼吸分時換気量が10L/min以下の患者
⑤ネブライザー回路使用中

（AARC clinical practice guideline. Humidification during mechanical ventilation. Respir Care 1992；37：887-90より引用）

【文 献】

1) 青山和義．必ずうまくいく！気管挿管．東京：羊土社；2004.
2) 岩崎 寛編．麻酔科診療プラクティス 気道確保のすべて．東京：文光堂；2003.
3) 岡本和文編．エキスパートの呼吸管理．東京：中外医学社；2008.
4) AARC clinical practice guideline. Humidification during mechanical ventilation. Respir Care 1992；37：887-90.

（長岡 由姫，川前 金幸）

4. 人工呼吸器とその基本設定

Key Point

- 換気モード選択の唯一のルールは，「自発呼吸がない場合は全換気補助モードを選択すること」である。
- 自発呼吸がある場合は，患者の換気パターンと同期するように換気モードの選択や各パラメータの設定を行う。
- アラームは，介入が必要な状態が生じたら必ず作動して人間の判断を仰ぐように設定し，作動したら必ず駆けつけて原因を確認する必要がある。

はじめに

本稿では，換気モード・各種のパラメータの意義と標準設定・アラーム・加温加湿など，人工呼吸療法に必要な基礎的な事項を解説する。

1 換気モード

1）換気モードとは

人工呼吸療法は主に吸気を補助するものである。「換気モード（ventilatory mode）」とは，吸気の送り方の分類とほぼ同義である。

換気（ventilation）は，基本単位である1回の吸呼気（breathing）が繰り返されて成り立っている。この「1回の吸呼気」と「繰り返し方」のそれぞれに分類がある。

2）1回の吸呼気の分類

a. 吸気開始の分類（表1）

患者の自発吸気で人工呼吸器が呼気相から吸気相に移行するものを患者トリガー（patient trigger）という。代表的な換気モードに補助換気（assist ventilation）やプレッシャーサポート換気（pressure support ventilation：PSV）がある。

設定された時間が経過すると吸気相に移行するものを，時間トリガー（time trigger）という。強制換気（mandatory ventilation）では毎分の換気回数を設定するが，器械は（60秒÷換気回数）で計算される換気周期ごとに吸気を開始している。

b. 吸気ガスの送り方による分類（表1）

吸気相の間，一定の流量で吸気ガスを送るものを流量制御（flow regulate）という。量規定換気（volume controlled ventilation：VCV）が代表的なモードである。

吸気相の間，回路内圧が一定値を保つように流量が調節されるものを圧制御（pressure regulate）という。圧規定換気（pressure controlled ventilation：PCV）やプレッシャーサポート換気が代表的なモードである。

表1 Breathingの分類

吸気開始の分類	患者トリガー 時間トリガー
吸気ガスの送り方の分類	流量制御 圧制御
吸気終了の分類	時間サイクル 圧サイクル 量サイクル 流量サイクル

c. 吸気終了の分類（表1）

時間が経過すると吸気相を終了して呼気相に移るものを時間サイクル（time cycle）という。

気道内圧または換気量が設定値に達すると吸気相を終了するものを，それぞれ圧サイクル（pressure cycle）・量サイクル（volume cycle）というが，現在市販されている機種ではほとんど採用されていない。

患者の吸気終了を判定して吸気相を終了するものもある。肺が拡張して肺胞内圧が高まると吸気流量が減少することを検知するシステムなので，流量サイクル（flow cycle）と呼ばれる。

d. 吸気開始と吸気終了の組み合わせによる分類（表2）

時間トリガーで吸気を開始して時間サイクルで終了するものを，（狭義の）強制吸呼気（mandatory breathing）という。

患者トリガーで開始して時間サイクルで終了するものを，補助吸呼気（assist breathing）という。狭義の強制吸呼気と補助吸呼気を合わせて，広義の強制吸呼気という場合もある。

患者トリガーで開始して流量サイクルで終了するものを，自発吸呼気（spontaneous breathing）という。

3）繰り返される一連の吸呼気リズムに対する分類

a. 調節換気（CMV）

狭義の強制吸呼気が繰り返されるものを調節換気（controlled mechanical ventilation：CMV）という。毎回の吸呼気開始と終了が時間で規定されるので，非常に規則的な換気パターンとなる。

b. 補助換気（assist ventilation）

補助吸呼気（assist breathing）が繰り返されるものを補助換気（assist ventilation）という。吸気開始は患者が決めるので，換気はゆらぎをもったリズムになる。

c. 間欠的強制換気（IMV）

器械は設定された回数の強制吸呼気〔間欠的

表2 吸気開始と終了の組み合わせによる換気モード分類

吸気開始＼吸気終了	時間サイクル	患者サイクル
時間トリガー	強制吸呼気	―
患者トリガー	補助吸呼気	自発吸呼気

強制換気（intermittent mandatory ventilation：IMV）〕を行い，それ以外に患者は自由に自発吸呼気ができる。

d. 自発換気（spontaneous ventilation）

自発吸呼気（spontaneous breathing）が繰り返されるものを自発換気（spontaneous ventilation）という。

4）全換気補助と部分換気補助

換気に要する全仕事量を人工呼吸器が負担するものを，全換気補助（total ventilatory support）という。CMV（VCV，PCV，dual controlled ventilation DCV）がこれに相当する。それに対して，患者の呼吸筋と人工呼吸器が分担するものを部分換気補助（partial ventilatory support）という。IMV，PSVなどがこれに相当する。

5）換気モード選択における唯一のルール

換気モードは比較的自由に選択可能だが，「自発呼吸がない場合は全換気補助モードを用いる」というのが唯一のルールである。

2　1回換気量（V_T）

1回換気量（tidal volume：V_T）は，1回の吸呼気で肺に出入りするガス量である。人工呼吸器が送った吸気1回換気量（V_I）と，患者が呼出して人工呼吸器に戻る呼気1回換気量（V_E）

がある．単位時間に肺胞で吸収される酸素量と排泄される二酸化炭素量は必ずしも等しくないので，V_IとV_Eは一致しない．回路リークやカフリークがあるとV_Eは小さくなる．V_IとV_Eの両者を測定表示する機種の場合は，V_EをV_Tとして扱う．

適切なV_Tは，体格と肺の障害度で決まる．健常肺であれば6-8 mL/kgEBW*程度とする．障害肺の場合は残存している健常肺胞の体積に応じて減量する．最低でも4 mL/EBWとする．

> *：EBW（estimated body weight）[1]
> 肺の大きさは身長と性別で決まるので，1回換気量などの設定に実体重は用いず，以下の式で求めた値を用いる．
> 男性：50 + 0.91 ×〔身長（cm）− 152.4〕
> 女性：45.5 + 0.91 ×〔身長（cm）− 152.4〕
> そのほかに，理想体重〔22 × 身長（m）^{2}〕を用いる方法や，理想体重 +（実体重 − 理想体重）× 1/3〜1/4を用いる方法もある．

3 換気回数（fまたはRR）

動脈血二酸化炭素分圧（Pa_{CO_2}）は，1回肺胞換気量（V_T − 死腔量）と換気回数（ventilatory frequency：fまたはrespiratory rate：RR）の積で決まる．適正なV_Tは体格と肺の障害度で決まるので，Pa_{CO_2}の調節は換気回数で行う．健常肺を調節換気する場合は，10-15/min程度の換気回数で適切なPa_{CO_2}を得られることが多い．

これらの関係は次のとおりである．
$Pa_{CO_2} = 0.863 × \dot{V}_{CO_2} ÷ \dot{V}_A$
$\dot{V}_A = (V_T − V_D) × f$
（$\dot{V}_{CO_2}$：二酸化炭素産生量，$\dot{V}_A$：分時肺胞換気量，V_D：死腔量，f：換気回数）

4 吸入気酸素濃度

人工呼吸器は，供給する吸気ガスの酸素濃度を21-100％の任意の値に設定できる．動脈血酸素分圧（Pa_{O_2}）の調節のために最も重要な設定項目といえる．

患者の酸素化能力が不明な場合は，低酸素血症を避けるために吸入気酸素濃度100％で人工呼吸を開始し，Pa_{O_2}やSp_{O_2}を参考にして徐々に低下させる．必要以上に高いPa_{O_2}は避ける必要があり，80 torr程度を目標とする．Sp_{O_2}では96％程度に相当する．Pa_{O_2}は変動するが，最低でも60 torr以上を維持する．Sp_{O_2}では90％程度に相当する．

酸素濃度は％で表現するが，分画（inspiratory oxygen fraction：F_{IO_2}）は0.4，1.0と表現する．

5 PEEP

PEEP（positive end-expiratory pressure）は機能的残気量を増加させ，呼気時の肺胞虚脱も抑制する．肺の酸素化能力を改善させるだけでなく，肺傷害の進行防止作用の可能性も指摘されている．重力が加わる肺の下側でも肺胞虚脱を生じないPEEP値に設定することが望ましい．肺病変がなければ3-5 cmH$_2$Oで十分だが，ARDSや肺水腫などの場合には10-20 cmH$_2$Oを要することもある．

PEEPは平均胸腔内圧の上昇を介して体内の水分布や循環にも多大な影響を与えるので，PEEP値を変更したときはこれらにも十分注意する．

6 吸気トリガー

患者の吸気開始を人工呼吸器が認識するシステムを吸気トリガー（inspiratory trigger）と

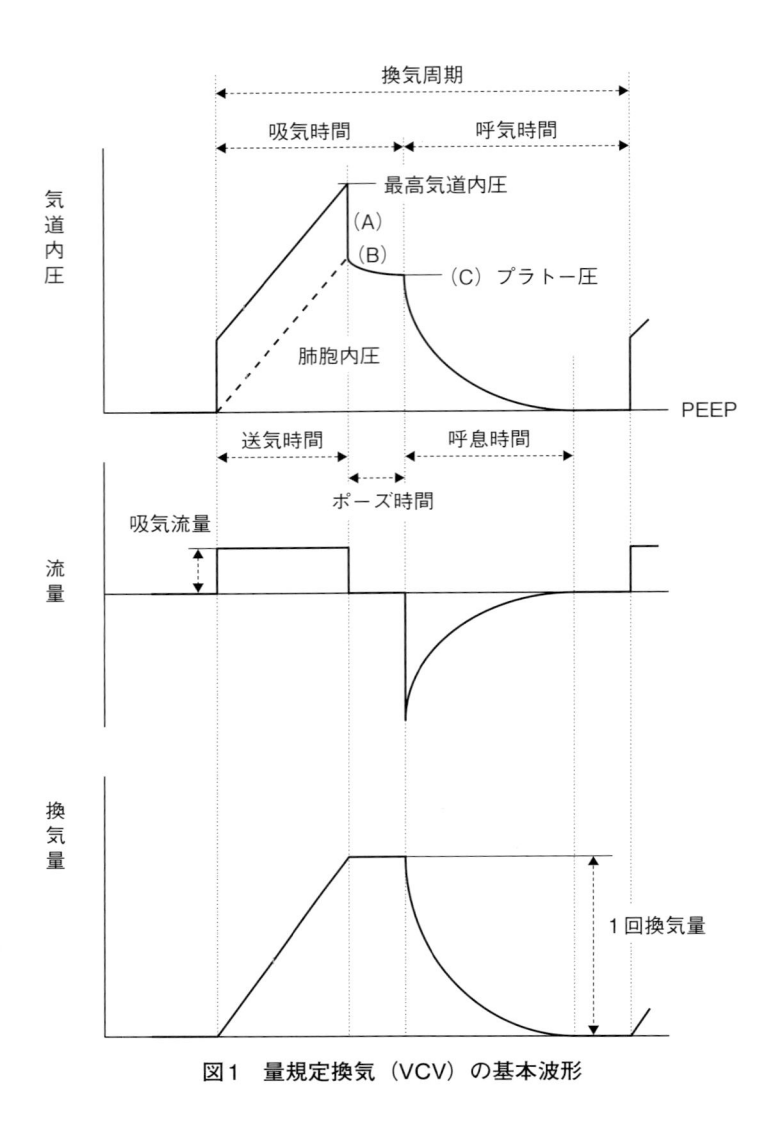

図1 量規定換気（VCV）の基本波形

いう。患者の自発吸気で低下する回路内圧を感知する圧トリガーと，患者が吸った吸気流量を感知する流量トリガーがある。機種によって採用されているトリガー機構は異なるが，最近の機種では両者が併用され，どちらか一方が基準を満たせば吸気相に移行するものが多い。

吸気トリガーの設定を鈍くすると（圧トリガーなら設定圧の低下，流量トリガーなら設定流量の増加に相当）大きな吸気努力を患者に強いることとなり，鋭敏にすると患者の自発吸気以外のノイズなどでもトリガーされて誤動作の原因となる。誤動作しない範囲でできるだけ鋭敏な値に設定する。通常は，圧トリガーは−0.5〜−1.5 cmH₂O，流量トリガーは1-2 L/sec程度に設定する。

7 換気モード別に必要なその他の設定

1）VCV（図1）

a．吸気時間（T_I）

吸気時間（inspiratory time：T_I）は，実際に吸気ガスが送られる時間（送気時間）と吸気ポーズ時間（次項参照）の和である。機種によって，直接設定するもの，換気回数と吸気呼気比から算出するもの（60秒÷換気回数×吸気呼

呼気時　　吸気時　　ポーズ時

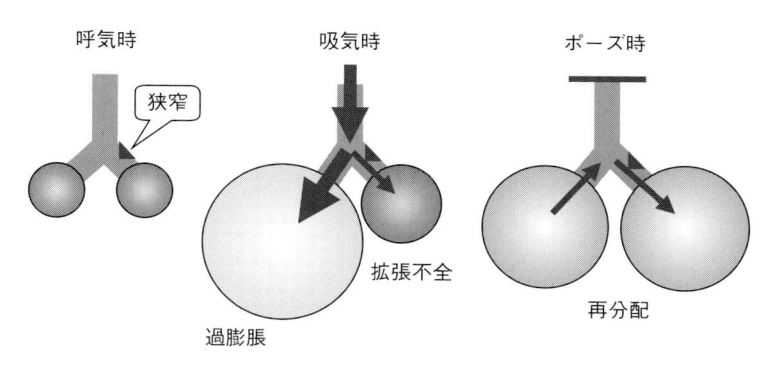

狭窄　　　拡張不全　　再分配
　　　　過膨脹

図2　吸気ポーズの意義

気比），設定1回換気量と吸気流量から算出するもの（1回換気量÷吸気流量＋吸気ポーズ時間）がある。

通常は1-1.5秒に設定する。深鎮静下の調節換気の場合は，肺胞の急激な拡張を避けるために2-2.5秒程度まで延長させることもある。

b．吸気ポーズ時間（T_P）

吸気ポーズは，吸気ガスを送り終わってもただちに呼気相に移行せず，一定時間吸気終末位を保つことをいう。その意義は，肺胞間で不均等が生じた吸気ガス分布を平均化することにある（図2）。ポーズ相の典型的な気道内圧波形は，図1のようになる。はじめの急激な圧低下（A）は，吸気ガスの送気終了に伴って気道抵抗で発生していた圧がなくなるために生じる。次いで，肺胞間のガスの再分布によって圧はなだらかに低下（B）し，一定値に収束する（C）。（B）の圧低下は健常肺ではほとんど見られず，肺胞間の時定数分布のばらつきが大きい肺ほど顕著となる。回路内圧が平坦になった（C）の圧（プラトー圧）は肺胞内圧を反映する。ポーズ相で回路内圧が平坦にならずに下降を続ける場合（図3）は，ガスの再分布が終了していないことを意味するため，吸気ポーズ時間（inspiratory pause time：T_p）を延ばすことが望ましい。過剰な延長は長すぎる吸気時間や呼気時間の短縮など不都合を生じる場合もあるので，T_pの設定は肺胞間の不均等分布の解消だけにとらわれず，総合的に判断する。一般的には0.2-0.5秒程度に設定する。

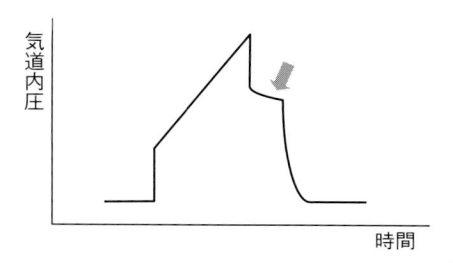

図3　吸気ポーズ時間が不足した例
ポーズ時間に気道内圧がプラトーにならず，低下を続ける．

c．吸気呼気時間比（I：E比）

ICUで使用する長期人工呼吸器で吸気呼気時間比（inspiratory to expiratory time ratio：I：E比）を設定する機種は少ないが，麻酔器に付属する人工呼吸器ではよく用いられている。I：E比の設定は，換気モードによって大きく異なる。筋弛緩が効いた状態や自発呼吸がない場合は，肺胞を保護するために吸気時間を延長してゆっくり吸気を行う換気が好まれ，I：E比は1：1.5-2程度に設定される。換気回数が10/minの場合，吸気時間は2-2.4秒となる。

一方，自発呼吸の吸気時間は1秒程度で，呼吸促迫があるとさらに短縮する。吸気時間を過剰に長く設定すると，人工呼吸器の吸気相が続いている間に努力呼気を生じてファイティングの原因となる。したがって，自発呼吸がある場合はI：E比を比較的小さく設定するが，吸気時間が1.0-1.5秒となるようにI：E比を設定すると考えたほうが現実的である。

図4 PCVの基本波形

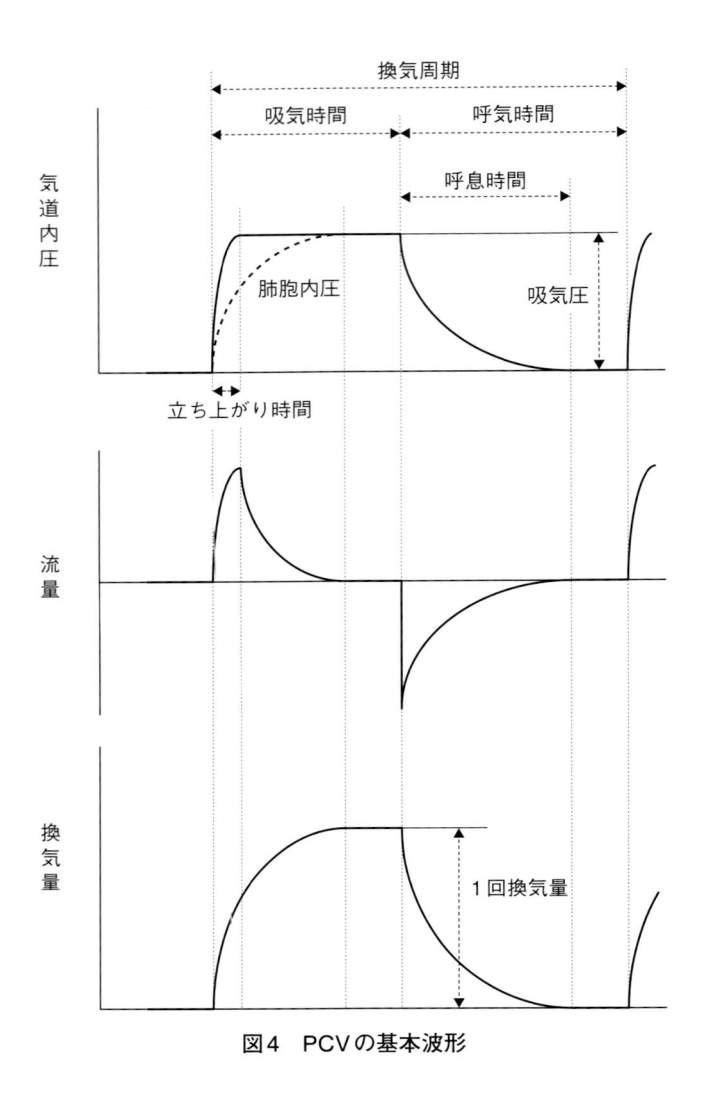

2）PCV（図4）

a. 吸気立ち上がり時間

PCVでは，吸気相の開始とともに回路内圧が設定圧まで上昇するが，その上昇速度を決めるものが吸気立ち上がり時間（inspiratory rise time）の設定である．機種によって，時間の絶対値で設定するもの，吸気時間に対する比率で設定するもの，換気周期（60秒÷設定換気回数）に対する比率で設定するもの，時間ではなく1，2，3・・・のように長短の順序で設定するもの，時間当たりの圧上昇速度で設定するものがある．

呼吸促迫時に吸気立ち上がり時間を長く設定すると，換気補助不足となる場合がある．一方，短く設定すれば急激な圧上昇が患者に不快感を与え，バッキングを誘発する可能性もある．一般に，自発呼吸がない強制換気では長め（0.2秒程度）に，促迫換気の場合は短め（0-0.05秒程度）に設定する．吸気開始時に胸骨上窩や肋間の陥没が見られる場合（陥没呼吸）は，吸気立ち上がり時間が長すぎるので，短くする．

b. 吸気時間（T_I）

PCVでは設定吸気圧を維持する時間を決めるが，時定数の大きい肺胞も十分拡張するように設定する．PCVの吸気流量波形は図4のように漸減波形となるが，吸気流量波形が基線に戻らない場合（図5）は時定数の大きい肺胞の拡張が終了していないことを意味する．可能であ

れば吸気終了時の吸気流量がゼロになるように設定するが，長すぎると弊害がある（VCVの吸気時間・吸気ポーズ時間の項参照）ので，総合的に判断する。

一般的には，自発呼吸のない強制換気では1.5-2.0秒程度，自発呼吸のある補助換気では1.2-1.5秒程度に設定する。

3）PSV（図6）

a. 吸気立ち上がり時間

PCVと同様に，PSVでも吸気立ち上がり時間を設定できる。その意義や設定方法はPCVと同様である。

b. ターミネーションクライテリア

PSVは流量サイクルなので，吸気流量の減少度を検知して吸気相から呼気相に移行する。その判断基準がターミネーションクライテリア（termination criteria）で，呼気トリガーやサイクルオフとも呼ばれる。ほとんどの機種は吸気のピーク流量に対する比率で設定する（**図7**）が，流量の絶対値で設定するものもある。値が固定されていて調節できない機種や，最も適していると考えられる値に自動制御される機種もある。

一般的には10%程度に設定する。閉塞性換気障害では大きく（吸気時間を短く），拘束性換気障害では小さく（吸気時間を長く）設定するが，最終的には患者自身の吸気時間と一致するように微調整する。閉塞性換気障害でも，ターミネーションクライテリアを大きくしすぎると患者の吸気が終了しないうちに人工呼吸器が呼気相に移行し，その後も続く自発呼気で再度吸気トリガーされる二段呼吸現象を生じることがある。このような場合はターミネーションクライテリアを小さくする[2]。調節しても患者と人工呼吸器の吸呼気相が合わない場合はPSVの限界なので，換気モードをPCVなどに変更する。

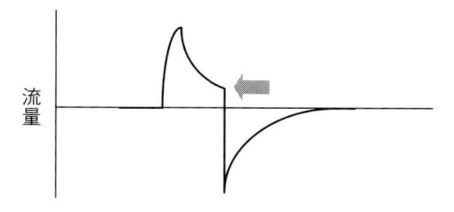

図5 吸気時間が不足したPCVの例
吸気終末時に吸気流量がゼロにならない．

8 アラーム設定

1）アラーム設定の考え方

人工呼吸器は生命維持装置である。短時間の異常でも低酸素血症を生じ，患者に重大な影響を与える可能性があるので，作動は常に監視する必要がある。この監視作業の一部を器械に分担させて安全性を高めようとしたシステムがアラーム（alarm）である。したがって，何か介入が必要な状態が生じたら作動して人間の判断を仰ぐようにアラーム設定する必要がある。

理想的には，異常時には確実に作動し（高感度），本当の異常時にのみ作動する（高特異度）ことが望ましいが，患者の体動やノイズ，生理的な変動（ゆらぎ）などのため，感度と特異度をともに高めることには限界がある。鋭敏な設定にすると誤アラームや対処を必要としないアラームが増加し，アラームに対する医療者の反応もしだいに鈍くなる可能性がある。逆に鈍い設定にすると，必要時に作動しない可能性が増す。

アラームが作動したら必ず駆けつけて原因を確認する。対処の必要がなかった場合は，アラーム設定値の見直しも考慮する。

2）緊急アラーム

人工呼吸器の動作異常と患者の低換気に対するアラームで，対処しなければただちに患者が危険な状態になることが予測される。システムアラーム（人工呼吸器本体の異常）・電源遮断

図6　PSVの基本波形

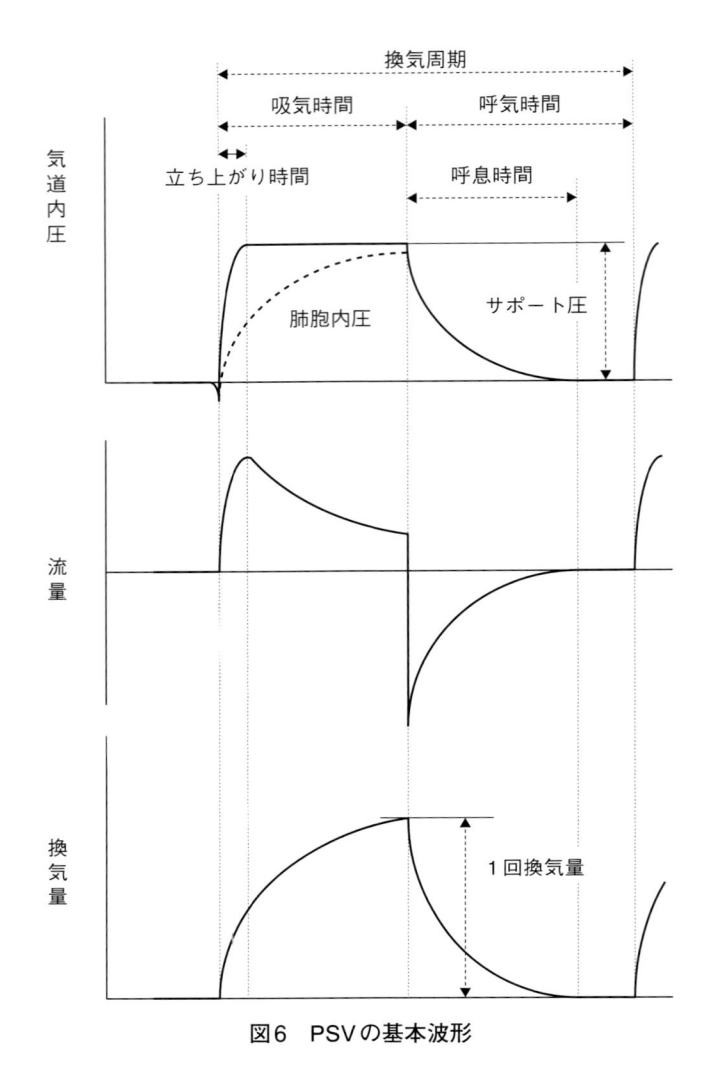

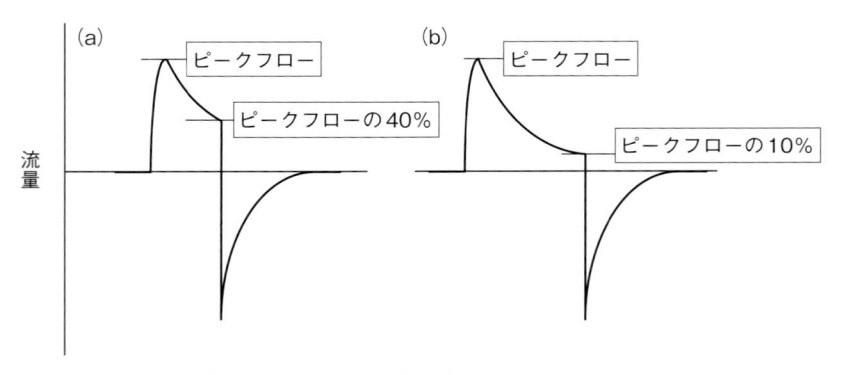

図7　PSVのターミネーションクライテリア
　　　(a) 40%, (b) 10%

（停電）・ガス供給圧低下・無換気・分時換気量減少・気道内圧低下などがこれに相当する。

3）注意喚起アラーム

ただちに危険な状態になるわけではないが、人工呼吸器設定の変更や鎮静レベルの調節などを介してより良い人工呼吸療法を行うために設定する。呼吸回数増加・分時換気量増加・気道内圧上昇などがこれに相当する。

9 加温加湿

人工呼吸器に供給される酸素と圧縮空気にはほとんど水蒸気が含まれない。そのガスを天然の加温加湿（fumidification）装置である鼻や上気道をバイパスして直接気管内に送ると、気道の乾燥・粘膜の機能障害・気道内分泌物の固化・気道閉塞の原因となるので、必ず加温加湿しなければならない。加温加湿に用いる器具には人工鼻と加温加湿器がある。多くの場合はどちらでも使用できるが、両者を併用してはならない。

1）人工鼻

人工鼻（じんこうはな）（heat and moisture exchanger）は、折りたたんだ不織布などをプラスチックケースに入れたもので、呼気中の水分と熱エネルギーを蓄えて次の吸気ガスに供給する。吸呼気の両方が流れるYコネクタと気管チューブの間に組み込む。気道抵抗と死腔が付加されるので、換気不全患者では注意する。小サイズのものは加温加湿能力が劣り、大きいものは死腔が大きくなるので、患者の体格や1回換気量に応じた適切なものを選択する。時間経過で気流抵抗が増すので、指定された交換時期を守る。期間内であっても、汚染が目立つ場合や抵抗が増加した場合には交換する。多量の気道分泌物や気道出血がある場合は、人工鼻を目詰まりさせて気道閉塞の原因となるので使用を控える。似た形のものに回路フィルターがあるが、これには温湿度の保持効果はほとんどないので、人工鼻の代わりに使用してはならない。

2）加温加湿器

加温加湿器（humidifier）は、ヒーターを用いて水を蒸発させ、吸入ガスを積極的に加温加湿する装置である。吸気回路に組み込まれるので、容量は死腔にならない。加温加湿能力は一般的な人工鼻に比べて高い。呼吸回路に貯留する結露水は回路汚染や肺炎の原因となるので、結露を減少させるホースヒーターを必ず使用する。

気管チューブから気管内に供給される吸気ガスが、37℃で100％水蒸気飽和された状態となるように設定する。吸気ガス温度測定用のセンサーは、Yピースの手前の吸気回路末端にある。気管に達するまでに吸気ガス温度の低下が予測されるので、加湿器の温度設定は体温より高い39-40℃とする。温度低下による相対湿度上昇を考慮して、チャンバー温度（加温加湿器本体の出口温度）が設定できる機種では吸気ガス温度 −2〜−3℃とする。最終的には痰の粘稠度をみて加湿の過不足を判断し、微調整する。

呼気回路に組み込む誤接続、水がない状態で使用する空焚き、水以外の液体の誤注入など多くの事故やインシデントの原因となる装置でもある。

【文献】

1) The Acute Respiratory Distress Syndrome Network. Ventilation with lower tidal volumes as compared with traditional tidal volumes for acute lung injury and the acute respiratory distress syndrome. N Engl J Med 2000；342：1301-8.
2) 大塚将秀, 磨田 裕, 山口 修ほか. プレッシャーサポート換気時の二段呼吸現象のコンピュータシミュレーションによる解析. 麻酔 2004；53：1369-76.

（大塚　将秀）

5. 各種換気モードと適応

はじめに

　陽圧人工呼吸器が世界ではじめて商品化されたのは1907年のことである。このPulmotorと呼ばれた人工呼吸器は圧駆動形式のコンパクトなものであった。しかしながら陽圧人工呼吸はすぐには普及しなかった。その転換期はポリオ流行時の救命策として気管切開と持続陽圧換気が有用であることが証明されたことで訪れた。そして1960年代以降，陽圧人工呼吸器は急速に世に広がっていった。当時，圧駆動形式のBird社のMarkシリーズや電気駆動形式の人工呼吸器が広く使用されたが，これらの人工呼吸器は構造も換気モードも比較的単純なものであった。その後1980年ごろよりコンピュータ制御の発展によって，さまざまな換気モードが搭載された人工呼吸器が次々に発売された。これにより自発呼吸との併存がより容易になるなど多くの恩恵がもたらされたが，その反面，医療現場での混乱の原因ともなりかねない状況が出現した。すなわち現在各メーカが提唱する換気様式は似て非なるものが多く存在し，それをすべて理解することが困難な状況となっている。そこで本稿ではまず基本的な換気モードについて説明を行い，その後に応用編として注目すべき換気モードをいくつか取り上げていきたい。また内容的に広い範囲を網羅するので，参考文献以外に参考図書を示すこととした。

A 人工呼吸管理を始めるにあたっての適応基準

　第Ⅰ章に述べられたような呼吸不全の病態において，気管挿管や人工呼吸療法が施行されるわけであるが，これらには明瞭な開始基準があるわけではなく，病態に応じた対応が必要とな

表1　人工呼吸開始基準

自発呼吸回数	35回/min以上の頻呼吸もしくは5回/min未満の徐呼吸
Pa_{CO_2}（mmHg）	50もしくは55以上
Pa_{O_2}（mmHg）	酸素投与なしで50以下
Pa_{O_2}/F_{IO_2}	200以下

る。またどの換気モードがよいかという点についても議論が多く，その優劣については今後の検討を待たねばならない。各種病態における適応については第Ⅴ章を参照していただきたい。呼吸に関するパラメータで人工呼吸開始の目安となる数値を明記した文献は少ないが，挿管前の状態で評価しうる数値を表1に参考までに示す[1]。

B 基本編

1 各種換気モード（基本編）

　まずは各モードの気道内圧などのグラフィックスを見ながらそれぞれのモードの違いについて整理していく（図1）。

1）CPAPとPEEP

〔continuous positive airway pressure：CPAP，positive end-expiratory pressure：PEEP〕
■特徴
　通常，大気中で自発呼吸を行うと，気道内圧は吸気時に－2cmH$_2$O程度の陰圧となり，呼気時には同程度の陽圧となることが繰り返され

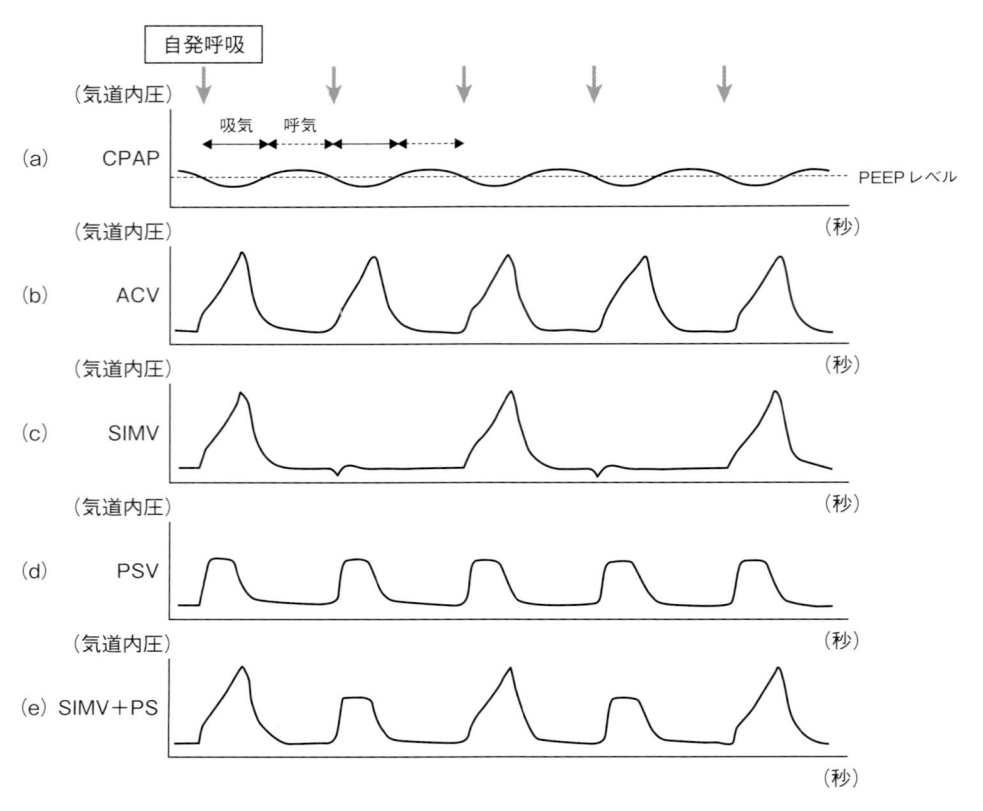

図1 各換気モードにおけるおおよそ20-30秒間の圧変化

各矢印は自発呼吸の吸気の始まりを示す．一番上段からCPAP，ACV，SIMV，PSV，SIMV+PSVモードを示す．CPAPモードでは挿管チューブ先端圧を模した．SIMVにおける自発呼吸だけの時の圧変化は，通常の人工呼吸器のモニターに見られる波形を模した．ほぼすべての陽圧換気において，肺胞の虚脱防止などを目的として最低限のPEEPを付加することが推奨される．ただし適正なPEEPの設定については一定の見解はない．

〔日本呼吸器学会ARDSガイドライン作成委員会編．ALI/ARDS診療のためのガイドライン（第2版）．東京：社団法人日本呼吸器学会：2010. p.54より改変引用〕

る．吸気と呼気との変異点では大気圧，すなわちゼロcmH_2Oとなる．CPAPではこの自発呼吸に対して，持続的な陽圧を付加する．図1の最上段にCPAP時の気管内の圧を示す．基線をゼロcmH_2OとすればCPAPにより図の点線まで気道内圧波形は自発呼吸時の形を保ちつつ，陽圧側に平行移動する．このようにCPAPでは自発呼吸下に持続的な陽圧を付加することで末梢の肺胞の虚脱を防ぎ持続的に広げる効果を期待できる．

陽圧人工呼吸時にこの考え方を持ち込んだ場合に，この陽圧をPEEPと呼ぶ．CPAPは自発呼吸にPEEPだけを付加したものという考え方もできる．図1において，いずれの圧曲線も基線より浮かび上がっているのはPEEPが付加されていることを示す．

■ CPAP時に設定が必要なパラメータ
・F_{IO_2}
・設定圧

■ 適応

CPAPは，睡眠時無呼吸患者の夜間や，低酸素血症を来した軽症の急性呼吸不全患者に非侵襲的陽圧換気（NPPV）として用いることが多い．またICUにおいては人工呼吸離脱の可否の評価として短時間使用することがある．すなわち十分な換気能力を有する患者のみが適応となる．時にはCPAPによって吸気および呼気に抵抗を生じ，呼吸仕事量が増大して呼吸筋疲労を来すこともありえるので注意する．

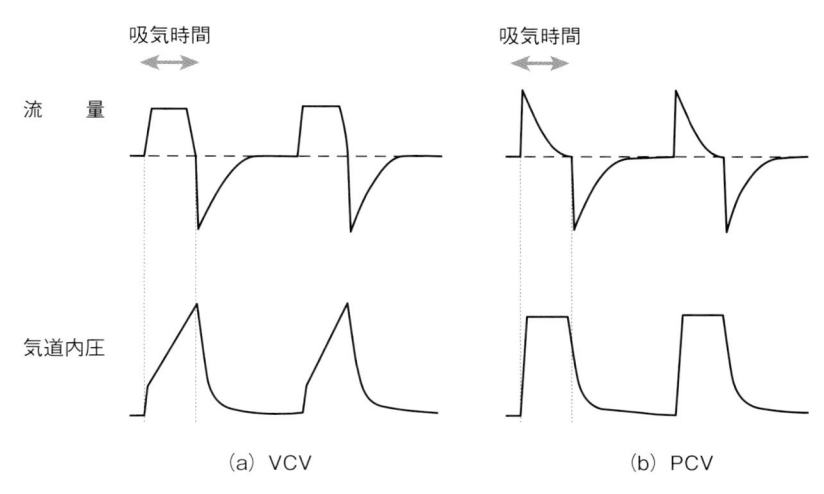

図2　一般的なVCVとPCVにおける流量および気道内圧波形の比較
〔日本呼吸器学会ARDSガイドライン作成委員会編．ALI/ARDS診療のためのガイドライン（第2版）．東京：社団法人日本呼吸器学会；2010. p.53より改変引用〕

2）CMVとACV

〔continuous mandatory ventilation：CMV，assist/control ventilation：ACV〕

■特徴

設定した呼吸回数で強制換気を行う換気様式をCMVと呼ぶ．初期のころの人工呼吸器におけるCMVとは，自発呼吸を無視して呼吸回数と1回換気量（もしくは最大吸気圧）の設定どおりに強制換気を行うものであった．しかし，現在の一般的な人工呼吸器では患者に自発呼吸があればこれをトリガー（引き金）として強制換気を行う．これをACVと呼び，A/Cなどとも表記される．波形からすればCMVとACVは同じであるが，**図1-b**にあるようにACVでは自発呼吸の吸気の始まりにあわせて（これをトリガーと呼ぶ），補助的に強制換気が始まる．トリガーの方法には一般に吸気のはじまりの陰圧をとらえるか，吸気の流量をとらえるかの2種類が存在する．前者を圧トリガー，後者をフロートリガーということが多い．いずれもその程度（圧ならcmH_2O，流量ならL/minが一般的）を調節して適切にトリガーがかかるようにする．ACVの場合はトリガーしうる自発呼吸にあわせてすべて強制換気が行われ，無呼吸もしくは自発呼吸が設定回数より少なくなれば設定回数だけ強制換気される．またVCV（volume control ventilation），PCV（pressure control ventilation）のいずれでも設定することが可能となっていることが多い．

最新の人工呼吸器では自発呼吸を無視したCMVが可能なものはまずないが，慣例としてACVをCMVと呼ぶことがあるので注意したい．ACV（CMV）では吸気時間が一定となるため，時にファイティングが起きたり，吸気時間が不足したりするので注意を要する．

a. VCVによるACV（CMV）

〔volume control ventilation：VCV〕

■特徴

設定された1回換気量に達するまで送気を行い，吸気時間（ポーズ時間含む）に達すると呼気へ転ずる．

気道内圧は規定されず，気道抵抗と肺コンプライアンスにより変化する．

人工呼吸器によって流量波形が設定でき，矩形波，漸減波，サイン波などがある．古い機種では矩形波しか選択できなかった（**図2-a**参照）．漸減波は矩形波と比較し，最高気道内圧を低値に抑えることができる．

■注意点

気道内圧が規定されないため，気道抵抗およ

表2　VCVとPCVのまとめ

	VCV	PCV
設定するパラメータ	1回換気量	気道内圧
可変のパラメータ	気道内圧	1回換気量
モニタリング	気道内圧	1回換気量，分時換気量
注意点	圧損傷，非同調	低換気量
適応	成人軽症（術後など）	重症呼吸不全，小児

び肺コンプライアンスによっては最高気道内圧またはプラトー圧の異常な上昇が起こり，プラトー圧による肺の圧損傷（気胸など）が起こる可能性がある。

呼吸パターンの変化に対応しにくいため，非同調になることがある。吸気流量が患者の吸気努力に対して不十分であれば気道内圧が正常に上昇せず，グラフィック波形で評価することができる。

1回換気量や吸気時間が吸気努力に対して不十分であれば2段呼吸となることがある。

挿管チューブにリークがあると換気量が減少してしまうため，低換気量に注意が必要である。

■設定が必要なパラメータ
・F_{IO_2}
・1回換気量（mL）
・PEEP（cmH$_2$O）
・換気回数（回/min）
・吸気流量（L/min）
・ポーズ時間（sec）
・トリガー（圧もしくは流量）

b. PCVによるACV（CMV）
〔pressure control ventilation：PCV〕
■特徴

設定された気道内圧（吸気圧）に達するまで送気を行い，吸気時間（ポーズ時間を含む）終了まで気道内圧を維持したのち，呼気へ転ずる。換気量は規定されず，肺コンプライアンスにより変化する（図2-b参照）。

気道内圧を規定できるため圧損傷を起こしにくく，吸気流量が患者の呼吸パターンに合わせて変化するため同調しやすい。挿管チューブなどにリークがある場合，VCVと比較して肺胞換気量が維持できる。

■注意点

1回換気量は肺コンプライアンスに依存して変動するため，低換気量となる場合がある。

吸気時間が吸気努力に対して不十分であれば2段呼吸となることがある。

■設定が必要なパラメータ
・F_{IO_2}
・最大吸気圧（cmH$_2$O）
・PEEP（cmH$_2$O）
・換気回数（回/min）
・吸気時間（sec）
・吸気の立ち上がり時間（秒または%）
・トリガー（圧もしくは流量）

表2にVCVとPCVの特徴をまとめた。

c. PRVCによるACV
〔pressure-regulated volume control ventilation：PRVC〕
■特徴

VCVとPCVの欠点を補うように開発された換気モードがPRVCである。Auto-flow，VTPC（volume target pressure control）と呼称している機器もある。PRVCではPCVと同様に吸気時間内では一定の気道内圧を維持するが，先行する換気より得られた肺コンプライアンス値の変化にあわせて気道内圧を調節し，設定換気量を達成する。肺コンプライアンスと気道内圧は毎呼吸モニタリングされ，換気量が少なければ次の換気で気道内圧を高くし，多すぎれば気道内圧を下げる。最高気道内圧は気道内圧上限アラームより5 cmH$_2$O低い圧までしか上がらないなどの制御が働く[2]。設定が必要なパラ

メータはVCVに準じるが，吸気流量は設定しない。

d. どのモードでACVを行うか

一般にPCVよりもVCVのほうが単純でありまた多くの人工呼吸器に早くから採用されていたこともあり，例えば唯一死亡率を低下させることを証明した低容量換気の多施設試験でもVCVが採用されている[3]。しかし時代とともにPCVを好む施設が増え，VCVをほとんど行わない国もある[4]。VCVは1回換気量，分時換気量を確保する必要があり，気道内圧の上昇が起こりにくいであろうと思われる病態，例えば意識障害などで自発呼吸が不十分だが肺に異常がないものや予定手術の術後などではVCVを選択することが可能である。適切なポーズ時間を取り，流量波形を漸減波にすることでVCVの欠点を補える。

一方，ARDSや肺炎などの重症呼吸不全で末梢気道抵抗や肺コンプライアンスが低下する症例では不均等換気に陥りやすく，これを防止する目的でPCVを選ぶ医療者が多い。また，挿管チューブのリークがあるとき（小児でカフなしチューブを使用しているときなど）もPCVを選択するほうが無難であろう。吸気流量が自動調整されるため，吸気努力が安定しない状態でも良い適応となる。ただし低換気になって気づかず放置されることは避けたい。

結果的にVCV中には気道内圧とプラトー圧の上昇に注意し，PCV中は低換気と過大な1回換気量に注意すれば，臨床的には両者に大きな差はないと考えてよい。なおPRVCはすべての人工呼吸器に搭載されたモードではなく，その特徴を十分に理解して使用する。

3）SIMV

〔synchronized intermittent mandatory ventilation：SIMV〕
■特徴

上述したようにACVではトリガーされるすべての自発呼吸にあわせて強制換気が入る。それに対してSIMVでは，設定回数分だけが自発呼吸をトリガーとして強制換気される。設定回数を超える自発呼吸はそのまま自発呼吸となる。自発呼吸がない場合は設定した呼吸回数分の強制換気が確保される。すなわち無呼吸の患者では設定呼吸回数をいずれも20回としたACVとSIMVは同じ換気となる。設定呼吸回数より自発呼吸回数が上回る場合は図1-b（ACV），図1-c（SIMV）のような圧曲線の違いが観察される。SIMVは次に述べる圧支持換気（PSV）をあわせて設定することがほとんどであり，単独使用できない機種も多い。ACVと同様にSIMVにおいてもVCVとPCVのいずれでも設定できる機種が多い。

■設定が必要なパラメータ

VCVの場合：

・F_{IO_2}
・1回換気量（mL）
・PEEP（cmH$_2$O）
・換気回数（回/min）
・吸気流量（L/min）
・ポーズ時間（sec）
・トリガー（圧もしくは流量）

PCVの場合：

・F_{IO_2}
・最大吸気圧（cmH$_2$O）
・PEEP（cmH$_2$O）
・換気回数（回/min）
・吸気時間（sec）
・吸気の立ち上がり時間（秒または%）
・トリガー（圧もしくは流量）

4）PSV

〔pressure support ventilation：PSV〕
■特徴

PSVでは自発呼吸の呼吸努力を（圧またはフロー）トリガーして，設定された吸気圧に達するまで補助換気が行われる。患者が吸気時間，換気量，呼吸数を決定する点がACVやSIMVと異なる。ただし安全のためPSV中に設定した時間よりも長い時間，呼吸努力がないとバックアップ換気（強制換気）が作動するように設定されている。PSVにおける補助換気（圧の維持）

は一定の吸気流量まで低下したタイミングで終了する。一般的には最大吸気流量の25%で吸気が終了するように設定されている機種が多いが，最新機種ではこのターミネーションの設定を5-80%程度の範囲で変更することができる。

早く呼気に移行すると患者がまだ吸気を行おうとする，いわゆる二段呼吸が生じるので，ターミネーションの設定変更が必要となる場合がある。

■設定が必要なパラメータ
・F_{IO_2}
・PEEP（cmH_2O）
・PS圧
・無呼吸時のバックアップ
・トリガー（圧もしくは流量）
・ターミネーション（設定可能な機種の場合）

5）SIMV + PSV

■特徴

上記SIMVだけでは十分な換気が得られないことが多かったことから，この組み合わせモードで換気を行うことが一般的である。図1-eのように2種類の陽圧換気モードが入り交じったもので，これを嫌ってACVを選択する向きもある。いずれを選ぶかについては一定の見解はないが，SIMV + PSとACVで人工呼吸期間や死亡率，人工呼吸離脱に要した期間を比較した研究では両者に有意差は認められていない[5]。

C 応用編

1）IRV

〔inverse ratio ventilation：IRV〕
■特徴

特にCMVにおいてI:Eは吸気時間＜呼気時間となる場合が多いが，IRVはI:Eを吸気時間＞呼気時間としたものである。

ARDSなどの重症呼吸不全の肺では気道抵抗とコンプライアンスの異なる末梢気道もしくは肺胞が混在し，より高い吸気圧とより長い吸気時間をかけないと肺胞を開存させることができない場合があるが，そうすることによって圧損傷を起こす可能性は増加する。IRVでは吸気時間を長くすることで，ゆるやかにできるだけ多くの肺胞を開き酸素化を改善することが期待される。また，気道抵抗とコンプライアンスに依存した内因性PEEPを意図的に設定することが可能となり，通常のI:E設定と比較し，肺胞の開存をより維持しやすくなる場合もある。しかし，すべてが強制換気となるため，同調させることが困難なことも多い。

2）APRV

〔airway pressure release ventilation：APRV〕
■特徴

APRVは高い圧（P high）と低い圧（P low）を繰り返すCPAPに近似したモードのうち，特にPlowの持続時間を極端に短くしたものである[6]。特に高圧相では患者は自由に自発呼吸をすることができる。

高い圧設定のCPAPでは，FRCが大幅に増加するため1回換気量が不足する場合がある。この欠点を補うべくAPRVでは，ごく短時間に設定されたT lowの間に気道内圧を0 cmH_2O程度まで気道内圧を開放することにより，不足した換気量を補わせる。

APRVでは強制換気と比較し，最高気道内圧を抑制しつつ平均気道内圧を高く設定することができ，側副換気経路の開通と時定数が異なる肺胞の開存によるリクルートメント効果が期待できる。

狭い意味でAPRVは自発呼吸と同期せず，決まった時間でT high, T lowを繰り返す。最新の機種ではT lowに切り替わるタイミングを自発呼吸と同期させることもできる。

■設定が必要なパラメータ

P high：30 cmH_2O を超えない範囲で，強制換気時の平均気道内圧を参考に設定する。

P low： 気道内圧を開放するため，0 cmH_2O

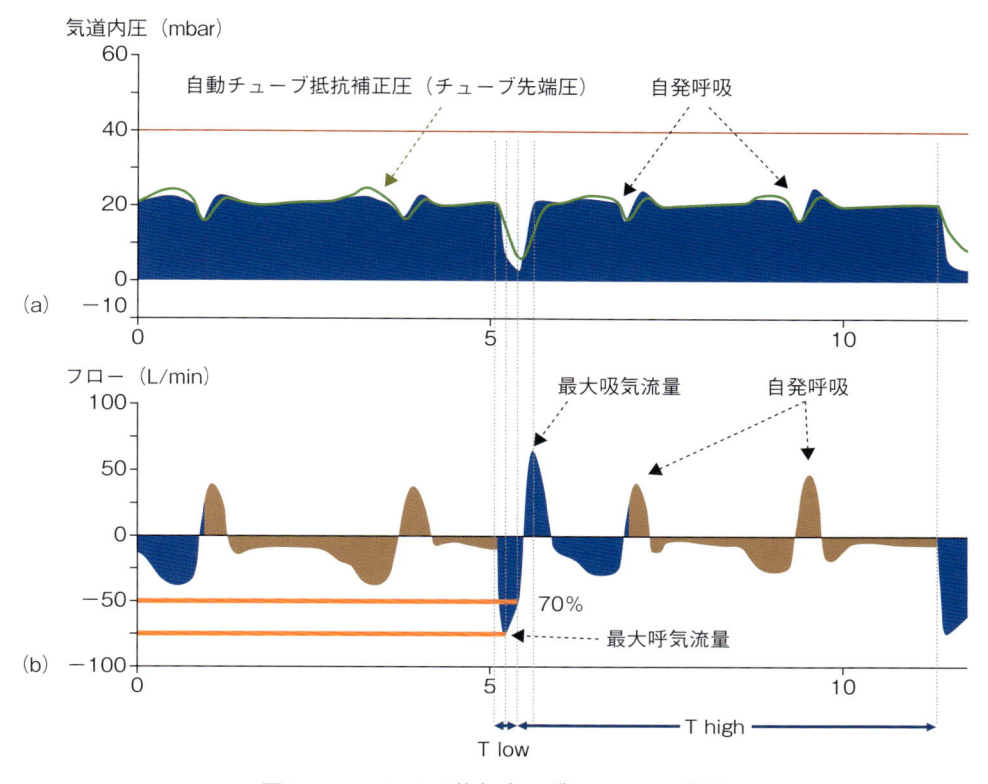

図3 APRVによる換気中のグラフィック波形

P high/P low = 20/0 mbar, T high/T low = 6.0/0.4秒に設定.
(a) 青色の部分は気道内圧波形（影の先端が圧の値）, 緑色の線は自動チューブ抵抗補正した圧（チューブの先端圧）を示す. 圧の単位はmbarで表記されているがほぼcmH_2Oと同等.
(b) 青色の部分は機械換気, 茶色の部分は自発呼吸による流量（影の先端が流量の値）を示す. 図では最大呼気流量の70％まで減じたときにリリースを終了させている.
実際のモニターには表示されないが, 上下の時相が分かりやすいように補助的に何本か縦に点線を引いている.

に設定する.

T high：前述したP highの時間で, 通常5-6秒程度に設定される。T highの短縮はリリース回数と分時換気量を増加させるため, P_{CO_2}やpHを参考に設定する. 呼吸周期のうち80-95％はT highとなる。

T low：前述したP lowの時間で, 自発呼吸による分時換気量の不足分を補うための時間を必要とするが, 内因性PEEPによる肺胞虚脱防止を期待して, 長すぎない値とする. 呼気流量が最大値の25-50％をとる時点までをT lowとして設定する. 0.6-0.8秒となることが多い.

図3に典型的なAPRVの圧と流量曲線の変化を示す.

3）BIPAP

〔biphasic positive airway pressure：BIPAP〕
■特徴

BIPAPは自発呼吸に同期させて, 高いCPAPと低いCPAPを繰り返すモードである。高圧相と低圧相の時間設定は幅広く行え, 常に自発呼吸が可能である。さらに両者の圧差で換気量を得ることもできる. 調節しだいでPCVやAPRVに近似させることができる. ただし自発呼吸との同期をトリガーとするため前述のAPRVのような短いT lowを設定することは難しい.

■注意点

人工呼吸器製造メーカにより呼称およびその設定内容は少しずつ異なっておりBiLevel, Duo-PAP, Bi-Vent, Biphasicなどと命名されている。さらに非侵襲人工呼吸器 BiPAPという機種もあり言葉の混乱の原因となっているので注意を要する。

4）PAV

〔proportional assist ventilation：PAV〕

■特徴

患者の各呼吸での吸気努力にあわせて圧の補助をするモードである。現在使用可能である人工呼吸器は数機種あるが，実態としては1機種に限定される。このPAV+と呼称されているモードでは呼吸時のエラスタンス（コンプライアンスの逆数）と気道抵抗が4から10呼吸ごとにランダムに自動的に測定計算され，これをもとに設定されたサポート率をもとにサポートする気道内圧が患者の吸気努力によって決められる。人工呼吸中は肺傷害の程度や肺の水分量，血液量，腹満による圧迫，体位，挿管チューブの位置などによってエラスタンスと気道抵抗が変化する。そのため補助換気中には設定を変えていないにもかかわらず，呼吸困難に陥ることがある。PAVではこれらのパラメータを常にモニタリングすることで，その変化にあわせた換気をすることができる。結果的にPSVと比較して，吸気における同調性と適切な吸気のターミネーションが期待できるので，患者にとってより快適な呼吸ができると報告されている[7]。

■注意点

初期の機器ではマニュアルでエラスタンスと気道抵抗を設定していたこともあり，これらの値を過剰に高く設定した場合や，回路にリークがあった場合に，補助が過剰に働くランナウェイ現象という事象がみられることがあった。このため現行機種では上記のように自動的にエラスタンスと気道抵抗を測定して換気補助を調節することでこの現象を回避しているが，この場合も実際の気管チューブ内径よりも小さい値を入力すると，過渡的にこのランナウェイ現象をまねくことがある。逆に実際のチューブ内径より大きな値を入力するとサポートが不足する。またあくまで補助呼吸であるため，鎮静下や睡眠など患者の呼吸努力が小さくなる状態では補助の総量が減じてしまう可能性があり注意を要する。

■設定が必要なパラメータ
・チューブ種類
・チューブサイズ
・proportional gain：患者の呼吸仕事量のうち，人工呼吸器が補助する割合を示す。例えばこのgainを70％と設定すれば患者の呼吸仕事量の70％をPAVが補助することになる。

5）ATC

〔automatic tube compensation：ATC〕

■特徴

挿管チューブの抵抗に見合った補助を行うモードであるが，機種によっては単独で用いる場合と，他の換気モードに付加して使用する場合がある。

毎呼吸，挿管チューブ先端での気道内圧を挿管チューブの径とグラフィック上の圧−時間波形から推定し，補助の程度を変化させることにより，自然な呼吸のパターンが維持され，同調性も良いといわれている[8]。Guttmannらは ATCによって吸気，呼気両方の呼吸仕事量が軽減したと報告している[9]。人工呼吸器からの離脱時には，自発呼吸テストとしてPSVもしくはTピースによる方法が行われることが多いが，非挿管状態を模擬的に実現できるATCでは自発呼吸テストをより適切な条件で行うことが期待でき，Cohenらの報告では，PS 7 cmH$_2$Oおよび PEEP 5 cmH$_2$Oの換気設定とATC 100％による自発呼吸テストを1時間行い比較したところ，再挿管率に両群で差がなかった[10]。吸気の呼吸仕事量のみを代償するもの，吸気，呼気の両方を代償するものなど本機能を有する人工呼吸器であっても機能の違いがあるので注意を要する。Haberthurらは，呼気時の代償により内因性PEEPやGasのtrappingが起こりにくくなる可能性があると報告している[8]。

■設定が必要なパラメータ
・チューブ種類
・チューブサイズ
・チューブ補償率

6）VSV

〔volume support ventilation, volume guaranteed pressure support ventilation：VSV〕

■特徴

前述したPRVC（強制換気）と同じコンセプトの補助換気モードであるといえる。PSVによる換気パターンで，設定1回換気量を保証して患者の呼吸仕事量を減ずる。人工呼吸器はテスト換気として10 cmH₂OのPSVで換気し，その際に測定した1回換気量から必要なサポート圧を自動調整して換気を開始する。

人工呼吸器は設定された1回換気量と実測値を比較し，目標に達しない場合は一呼吸ごとに3 cmH₂Oずつ増減させて4呼吸目までに設定された換気量を得るためのサポート圧を求めていく（調整されるサポート圧はPEEP圧より上で最大気道内圧より5 cmH₂O下の範囲）。また設定された1回換気量の0.5倍以下，もしくは1.5倍以上の場合には再度テスト換気を行う。

■注意点

今のところ，確立されたVSVのプロトコルはなく，初期設定に迷う場合があろう。1回換気量の初期設定が低値であれば患者は呼吸困難となる。また，過剰な設定1回換気量ではPaCO₂が低値となり，中枢性に呼吸回数が減少して無呼吸になるおそれがあるので注意を要する[11]。

■設定が必要なパラメータ
・F_{IO_2}
・PEEP
・無呼吸時のバックアップ
・トリガー（圧もしくは流量）
・ターミネーション
・立ち上がり時間
・目標1回換気量

7）NAVA

〔neurally adjusted ventilatory assist：NAVA〕

■特徴

2012年末より本邦でも臨床使用できるようになったモード（1機種のみ）である。基本的には圧トリガーやフロートリガーではなく，食道内に挿入した電極により横隔膜電気的活動をモニターし，呼吸補助のタイミング，吸気圧，換気量などを制御する。これにより患者と人工呼吸器の同期性を高めることができ，人工呼吸器関連肺損傷や廃用性横隔膜機能低下を防止する効果も期待される[12]。今後の動向に期待したい。

おわりに

人工呼吸管理に必要なモードについての説明を基本的なものから比較的新しい特殊なものまで紹介してきた。まずは基本編で説明したモードでほとんどの病態は管理が可能なはずである。応用編で説明したモードについての研究がさらに進み，開発が進んで明らかに基本編のモードよりも利益が大きいことが証明されてから臨床に役立てても遅くはないと考える。

【文献】

1) Pierson DJ. Indications for mechanical ventilation in adults with acute respiratory failure. Respiratory Care 2002；47：249-62；discussion 62-5.
2) Guldager H, Nielsen SL, Carl P, et al. A comparison of volume control and pressure-regulated volume control ventilation in acute respiratory failure. Crit Care 1997；1：75-7.
3) The acute respiratory distress syndrome network. Ventilation with lower tidal volumes as compared with traditional tidal. Volumes for acute lung injury and the acute respiratory distress syndrome. The New England Journal of Medicine 2000；342：1301-8.
4) Sigurdsson MI, Sigvaldason K, Gunnarsson TS, et al. Acute respiratory distress syndrome：nationwide changes in incidence, treatment and mortality over 23 years. Acta Anaesthesiol Scand 2013；57：37-45.
5) Ortiz G, Frutos-Vivar F, Ferguson ND, et al. Outcomes of patients ventilated with synchronized intermittent mandatory ventilation with pressure support：a com-

parative propensity score study. Chest 2010 ; 137 : 1265-77.
6) Habashi NM. Other approaches to open-lung ventilation : airway pressure release ventilation. Crit Care Med 2005 ; 33 : S228-40.
7) Younes M, Webster K, Kun J, et al. A method for measuring passive elastance during proportional assist ventilation. Am J Respir Crit Care Med 2001 ; 164 : 50-60.
8) Haberthur C, Mehlig A, Stover JF, et al. Expiratory automatic endotracheal tube compensation reduces dynamic hyperinflation in a physical lung model. Crit Care 2009 ; 13 : R4.
9) Guttmann J, Bernhard H, Mols G, et al. Respiratory comfort of automatic tube compensation and inspiratory pressure support in conscious humans. Intensive Care Med 1997 ; 23 : 1119-24.
10) Cohen J, Shapiro M, Grozovski E, et al. Prediction of extubation outcome : a randomised, controlled trial with automatic tube compensation vs. pressure support ventilation. Crit Care 2009 ; 13 : R21.
11) Jaber S, Delay JM, Matecki S, et al. Volume-guaranteed pressure-support ventilation facing acute changes in ventilatory demand. Intensive Care Med 2005 ; 31 : 1181-8.
12) 高橋大二郎, Sinderby C, 中村友彦ほか. Neurally adjusted ventilatory assist（NAVA）. 人工呼吸. 2012 ; 29 : 220-31.
13) 日本呼吸器学会ARDSガイドライン作成委員会編. ALI/ARDS診療のためのガイドライン（第2版）. 東京：社団法人日本呼吸器学会；2010.

【推薦参考図書】
1) Laghi F. In : Tobin MJ, editor. Principles and practice of mechanical ventilation. 3rd ed. USA : McGraw-Hill ; 2012.
2) 讃井將満, 大庭祐二編. 人工呼吸管理に強くなる～人工呼吸の基礎から病態に応じた設定, トラブル対応まで 誰も教えてくれなかった人工呼吸管理のABC. 東京：羊土社；2011.
3) 沼田克雄, 安本和正編. 人工呼吸療法-各種機器の特徴と保守管理, 呼吸管理のポイント. 東京：秀潤社；2007.
4) In : Hess DR, Kackmarek RM, editor. Essentials of mechanical ventilation. 2nd ed. 新井正康監訳. 人工呼吸ブック. 東京：メディカルサイエンスインターナショナル；2007.

〈高山　千尋，畑中　祐也，橋本　悟〉

6. 人工呼吸中のモニタリング

Key Point
- パルスオキシメータおよびカプノモニターは人工呼吸中には不可欠なモニターとして認識すべきである。
- 経皮ガスモニターは新生児領域の重要な呼吸モニターであるが，最近では成人，組織循環モニターとしても適応が拡大している。
- グラフィックモニターを理解するためには，いくつかの曲線を組み合わせて総合的に評価すること，経時的な変化を見逃さないことが重要である。

はじめに

人工呼吸中のモニタリングで真に大切なことは，「患者の安楽さ：patient comfort」が維持されているかを患者自身に問うことであると思う。しかし，多くの患者は鎮静を受け，生理的な状況を逸脱したなかで管理が実施されているために，医療スタッフが一定の安全域のなかで患者が管理されているかを，客観的に常時把握していくことが不可欠である。本稿では，パルスオキシメータ，カプノモニター，経皮ガスモニター，グラフィックモニターについて述べる。

1 パルスオキシメータ（Sp_{O_2}）

パルスオキシメータは，動脈血酸素飽和度（Sa_{O_2}）を経皮的・非侵襲的・連続的に測定でき，酸素化能の指標として人工呼吸中の必須モニターである。装置は小型軽量で比較的安価で，キャリブレーションを必要とせず，プローブの種類も多く，指尖だけでなく耳介，前額部用などがあり，小児・新生児用も市販される。このためにパルスオキシメータは臨床現場に広く浸透し，現在では第5のバイタルサイン[1]ともいわれている。

1）機能的酸素飽和度と分画的酸素飽和度

酸素飽和度の求め方には2つの方式が存在する。
① 機能的酸素飽和度
酸化ヘモグロビン（O_2Hb）と還元ヘモグロビン（Hb）の和に対するO_2Hbの割合（％）。簡易型のパルスオキシメータに採用される。
② 分画的酸素飽和度
カルボキシヘモグロビン（一酸化炭素ヘモグロビン：COHb）やメトヘモグロビン（MetHb）などを含むすべてのHbに対するO_2Hbの割合（％）。血液ガス分析装置でCOHbやMetHbを測定できる機種で多く採用される。これらはCOHbなどの異常Hbが存在する場合に機能的酸素飽和度の値は不正確となるために，分画的酸素飽和度を指標とする。

2）測定原理と脈波の応用[2]

O_2Hbは赤外光（波長940 nm）を，Hbは赤色光（波長660 nm）をよく吸収するために，この2つの波長の光の吸光度比からSp_{O_2}を求める。ただし，動脈血の酸素飽和度を求めるために，パルスオキシメータは動脈の拍動部分から静脈の非拍動部分の成分を除去して動脈血酸素飽和度としている。したがってパルスオキシメータ

表1 P_{O_2}とS_{O_2}の関係

P_{O_2} (mmHg)	S_{O_2} (%)	チェックポイント	S_{O_2}記憶目安
20	35	耐えうる最低点	
27	50	P_{50}：正常値	
30	57	意識障害	60 %
40	75	混合静脈血	75 %
50	83		
60	89	呼吸不全の定義	90 %
70	93	酸素療法の適応	
80	95		
90	97		96 %
100	98		
100-600	100	O_2Hb量は不変	100 %

灰色で塗った部分は，30-60，60-90，90-96と記憶しやすい目安として活用される．

は，脈波波形（プレチスモグラフ）を検知することが必須であり，脈拍が同時に示される。

最近のパルスオキシメータには，少々の体動や末梢循環不良にも対応できる機種が増えたほか，多種類の波長の光を投射してCOHb，MetHb，Hb量が測定できるものも登場している。さらに，プレチスモグラフとオキシメトリーを解析して，末梢循環の指標（perfusion index：PI）や輸液反応性の脈波変動指標（perfusion variability index：PVI）なども同時に非侵襲的に連続モニタリングできるものが登場している。

3）酸素分圧（P_{O_2}）と酸素飽和度（S_{O_2}）の関係（表1）

両者の関係は酸素解離曲線に示され，SpO_2からPaO_2を推定すれば，動脈血採血を必要最小限にできる。そのために両者の関係と臨床的意義を大まかに把握しておく。

ただし，酸素解離曲線はpH，Pa_{CO_2}，体温などによって左右に移動するために，上記の関係を逸脱する場合があることを忘れてはならない。

アシドーシスなどで曲線が右方移動
⇒ 同じPaO_2でもSpO_2は低値になる。
アルカローシスなどで曲線が左方移動
⇒ 同じPaO_2でもSpO_2は高値になる。
※曲線の移動はP_{50}（正常値27 mmHg）が参考になる。

4）モニタリング上の注意

プローブは測定部位に適するタイプを，末梢循環を阻害しないように装着し，以下の点に留意する。
①データ信頼性が悪化する要因
　体動，末梢循環不全，プローブの装着不良
　外部光（特に蛍光灯），電気メス使用
②測定誤差を生じる要因
　マニキュア（色素によって↑↓）
③過大評価
　COHb
④過小評価
　MetHb（85%に近づく），静脈拍動
⑤静注色素：メチレンブルー，インジゴカルミン，ICG

2 カプノモニター（カプノグラフ）

Pa_{CO_2}は肺胞気二酸化炭素分圧（P_{ACO_2}）とほぼ等しいとされ，カプノモニターはP_{ACO_2}を呼気から求めてPa_{CO_2}動態を知る。ただし，呼気ガスのうち呼気初期のものは，死腔の存在によって，吸気ガスが影響を受けるために，肺胞気二酸化炭素は呼気終末（end-tidal：ET）に呼出される。呼気終末の二酸化炭素は一般にET_{CO_2}と表現される。これはET_{CO_2}が分圧（P_{ETCO_2}：mmHg・kPa）のみならず，濃度（C_{ETCO_2}：％）でも表示されるために，単にET_{CO_2}と表記されることが理由である。

カプノモニターは当初麻酔中のモニターとして義務付けられたが，近年では人工呼吸管理でも必須のモニターとして認識されつつある[3]。

1）カプノグラフ[4]

カプノグラフは，口元や気管チューブを往復運動するガスの二酸化炭素を検知して，その分圧もしくは濃度を時間軸のグラフに表現したものである。呼吸生理では吸気ガス中の二酸化炭素は無視され，再呼吸がなければ，吸気相のカプノグラフは吸気初期を除いて基準の「ゼロ」に位置する。一方，呼気のカプノグラフには特徴的な波形（図1）が認められ，まず正常の曲線の意味するところ，すなわち4つの相（phase）を理解しておく必要がある。

① phase Ⅰ
呼気開始。上気道もしくは気管チューブ内の吸気ガスが呼出されるために二酸化炭素濃度はゼロである。

② phase Ⅱ
下気道と肺胞内のガスが検出され，二酸化炭素濃度が急峻に上昇する。

③ phase Ⅲ
ほぼ肺胞気ガスで，安定した二酸化炭素濃度となり，水平で平坦な直線，プラトーになる。

④ phase Ⅳ
吸気初期。上気道・回路死腔内の肺胞気が再

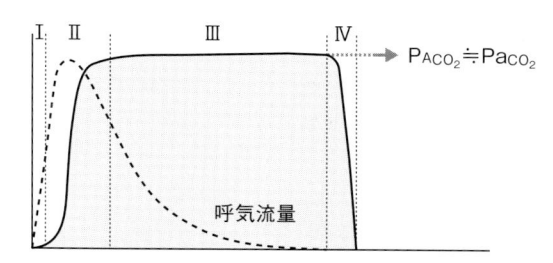

図1　呼気流量と呼気二酸化炭素濃度の関係
（図提供：尾崎塾）

呼吸されると同時に，新鮮な吸気ガスが流入し，一気に二酸化炭素濃度はゼロに服する。

呼吸生理学では肺胞レベルのP_{ACO_2}と毛細血管レベルのPa_{CO_2}は等しいと見なして解釈される。例えば，肺胞気式のP_{ACO_2}にはPa_{CO_2}が代入される。しかし，約3億存在する肺胞すべてに換気・血流が維持されているわけではなく，若干であるが混合静脈血がそのまま左房に返る部分があるために，健常者でもET_{CO_2}とPa_{CO_2}の間には2-3 mmHgの誤差が生じる。

2）測定方法

二酸化炭素濃度はガスの赤外線吸光度から求められ，測定部位によって2とおりの測定方法がある。それぞれで利点欠点があるが，いずれのタイプも進化しており，患者に適するタイプを選択する。

a．メインストリーム方式
気管チューブの口側に赤外線プローブを装着して測定する。

■利点
応答性に優れる。人工呼吸中に1回換気量などのパラメータと連動して，1呼吸ごとの二酸化炭素の濃度や呼出量を把握するためにはメインストリーム方式が優れる。

■欠点
気管挿管中の患者に限定される。
プローブ部分に死腔が発生する。小児では大きな死腔率となる。
小型軽量化の進化はあるものの，口元チューブに負担がかかる。

表2　ET_{CO_2}の増減

ET_{CO_2}低下	肺胞換気量増大（過換気） CO_2産生低下（組織代謝低下・低体温） 死腔換気増大（肺塞栓・心停止・心不全） 換気トラブル（回路脱落・リーク）
ET_{CO_2}増加	肺胞換気量低下（低換気・COPD） CO_2産生増加（組織代謝亢進・高体温） 炭酸水素ナトリウムの静脈内投与 再灌流による一過性上昇（駆血解除時・血圧低下時の昇圧薬投与後）

回路接続部分が増えるために，回路外れのリスクが増える。

プローブが体温以上の熱を発するために熱傷の危険性がある。

測定部分の回路内に水滴が付くと測定不能になる。

b. サイドストリーム方式

細いサンプリングラインから持続的にガスを吸引し，モニター内で赤外線吸光度を測定する。

■利点

顔マスクなどの開放系の回路でも使用できる。

サンプリングポート付きの人工鼻を使用すると回路接続部分に死腔は増えない。

■欠点

応答性が悪く，データに遅延が発生する。

ガスサンプリング量が換気および換気モニターに影響する危険性がある。小児ではサンプリングガスを回路に返す必要性が生じる場合もある。

サンプリングチューブ内での結露や水滴吸引で測定不能になる。

開放系サンプリングでは，サンプリングポートの先当たり，口・鼻呼吸様式が影響する。

3）カプノモニターのモニタリング

カプノモニターの最も基本的で重要な目的は，換気が維持されない事故（回路外れ，事故抜管，気道閉塞，食道挿管，循環停止など）を警告することにある。したがって，呼吸回数と二酸化炭素濃度を持続的に監視し，これには警報設定が必ず設けられる。ET_{CO_2}の増減の要因を表2に示す。

これに加え，カプノモニターは換気の質を解析することも重要な役割で，モニタリング時にはPa_{CO_2}との解離の有無，カプノグラフ波形を解析すべきである。

4）Pa_{CO_2}と$P_{ET}CO_2$の解離[5]（死腔換気とシャント）

先述したように，正常換気では基本的には$P_{ET}CO_2 = PA_{CO_2} = Pa_{CO_2}$と考える（図2-a）。

死腔換気では，図2-bに示すように死腔部分のPA_{CO_2}が低下し，$P_{ET}CO_2 < Pa_{CO_2}$の関係になる。循環停止時にカプノグラフの波形が消失し，ET_{CO_2}がゼロに近づく現象は，完全な死腔換気状態といえ，心肺蘇生時の循環再開の指標として活用される。

一方，シャントでは高い二酸化炭素のシャント血流によって，同じ肺胞換気量が維持されていると仮定すれば（図2-cでは4 L/min）理論的にはPa_{CO_2}は$P_{ET}CO_2$よりも高くなる。しかし，シャントの代表的疾患であるARDSでは，アシドーシスや低酸素血症を併い代償的な過換気にあることが多く，分時換気量の増加に伴いPa_{CO_2}は低下している場合が多い。

■カプノグラフ波形解析

同じ形状の矩形波を維持したまま，プラトー部分（Ⅲ相）が増減する場合には，基本的に肺胞換気の減増，二酸化炭素産生（代謝）の増減を考える（図3-a，b）。

(a) 正常な換気血流関係

(b) 死腔発生時の換気血流関係

(c) シャント発生時の換気血流関係

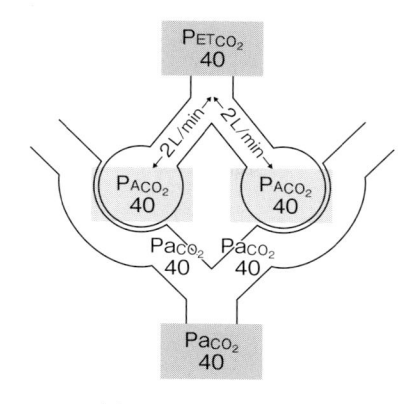

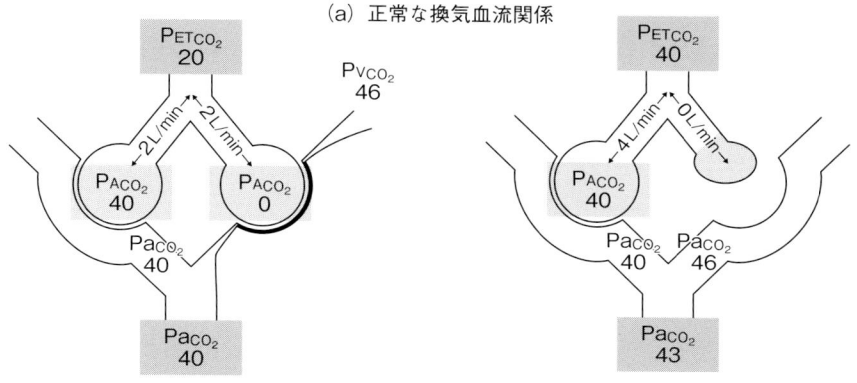

図2　P_{ETCO_2}とP_{ACO_2}の解離モデル
(図提供：尾崎塾)

同様の矩形波形のままプラトー部分が漸増・漸減する場合には，気道系の問題ではなく，単純な換気量変化，循環系の問題を考える（**図3-c，d**）。

気道系に問題がある場合には，矩形波形が変形する（**図3-e**）。特に呼出障害では，矩形波の左肩（Ⅱ相）が鈍い立ち上がりになり，プラトーであるべきⅢ相は右肩上がりで漸増する。喘息やCOPDなどの呼出障害では，グラフ上の呼気終末（Ⅲ→Ⅳ相への移行部分）の二酸化炭素濃度は，真の肺胞気とはいえず，実際のP_{ACO_2}（P_{ACO_2}）より低い値が示されるので，注意が必要である。例えば，人工呼吸中に呼気時間を一時的に長く設定すると，**図3-e**破線に示す曲線を描き，プラトー部分が認めやすくなる。

3　経皮的ガスモニター[6)7)]

頻回の血液ガス採取が困難なNICUの新生児用に開発されたが，近年では安定性などが改良され，応用範囲が拡大し，睡眠ラボや組織血流評価などで成人にも使用される。

1）測定原理（図4）

皮下毛細血管から拡散する酸素（tcP_{O_2}）と二酸化炭素測（tcP_{CO_2}）を経皮的に計測し，動脈血ガスの変化の指標とする。組織血流，皮膚温（代謝）によって影響を受けるために，センサー部分の皮膚を加温し，毛細血管拡張と血流・代謝を定常化させるとともに，皮膚のガス拡散性を高め，データの安定性，血液ガスとの

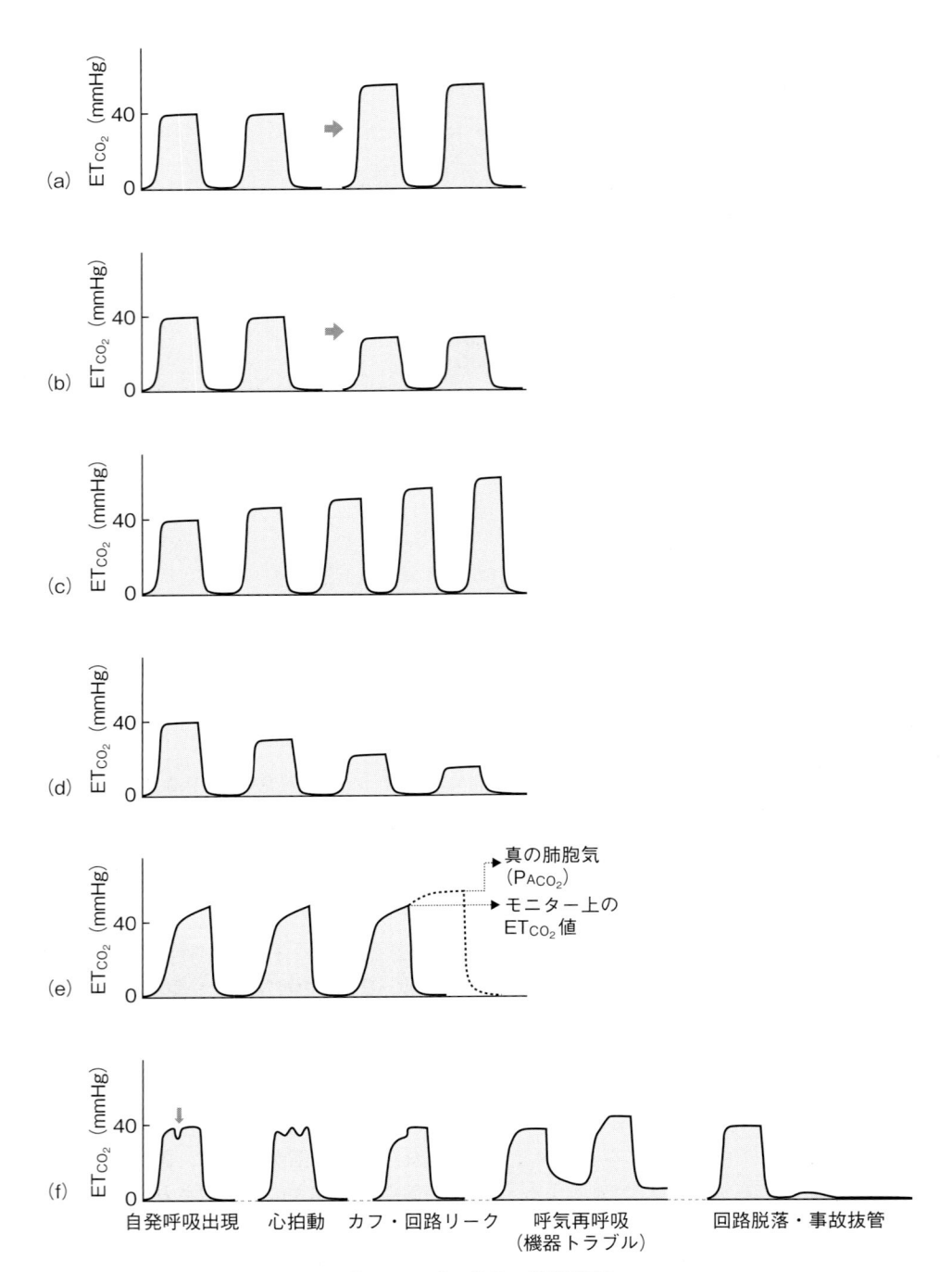

図3 カプノグラフ波形解析

(a)(b) 肺胞換気の増減，二酸化炭素産生（代謝）の増減
(c) プラトー部分の漸増
　　駆血解除直後の再灌流・重炭酸イオン投与後（自発呼吸下であれば，換気量・呼吸数も増加）二酸化炭素気腹開始
(d) プラトー部分の漸減
　　心停止・人工心肺開始・肺塞栓・大量出血・ショック
(e) 呼気波形の立ち上がりが鈍く，プラトー部分に右上がりの傾斜
　　喘息・COPD・換気不全
(f) 種々の異常波形
　（図提供：尾崎塾）

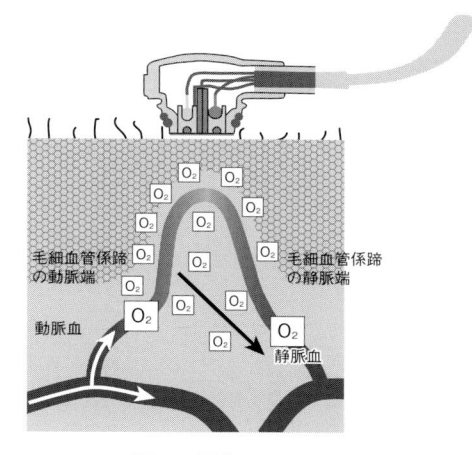

図4 経皮Po₂モニター
(Radiometer社資料より引用)

相関性を高めている。

 tcPo₂とtcPco₂は動脈血ガス（Pao₂・Paco₂）と決して同値ではなく，常に皮下組織では酸素消費・二酸化炭素産生があるために，組織血流に問題がなくても以下の関係になる。

 tcPo₂＜Pao₂，tcPco₂＞Paco₂

 （ともに健常者で約10％の差）

 したがって，経皮ガスは，血液ガスとは"似て非なるもの"であるが，経時変化を追うと比較的にレスポンス良く血液ガスとパラレルに推移する。

 測定機器には両ガスを同時に計測できるものも多いが，単一のガス種，tcPco₂とSpo₂を同時モニタリング可能な機種など，さまざまな機種が市販される。

2）測定上の注意

①センサー密着性
 センサー部分が外気に触れたり，気泡が存在したりすると，データが大気分圧側に修飾される。

②測定値が安定するのに時間を要する
 一般的にtcPo₂は15-20分，tcPco₂は3-7分を要する。

③応答性が悪い
 応答性のよいtcPco₂でも15秒前後を要し，90％応答時間は1分を超える。

④末梢循環の影響
 末梢循環不良，動静脈シャント，ショック状態，低血圧，低体温では動脈血ガス分析値との差が大きくなったり，相関性が低下したりする。ただし，循環作動薬の使用はtcPo₂, tcPco₂に影響しないことが知られている。

⑤センサー装着部位
 末梢循環が維持された躯幹部を選択し，体毛・胎脂を除き，骨の突出部分を避け，均一に毛細血管網が存在する部位を選択する。また，同部位で長時間モニターすると，浮腫，熱傷が起きやすく，信頼性・応答性が低下する。なお，末梢循環不全では熱傷のリスクが高くなる。

4 グラフィックモニター

 人工呼吸器は，換気のモニタリングとして気道内圧（paw：airway）と流量（flow），換気量（volume）の3つを必ずモニタリングする。これらは数字データで読み取るよりも，時間軸でグラフ化したほうが認識しやすく，基本的なグラフィックモニターとしてフロントパネルの第一画面に通常表示される。そして，次の画面階層に，2つのパラメータの関係をグラフ化して表示する「圧・容量曲線」と「流量・容量曲線」が示される人工呼吸器が多い。

 基本的な理解として，これらのパラメータは，患者口元（気管チューブスリップジョイント部分），もしくは人工呼吸器内部で計測されたもので，患者の肺内の状態を正確に表現するものではないということである。肺胞内圧のシミュレーション波形を提示する機種もあるが，あくまでもシミュレーションであり，不均等換気が存在してもしなくても平均的な値がグラフ化されるに過ぎないことを把握しておくべきである。

 まず，3波形の基本について概説する。

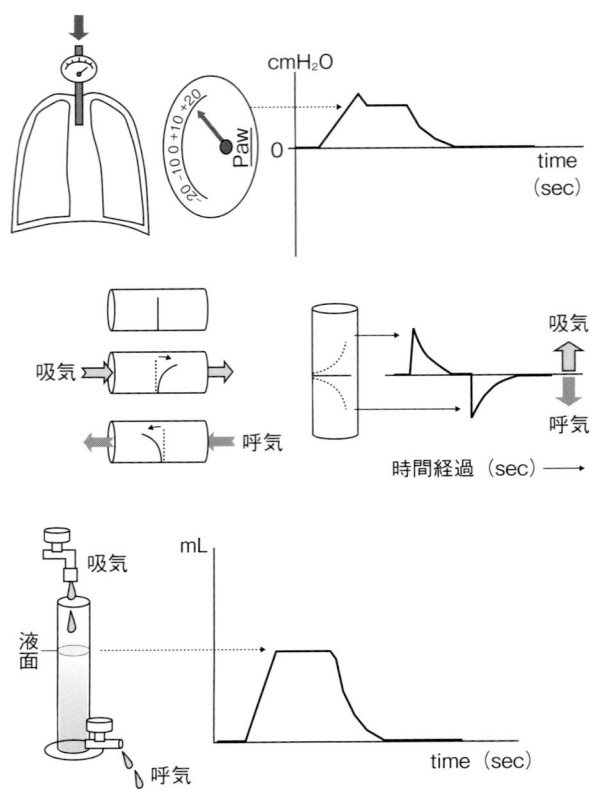

図5 基本3波形の理論と考え方
(図提供：尾崎塾)

1) 基本3波形（図5）

a. 気道内圧

大気圧をゼロとし，人工呼吸などで気道内が陽圧になる状態は「プラス」側の振れとして描出され，自発吸気などの陰圧は「マイナス」の振れとして描出される。

b. 流量

人工呼吸器の管腔内を流れるガスの流量であり，吸気側への流れを「プラス」，呼気側への流れを「マイナス」の振れとし，ガスが流れない場合は基線のゼロに位置する。ただし，患者の吸気呼気以外の定状流などはキャンセルされて表示されない。

c. 換気量

吸気に伴う送気量の増加は上向きの振れとして，呼気に伴う呼出量は下向きの振れとして描出される。したがって，換気量曲線は，吸気量と呼気量が同じであれば，呼気終末で基線ゼロに服する。しかし，吸気量と呼気量に差が生じると基線に服さず，吸気量が多いと「プラス」側で，呼気量が多いと「マイナス」側で1呼吸サイクルが終了する。ゼロに服さない場合は，肺気量の増加，エアリークを考える。ただし，このような場合であっても，次の吸気は基線「ゼロ」からスタートする。

2) 陽圧換気時の3波形（図6, 7）

ここでは基本となる2つの換気モードに限定して解説する。一つは一定の流量で一定時間送気するVCV（同じ1回換気量），もう一つは一定の圧を一定時間維持するように送気するPCVである。両者は吸気パターンで相違点を見出すが，呼気は患者の肺と胸郭弾性で行われるために，呼気相の波形は患者の肺・胸郭弾性と患者

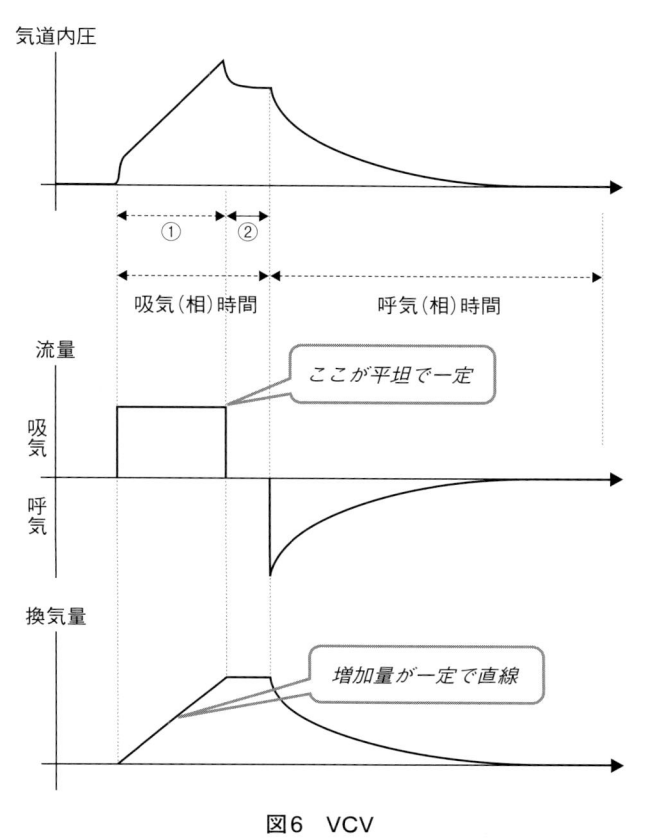

図6 VCV
VCVでは吸気の間に流量の変化はなく，気道内圧，換気量は直線的に増加していく．
①実際の吸気時間（送気時間）：吸気ガスの送気開始から終了まで．吸気相時間を単に吸気時間とする機種もあるので，定義に注意する．
②吸気ポーズ時間
（図提供：尾崎塾）

呼気の気道抵抗に従う．

a．VCVの吸気波形（図6）

定流量であるために，吸気の流量曲線が矩形波となり，ポーズでは流量がゼロになる．したがって，換気量曲線では，吸気の換気量も一定の増加を示し，ポーズでは送気終了時の換気量が維持される．気道内圧波形は，吸気ガスの送気の開始時と終了時に特徴的な形を示し，ポーズでは平坦な波形「プラトー（plateau）」に移行する（後述）．

b．PCVの吸気波形（図7）

吸気時の気道内圧は一定に保たれる．吸気初期の立ち上がりの角度は人工呼吸器の設定に依存する．吸気時の流量は肺の拡張初期に多くのガスが送気されるが，肺が拡張するに併って徐々に流量は減少し，設定圧で拡張しうるだけ拡張すると，圧は維持されているものの吸気は終了することになる（後述）．この時点まで換気量も増加し続けるが，流量がゼロになってからは換気量曲線は一定の値を維持する．

3）コンプライアンス（C）と抵抗（R）

a．コンプライアンス

人工呼吸では肺と胸郭の弾性（胸郭肺弾性）に抗して，吸気する必要がある．コンプライア

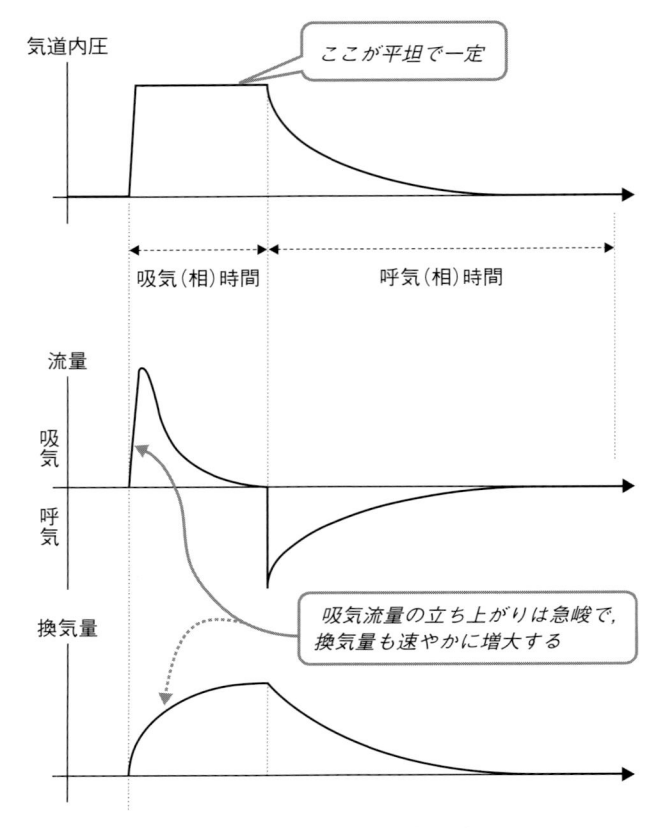

図7 PCV：定圧型換気様式
PCV，PSVなどの定圧型の吸気方式を採用する換気モードでは，吸気ポーズは設定されない．吸気流量の変化は，VCVよりは自発呼吸のパターンに近い．吸気流量と換気量は肺のコンプライアンスや患者吸気努力で変化する．
（図提供：尾崎塾）

ンス（compliance：C）とは，吸気時の「膨らみやすさ」の指標で，1 cmH$_2$Oの圧増加で何mL容積増加を来すかを表す．縮まろうとする力である弾性（ealatance：E）の逆数である．

$$C = \frac{増加した容積（mL）}{加えた圧力（cmH_2O）} = \frac{1}{E}$$

つまり，「膨らみやすい」は弾性が低く，コンプライアンスが高い．ただし，自発吸気があると胸腔内陰圧の影響を受けるために，強制換気の状態で求めることが条件になる．また，人工呼吸器の換気パラメータのみでは，肺と胸郭のコンプライアンスおよび弾性を個別に求めることはできず，両者を個別に求めるには食道内圧をモニターする必要がある．

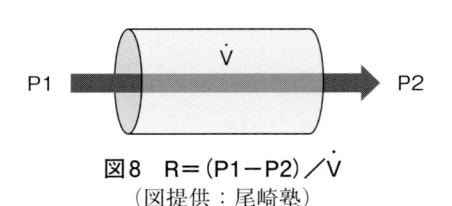

図8　R＝(P1－P2)／$\dot{V}$
（図提供：尾崎塾）

b．抵　抗（図8）

気道を単純な1本の管とすると，抵抗（resistance：R）は管の入口の圧（P1）と出口の圧（P2）の圧差（駆動圧）を流量（$\dot{V}$）で割って求める．どの測定点間の圧差を採用するかで，どの部分の抵抗を検討するかが決まる．定流量式のVCVは，流量が一定であるために抵抗を求めるのに適している．

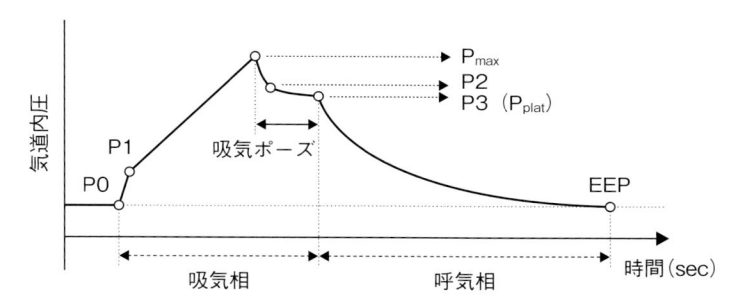

図9　VCV：気道内圧曲線のポイント
（図提供：尾崎塾）

4）VCVにおけるRとC

そこで，VCVの波形でレジスタンスとコンプライアンスを求めてみる。まず，VCV（図9）の気道内曲線に特徴的なポイントを解説する。

① P0
吸気開始の圧
図9ではEEP（PEEP圧）に相当

② P1
吸気の立ち上がり
気道抵抗に対して気流を生じるのに必要な圧力で以下の関係がある。
$P1 - P0 = P_{max} - P2$

③ P_{max}
最高気道内圧
気道抵抗と肺胸郭弾性の両者を反映した圧

④ P2
吸気ポーズに入って，急速に圧力が低下した点

⑤ P3
気道内圧がP2からなだらかに低下，もしくは平坦に推移して，吸気終末に至った時点の気道内圧で，プラトー圧（P_{plat}）と呼ばれる。

⑥ EEP
呼気終末圧（end-expiratory pressure）
EEP＝PEEP，図9ではP0に等しい。

a．VCVにおける抵抗評価

吸気流量がゼロになって，吸気ポーズの相に入ると，図9に示すように気道内圧は2投階で変化する。

① 気道抵抗
P_{max}からP2への低下は気道抵抗を反映する。したがって，吸気開始時に気道抵抗に打ち勝って気流が発生するP0からP1に上昇する部分に等しいとされる。喘息・COPD（慢性閉塞性肺疾患）や気管チューブ屈曲で気道抵抗が大きくなると$P_{max}-P2$が大きくなり，P_{max}が突出してくる。

② 組織抵抗
P2からP3への低下は組織抵抗を表現する。すなわち，換気するのに時間を要する肺胞（時定数が大きい）にガスが広がる部分，あるいはガスの再分配が起こる部分とされるために，末梢の肺組織の抵抗を表現するとされる。例えば，末梢気道に浮腫や分泌物貯留を来す肺水腫およびARDSでは，P2からP3への格差が大きくなる。

③ 呼吸器系抵抗
上記両者を含む全体の抵抗は呼吸器系抵抗とされ，P_{max}からP3への低下で把握する。

したがって，流量をVCVの吸気流量$\dot{V}$を用いると，各抵抗は以下の式で近似される。

気道抵抗 $≒ (P_{max} - P2)/\dot{V}$
組織抵抗 $≒ (P2 - P3)/\dot{V}$
呼吸器系抵抗 $≒ (P_{max} - P3)/\dot{V}$

b．静肺コンプライアンス（Cst）

Cst（static lung compliance）
＝1回換気量／（P_{plat}－EEP）

一定流量（$\dot{V}$）で肺を膨らませるとき，以下の式に示されるように，気道内庄（P）は呼吸

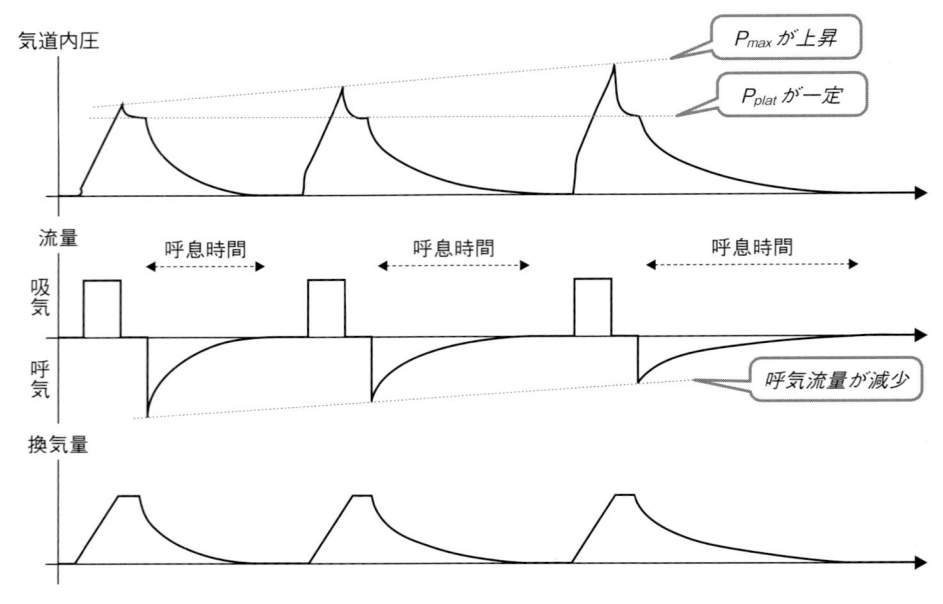

図10 VCV：呼吸器系抵抗増加による3波形の変化

VCVは定流量型吸気なので，呼吸器系抵抗が増加しても，吸気時の流量と換気量の波形に変化はない．
コンプライアンスが不変ならば，P_{plat}は変化せず，P_{max}が漸増して，突出してくる．呼気の気道抵抗も同時に高くなっていると，呼気流量が減少し，その結果，呼息時間が延長する．
（図提供：尾崎塾）

器系抵抗（R）と胸郭肺弾性（E）の2つによって決まる[8]）。

$$P = \dot{V} \times R + V \times E \quad \cdots\cdots ①式$$

（$\dot{V}$：流量，R：呼吸器系抵抗，V：換気量，E：胸郭肺弾性）

すなわち，$\dot{V} \times R$は気道にガスの流れを発生するのに必要な圧力で，$V \times E$は弾性Eに対して換気量Vを発生する圧力である。吸気ポーズを作ると，P3（P_{plat}）における流量はゼロ（静肺状態）となり，気道内圧の変化は換気量（V）と弾性（E）だけを反映したものとなる。つまりP3の時点で求めるコンプライアンスが静肺コンプライアンスである。

なお，静肺コンプライアンスに対して，動肺コンプライアンス（dynamic lung compliance：C_{dyn}）があり，人工呼吸中では以下で求める。

$$C_{dyn} = 1回換気量／(P_{max} - EEP)$$

C_{dyn}は，呼吸を停止できない自発呼吸下では，重要な生理学的パラメータであるが，人工呼吸中のC_{dyn}には気道抵抗の影響が含まれるために，パラメータとしてあまり使用されない。なぜならば，P_{max}の時点では流量$\dot{V}$が存在し，P_{max}は抵抗Rと流量$\dot{V}$の影響を強く受ける（①式）からである。

c．VCVにおけるRとCstの変化（図10, 11）

VCVは定流量型吸気なので，呼吸器系抵抗Rが増加しても，静肺コンプライアンスCstが低下しても，吸気時の流量と換気量の波形に変化はない。

まず，段階的にRを増大させたときの3波形を図10に示す。Cstが不変ならば，P_{plat}は変化せず，P_{max}は漸増して突出してくる。呼気の気道抵抗も同時に高くなっていると，呼気流量が減少し，その結果，呼息時間が延長する。

次に段階的にCstを低下させたときの3波形を図11に示す。Rが不変ならば，「$P_{max} - P_{plat}$」は変化せず，P_{plat}が漸増してくる。呼気は高い弾性（低コンプライアンス）によって，勢いよく呼出されるために，呼気流量が増加し，短時間で吸気されたガスが呼出されるために，呼息時間は短縮する。

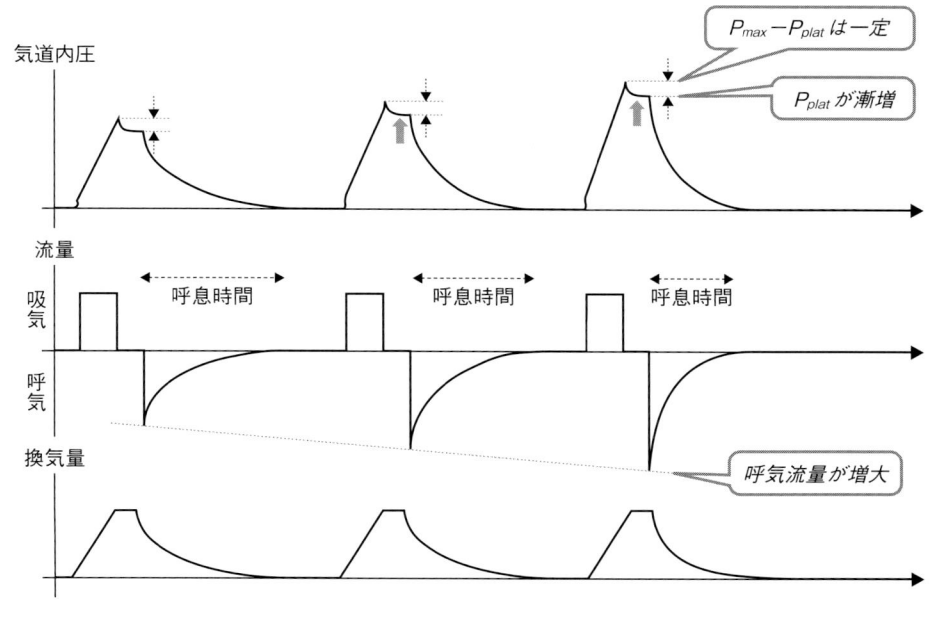

図11　VCV：コンプライアンス低下による3波形の変化

VCVは定流量型吸気なので，コンプライアンスが低下しても，吸気時の流量と換気量の波形に変化はない．

抵抗が不変ならば，「$P_{max} - P_{plat}$」は変化せず，P_{plat}が漸増してくる．呼気は高い弾性（低コンプライアンス）によって呼気されるために，呼気流量が増加，短時間で呼出されるために，呼息時間は短縮する．

（図提供：尾崎塾）

5）PCVにおけるRとCの変化
（図12，13）

PCVは定圧型吸気なので，呼吸器系抵抗（R），静肺コンプライアンス（Cst）が変化しても，吸気時の気道内圧の波形に変化はない。

まず，段階的にRを増大させたときの3波形を図12に示す。Rが増加すると，定圧で吸気しても，抵抗部分を通過する吸気流量は制限され，換気量は減少し，波形の形も平坦に近づく。もしそのときに，肺胞内圧がPCVの定圧に達していなければ，吸気流量は吸気終末まで継続して，基線に戻らない（矢印）。呼気の気道抵抗も同時に高くなっていると，呼気流量が減少し，呼息時間が延長する。

次に，段階的にCstを低下させたときの3波形を図13に示す。Cstが低下すると，少しの吸気量ですぐにPCVの定圧に達するために，吸気は早期に終了する。このために換気量は減少し，波形の形も平坦に近づく。呼気は高い弾性（低コンプライアンス）によって呼出されるが，吸気された換気量が少なく，短時間で呼出されると，結果的に呼気流量は減少し，呼息時間も短縮する。

a. PCV波形からみたCとRの評価

VCV波形はCとRを評価しやすいことは，先に述べたとおりである。しかし，PCVでもこれらの評価は可能である。

PCVにおける静肺コンプライアンス（Cst：図13＊）の時点は吸気流量がゼロであり，この時点の「駆動圧÷換気量」はCstに相当する。吸気流量がゼロになっていない場合には，吸気時間設定を一時的に長く設定すると吸気がゼロになることを利用する。

PCVにおけるR：抵抗が増大したときには，PCVでは吸気流量が減少して，吸気流量がゼロに復さない現象が出現する。呼吸器系抵抗を値として求めることはできないが，人工呼吸中の対応として，流量がゼロになるまでの適切な

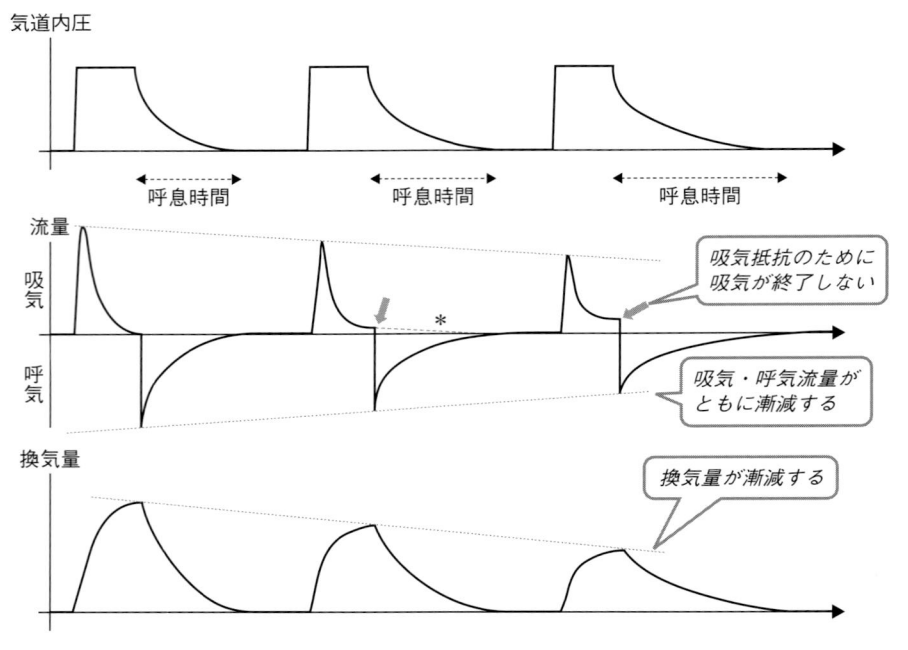

図12　PCV：呼吸器系抵抗増加による3波形の変化

PCVは定圧型吸気なので，呼吸器系抵抗が増加しても，吸気時の気道内圧の波形に変化はない．定圧で送気しても，抵抗部分を通過する吸気流量は制限され，その結果，換気量は減少する．また，吸気流量は，肺胞内が定圧に達していなければ，吸気終末まで継続する（矢印）．呼気の気道抵抗も同時に高くなっていると，呼気流量が減少し，呼息時間が延長する．

（図提供：尾崎塾）

吸気時間設定を流量曲線から求めることができる（図14）。

逆にVCVでは吸気ポーズの流量は常にゼロであるので，このような対応ができない欠点があるといえる。現在の換気モードは，量規定型であっても，流量波形はPCVタイプを使用するものも多く，これらの点を理解しておく必要がある。

b．各相終末に流量がゼロに戻らない現象

同様に呼気相でも，呼気終末に呼気流量が継続して，基線ゼロに復さないまま吸気が開始される現象にも注意を要する（図15矢印＊）。この現象は，COPDなどに見られる内因性PEEP（もしくはAuto PEEP）の存在を示唆する。この場合に，PEEPを増減して，流量波形の流量と流量ゼロになるまでの時間変化から，末梢気道抵抗に抗するために必要なPEEPを検討することが可能になる。適切なPEEPが設定されると，図15に破線で示す曲線を描くようになり，矢印で示すポイントに変化が認められるようになる。そして，同時に換気量の増加を確認できるようになる。

5　「流量-容量曲線」「圧-容量曲線」

時系列で流れる基本3波形では，その変化をとらえることは，過ぎ去った波形と比較検討することになり，視覚的に困難になる。さらに，流量の増加に伴って増加した換気量の変化や，気道内圧の変化に伴う換気量の変化ついて検討するには同時に2つの波形を，しかも経時的に見比べる必要がある。これを容易にするグラフィック指標が，「流量-容量曲線（FV曲線）」，「圧-容量曲線（PV曲線）」である。

FV曲線およびPV曲線を描かせるグラフィッ

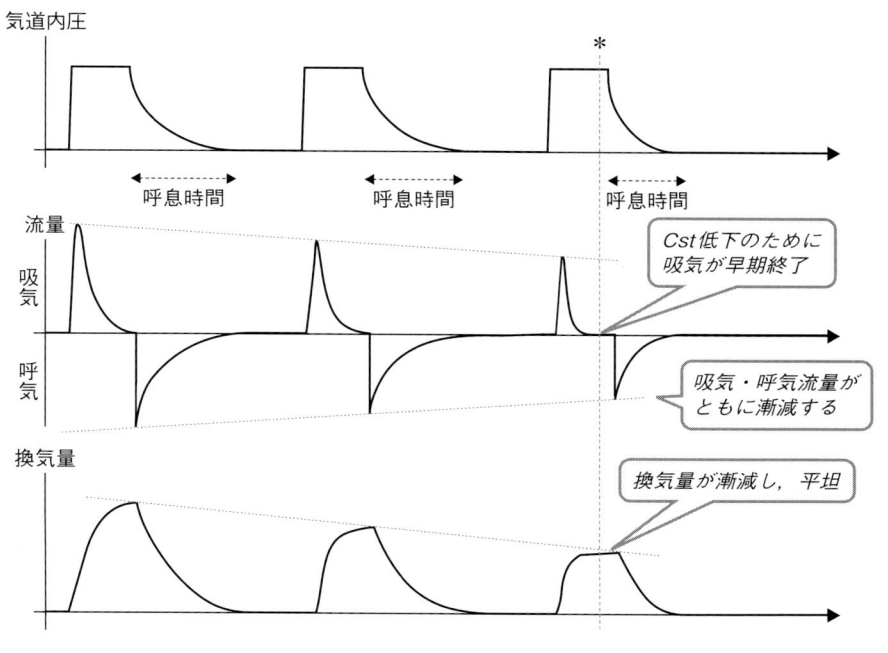

図13 PCV：静肺コンプライアンス低下による3波形の変化

PCVは定圧型吸気なので，Cstが低下しても，吸気時の気道内圧の波形に変化はない．しかし，少しの吸気量ですぐに定圧に達するために，吸気は早期に終了し，換気量は減少し，換気量の波形の形も平坦に近づく．呼気は高い弾性(低コンプライアンス)によって呼出されるが，換気量が少なく，短時間で呼出されると，結果的に呼気流量は減少し，呼息時間は短縮する．

（図提供：尾崎塾）

図14 吸気時間設定と流量の関係
（図提供：尾崎塾）

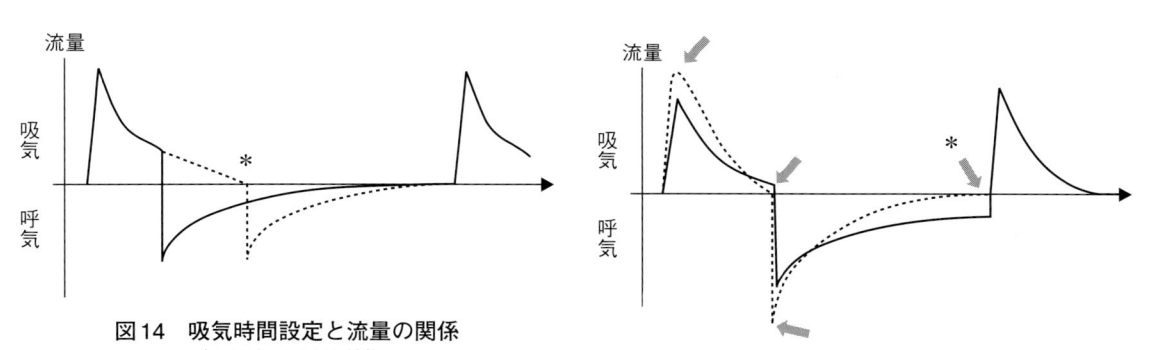

図15 呼気相時間と呼気流量の関係（Auto PEEP）
（図提供：尾崎塾）

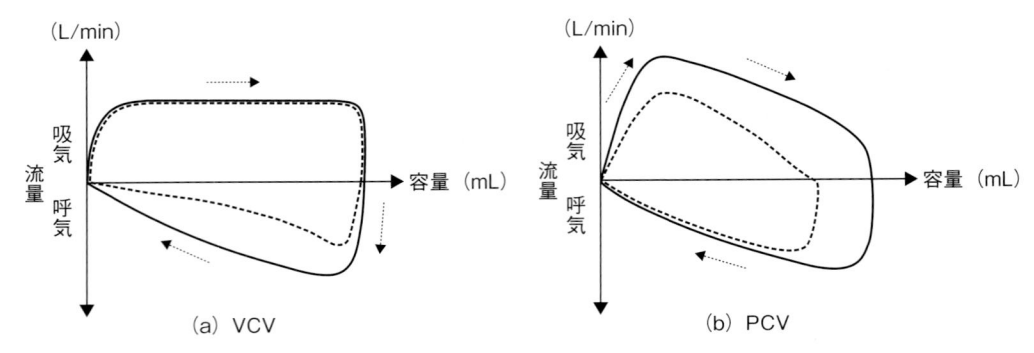

図16　FV曲線
（a）VCV波形を，（b）PCV波形を示す．実線は正常波形で，（a）の破線はVCV時の呼吸器系抵抗増加パターンを，（b）の破線はPCV時の静肺コンプライアンス低下パターンを示す．
（図提供：尾崎塾）

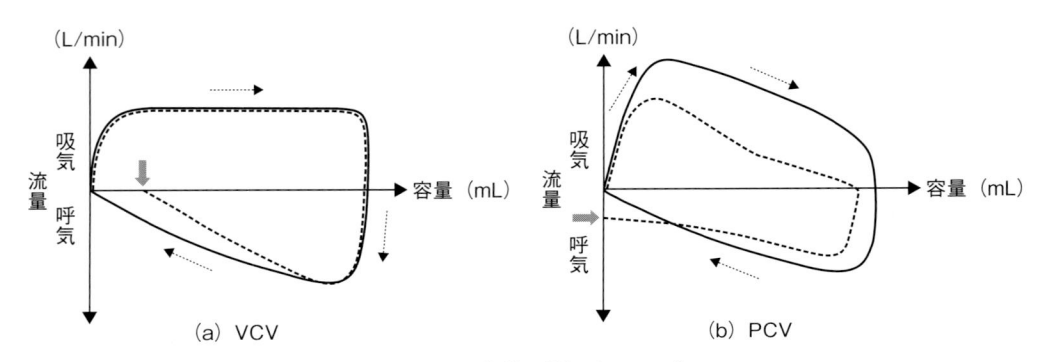

図17　FV曲線：開いたループ
（a）VCV波形を，(b) PCV波形を示す．実線は図7と同じ正常波形で，(a) の破線はVCV時のリーク時の開いた波形を，(b) の破線はPCV時の内因性PEEPによる呼気流量が呼気終末まで継続する状態（エアートラッピング）を示す．
（図提供：尾崎塾）

ク機能には，メモリー機能によって任意の時点の曲線を記憶させておくことが可能である．その曲線を基準にどのような変化が表現されたのかを，複数の曲線の形状で比較することができる．

なお，呼吸機能検査で使用されるFV曲線は，人工呼吸器のグラフィックで表示されるFV曲線と，開始の時点，吸気・呼気がグラフ上で反対になる．

1）流量-容量曲線（FV曲線）

図16にVCVとPCVの正常波形をFV曲線〔flow-volume curve（もしくはループ：loop）〕で示す（実線）．両者の違いが，吸気側の大きな形状の違いとして見いだせる．また，VCVでR増加を，PCVでCst低下を破線の変化として示す．

FV曲線は，通常では閉鎖ループであるが，ループが開く場合には，リークや内因性PEEPによるエアートラッピングなどを考慮する（図17）．

2）圧-容量曲線（PV曲線）

PV曲線（pressure-volume curve）は，コンプライアンスや気道抵抗の状態を分りやすく示す．PV曲線の特徴は，正常肺においても，吸気と呼気が異なる軌跡を描くことで，この現象をヒステレーションという（図18実線）．

気道抵抗の増加はヒステレーションを拡大する．ヒステレーションの右への開きは吸気抵抗

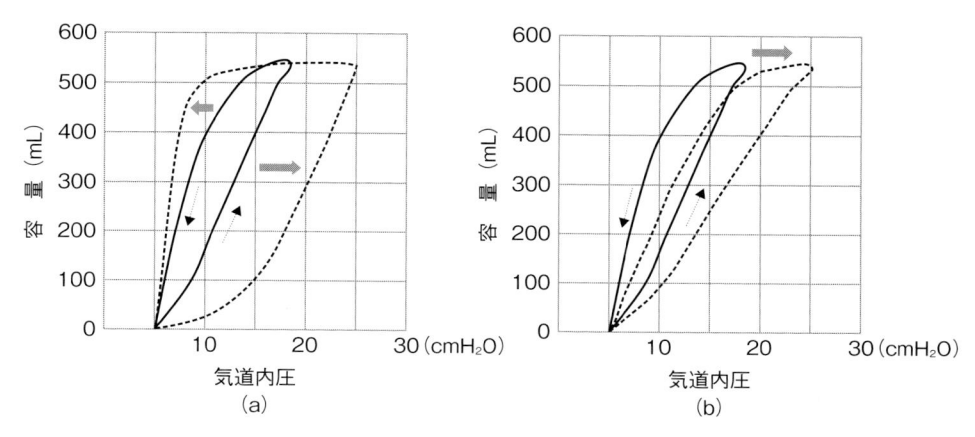

図18　PV曲線（VCVで換気量を固定．PEEP：5 cmH₂O）
(a) 正常肺（実線）と気道抵抗増加（破線）．破線の軌右半分の拡張は吸気気道抵抗の増加を，左半分の拡張は呼気気道抵抗の増加を示す．
(b) 正常肺（実線）とコンプライアンス低下（破線）．正常に比べて傾きが小さくなり，右方向に変形する波形になる．
（図提供：尾崎塾）

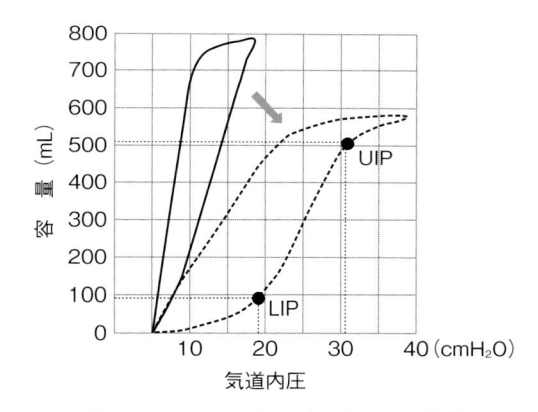

図19　ARDS：人工呼吸中のPV曲線
正常肺（実線）とARDS（破線）．ARDSでは重症化すると下屈曲点（LIP）と上屈曲点（UIP）を認めることが多くなる（詳細は本文参照）．
（図提供：尾崎塾）

の増大を，左方向への開きは呼気抵抗の増大を示す（図18-a）．

一方，吸気時の曲線の勾配は胸郭肺コンプライアンスを反映し，コンプライアンスの低下では，傾きが小さくなり，ループは右方向に変形する（図18-b）．

■ PV曲線の応用

ARDSに対して大きめの1回換気量を適用してみると，PV曲線の吸気部分は2か所で勾配が変化し，なだらかなS字状を呈する（図19）．その勾配の変曲点を下屈曲点（lower inflection point：LIP）および上屈曲点（upper inflection point：UIP）と呼ぶ．これはARDSの肺のコンプライアンスが肺容量によって異なり，肺容量がLIPより小さいときとUIPより大きいときに，コンプライアンスが低下していることを表す．すなわち，吸気開始時のPV曲線の勾配の小さい部分は，気道内圧を上げても虚脱肺胞が容易に拡張（リクルート）できないために，肺容量が増えにくいことを意味する．そして，UIPを超えるとPV曲線の勾配は再び小さくなる．このことは，過伸展になっている肺が多く存在することを意味する．

ARDSの肺保護戦略[9]では，上記のLIP以下とUIP以上の気道内圧を使用しない．その理由は，肺胞の虚脱と再拡張を繰り返すことによって発生する剪断応力（shear stress），虚脱肺胞がリクルートできないまま放置されるatelectrauma，肺の過伸展によって生じるbarotrauma，volutraumaを回避することにある．

一方，LIPからUIPまでの間のPV曲線は，傾きが急峻で，気道内圧の上昇とともに一定の割合で容量を増すようになることを示している．つまり，この間は比較的コンプライアンスが良く，肺傷害を少なくできる部分とされる．したがって，ARDS患者の人工呼吸器設定は，

LIPとUIPの間の気道内圧と換気量が目安とされる。PV曲線の評価はARDS患者の人工呼吸管理に重要な意義を有している。

グラフィックモニターを理解するためには，患者の正常な波形をまず頭に入れること，いくつかの曲線を組み合わせて総合的に評価すること，経時的な変化を見逃さないことが重要である。

おわりに

人工呼吸中は呼吸に関するモニタリングだけをすれば事足りる訳ではなく，全身管理の中の一つのパートとして呼吸管理をとらえてモニタリングする必要がある。また，モニターは，危険を回避するために不可欠なものであるが，モニターに頼りすぎてはいけない。患者の病態を理解し，これに見合うデータであることが重要で，正常範囲のデータをみて医療者が安心したり，単に正常なデータを探し求めたりしてはいけない。

【文 献】

1) The BTS guideline "Emergency Oxygen Use in Adult Patients". http://www.brit-thoracic.org.uk/Guidelines/Emergency-Oxygen-use-in-Adult-Patients.
2) 諏訪邦夫．パルスオキシメーターの構造と動作原理．パルスオキシメーター．東京：中外医学社；1989. p.47-54.
3) Cheifez IM, Myers TR. Respiratory therapies in the critical setting. Should every mechanically ventilated patient be monitored with capnography from intubation to extubation? Respir Care 2007；52：423-42.
4) Blanch L, Romero PV, Lucangelo U. Volumetric capnography in the mechanical ventilated patient. Minerva Anesthesiol 2006；72：577-85.
5) Word KR, Yearly DM. End-tidal carbon dioxide monitoring in emergency medicine. Part 1：Basic principles. Acad Emerg Med 1998；5：634.
6) Hill KM, Klein DG. Transcutaneous carbon dioxide monitoring. Crit Nurs Clin N Am 2006；18：211-5.
7) Wimberly PD, Frederiksen PS, Witt-Hansen J, et al. Evaluation of transcutaneous oxygen and carbon dioxide monitor in a neonatal intensive care department. Acta Paedioatr Scand 1985；74：352-9.
8) Kondili E, Prinianakis G, Georgopoulos D. Patient-ventilator interaction. Br J Anaesth 2003；91：106-19.
9) Amato MB, Barbas CS, Medeiros DM, et al. Effect of a protective—ventilation strategy on mortality in the acute respiratory distress syndrome. N Engl J Med 1998；338：347-54.

（尾﨑　孝平）

7. 人工呼吸からのウィーニング

Key Point
- ウィーニングは人工呼吸から離脱して自発呼吸に移行していく一連の過程で，人工呼吸からの離脱，抜管という2つの過程からなる。
- 一気に自発呼吸に移行するT-ピース試験，CPAP法を試すのが一般的である。
- 初回の自発呼吸試験に失敗した場合，T-ピース試験を連日繰り返すか，換気補助を徐々に減らす換気モードを用いウィーニングを図る。
- ウィーニング時には呼吸状態のみならず循環動態を綿密にモニターする。

はじめに

ウィーニングは人工呼吸から離脱して自発呼吸に移行していく一連の過程であり，①人工呼吸からの離脱，②抜管という2つの過程からなる。ウィーニングが遅れると，人工呼吸期間やICU滞在日数を遷延させ，人工呼吸器関連肺炎など合併症のリスクを増加させる[1]。一方，ウィーニングの判断を誤り再挿管となってしまうと，人工呼吸期間が延長し予後が悪化する。したがって，患者の呼吸状態や循環動態が改善したら，なるべく早くかつ安全にウィーニングを進めるよう努めなければならない。本稿では2001年のアメリカ呼吸器関連3学会のガイドライン[2]，2005年のヨーロッパ集中治療関連5学会のコンセンサス[3]，本邦のARDS管理ガイドライン[4,5]に基づき，ウィーニングについて概説する。

1 ウィーニングの開始基準

ウィーニングを開始する基準を表1[2]，表2[3]にまとめる。まず，人工呼吸の理由となった原因・病態が改善していることが最も重要である。次に，①十分な酸素化，②十分な換気，③安定した循環動態，④覚醒し精神状態が安定している，などの条件が満たされれば，ウィーニング開始を検討する。ただしこれらすべての指標を満たさなくてもウィーニングが可能な患者もおり，原疾患や臨床経過を勘案して判断する。

2 ウィーニングの手順

表1や表2に示した指標を満たせばウィーニングを開始する。まず患者が落ち着ける環境とし，ウィーニングを開始する旨を説明し協力を得るようにする。ウィーニングに伴い呼吸・循環に対する負荷が増加していくため，呼吸数，呼吸パターン，心拍数，血圧，心電図などのパラメータを注意深く観察する。

ウィーニングによく用いられる換気モードにT-ピース試験，PSV，SIMVがある（表3）。たいていの患者では単純な自発呼吸試験で離脱可能である。

1) 自発呼吸試験（SBT）

ウィーニング開始が可能と判断された患者で，挿管のまま人工呼吸から外した状態，あるいは換気補助の少ない条件で呼吸や循環状態の観察を行う。T-ピース試験が代表である。患者を人工呼吸器からはずし，T-ピース回路を気管

表1 ウィーニングの開始基準

①呼吸不全の原因が改善している
②酸素化が維持されている：F_{IO_2}≦0.4，PEEP≦5 cmH$_2$O の条件下で，Pa_{O_2}/F_{IO_2}比＞150-200
③換気が維持されている：十分な吸気努力があり，著明な呼吸性アシドーシスがない（pH≧7.25）
④循環動態が安定している：急性の心筋虚血や低血圧がない，少量以下の昇圧薬投与（ドパミンあるいはドブタミンで≦5 μg/kg/min）である
⑤意識が良好：覚醒している．鎮静薬を持続投与していない．glasgow coma scale≧13
⑥貧血が是正されている：Hb値≧8-10 g/dL
⑦中枢温＜38℃
⑧安定した代謝状態で，極端な電解質異常がない

（MacIntyre NR, Cook DJ, Ely EW Jr, et al. Evidence-based guidelines for weaning and discontinuing ventilatory support : A collective task force facilitated by the American College of Chest Physicians ; the American Association for Respiratory Care ; and the American College of Critical Care Medicine. Chest 2001 ; 120（Suppl）: 375S-95S より改変引用）

表2 ウィーニングの開始基準

臨床評価	①十分な咳嗽 ②過剰な気道分泌物がない ③挿管・人工呼吸の理由となった急性期病態が改善している
客観的指標	①循環動態が安定：心拍数≦140，収縮期血圧90-160 mmHg，昇圧薬なし，あるいは少量のみ．代謝状態が安定 ②酸素化が十分：F_{IO_2}≦0.4，PEEP≦8 cmH$_2$O の条件でSa_{O_2}＞90％，またはPa_{O_2}/F_{IO_2}比≧150 ③換気が十分：呼吸数≦35，最大吸気圧≦－20～－25 cmH$_2$O，1回換気量＞5 mL/kg，肺活量＞10 mL/kg，RSBI＜105，呼吸性アシドーシスがない ④精神状態が安定：鎮静なしか，鎮静でも十分覚醒している

RSBI : rapid shallow breath index
（Boles J-M, Bion J, Connors A, et al. Weaning from mechanical ventilation. Eur Respir J 2007 ; 29 : 1033-56 より改変引用）

表3 ウィーニングの方法

モード	手　順	抜管前の観察
T-ピース	T-ピースあるいはCPAPにて，自発呼吸の時間を延長する	2時間の経過観察
PSV	サポート圧を2-3 cmH$_2$O ずつ下げる	低いサポート圧（5-8 cmH$_2$O）にて観察
SIMV	SIMVの設定換気回数を2-3回/minずつ下げる	少数のSIMV回数（4-5回/min）にて観察

表4 自発呼吸試験の成功・失敗の指標

成功の客観的指標	①ガス交換が安定：Sp_{O_2}≧85-90%，Pa_{O_2}≧50-60 mmHg，pH≧7.32，Pa_{CO_2}の上昇≦10 mmHg ②循環動態が安定：心拍数＜120-140，心拍数変化≦20%，収縮期血圧＜180-200 かつ＞90 mmHg，血圧変化≦20%，昇圧薬追加が不要 ③呼吸パターンが安定：呼吸数≦30-35，呼吸数変化≦50%
失敗の主観的指標	①精神状態の変化：傾眠・昏睡・興奮・不安 ②不快感の出現・悪化 ③発汗 ④呼吸仕事量増加：呼吸補助筋の使用，胸郭腹部の奇異運動

(MacIntyre NR, Cook DJ, Ely EW Jr, et al. Evidence-based guidelines for weaning and discontinuing ventilatory support: A collective task force faciliated by the American College of Chest Physicians; the American Association for Respiratory Care; and the American College of Critical Care Medicine. Chest 2001；120 (Suppl)：375S-95S より改変引用)

チューブに接続し，加湿したガスを投与し，自発呼吸の状態でしばらく観察する。人工呼吸器を付けたり外したりすることから，ON-OFF法とも呼ばれ，その簡便性から広く用いられる。T-ピース試験では，陽圧換気から突然自発呼吸へ移行するため，呼吸のみならず循環の面でも，大きな負荷となることがある。したがってT-ピース試験中にはバイタルサインの綿密なチェックが必要である。表4の失敗の指標[2]，表5[3]の指標が現れた場合T-ピース試験を中止する。呼吸困難の出現もなく2時間以上T-ピースに耐えられれば抜管を考慮する。施行時間は30分と2時間で，抜管成功率，再挿管率，死亡率に差は認められない[6]。

T-ピース試験の代わりに，CPAP法 (continuous positive airway pressure)（3-5 cmH₂O），低めのPSV法（5-7 cmH₂O），ATC法 (automatic tube compensation) を実施することもある。初回の自発呼吸試験 (spontaneous breathing trial：SBT) でウィーニング可能な症例ではどの方法をとっても大きな差はないとされる。

CPAP法では人工呼吸器に装着したままCPAPモード，PEEP 3-5 cmH₂Oの条件とする。1日1回CPAPあるいはT-ピース試験を行う群に振り分けられた人工呼吸患者では，主治医の指示によって行われる従来型の離脱法に比べ，人工呼吸期間が短縮し，呼吸合併症も少なかっ

たと報告されている[7]。CPAP法ではT-ピース試験に比べ，急激な肺容量低下や，呼吸仕事量の増大を抑制することが期待される。またF$_{IO_2}$を厳密に設定でき，人工呼吸器のモニター・アラーム機能を利用できる利点がある。ただし慢性閉塞性肺疾患などで内因性PEEPが問題となっている症例では，PEEP付加によって内因性PEEPが減少し呼吸仕事量が軽減するため，ウィーニング失敗の見込みが甘くなる可能性に注意が必要である。

ATC法は気管チューブの抵抗を代償した状態で自発呼吸を評価するものであるが，T-ピース試験と比べて人工呼吸期間，再挿管率に差は認められない[8]。

2) 初回の自発呼吸試験が失敗したら

初回の自発呼吸試験の当日にウィーニングに成功すれば「単純ウィーニング」，初回の自発呼吸試験から1週間以内に成功すれば「ウィーニング困難」，1週間以上かかると「遷延ウィーニング」と呼ばれる[9]。ICUにおいて12時間以上の人工呼吸を受けた患者における実態調査によれば，対象の55%が単純ウィーニング，39%がウィーニング困難，5%が遷延ウィーニングであった。遷延ウィーニング群ではICU滞在日数が延長し死亡率が高くなった。遷延

表5 自発呼吸試験の失敗の指標

臨床的指標	①不穏・不安，意識障害 ②発汗 ③チアノーゼ ④呼吸努力増大：呼吸補助筋の使用，苦痛様顔貌，呼吸苦
客観的指標	①FIO_2≧0.5でPaO_2≦50-60 mmHg，あるいはSaO_2<90% ②$PaCO_2$>50 mmHg，あるいは上昇≧8 mmHg ③pH<7.32，あるいは低下≧0.07 ④RSBI>105 ⑤呼吸数>35，あるいは増加≧50% ⑥心拍数>140，あるいは増加≧20% ⑦収縮期血圧>180 mmHg，あるいは増加≧20% ⑧収縮期血圧<90 mmHg ⑨不整脈

(Boles J-M, Bion J, Connors A, et al. Weaning from mechanical ventilation. Eur Respir J 2007；29：1033-56 より改変引用)

ウィーニングの危険因子として，ICU入室時の重症度が高い，初回自発呼吸試験までの人工呼吸期間が長い，原疾患が慢性肺疾患や肺炎である，ウィーニング直前のPEEPが高い，が指摘されている。

初回の自発呼吸試験に失敗した症例では，失敗の原因，およびその除去が可能かどうかを検討する。そしてT-ピース試験を連日繰り返すか，換気補助を徐々に減らす換気モードを用いウィーニングを図る。Estebanらは初回T-ピース試験での自発呼吸試験に失敗した症例で，1日1回のT-ピース試験，1日複数回のT-ピース試験，PSV法，SIMV法を比較し，1日1回のT-ピース試験でウィーニングが早かったと報告している[10]。

3）PSV法でのウィーニング

PSVは自発呼吸に合わせて吸気時に一定の気道内圧をかけて自発呼吸を補助するモードである。自発呼吸のない場合換気補助が作動しないので，無呼吸アラーム，無呼吸時のバックアップ換気を設定しなければならない。また呼吸努力が弱くなったり，呼吸状態が悪化すると1回換気量や分時換気量が減ってしまうので，換気量アラームを設定する必要がある。

ウィーニングを行う際は，サポート圧を2-3 cmH₂Oずつ減らしていく。それにつれて呼吸努力，患者の呼吸仕事量が増えていく（図1）[11]。極端に1回換気量が減少したり，呼吸回数が増加しない程度に下げていく。気管チューブの抵抗，呼吸回路の抵抗による呼吸負荷を打ち消すのに5-8 cmH₂Oのサポート圧が必要とされ，サポート圧5-8 cmH₂Oで観察し抜管基準に照らし合わせる。徐々に補助換気を減少させるため，呼吸や循環動態に与える影響は比較的少ない。Brochardらは初回2時間のT-ピース試験に失敗した症例で，T-ピース試験，PSV法，SIMV法を比較し，PSV法でウィーニング失敗症例が少なかったと報告している[12]。

4）SIMV法でのウィーニング

SIMVは強制換気と自発呼吸が混在する換気モードで，呼吸仕事量は強制換気回数に依存する。ウィーニングを行う際は，強制換気の回数を2-3回/minずつ減らしていく。それにつれて自発呼吸回数，呼吸仕事量が増えていく（図2）。呼吸回数などに大きな変化がなければ最終的に強制換気回数を4-5回/minまで下げる。設定回数だけ強制換気が実施されるために換気を保証できるが，強制換気の内容やパターンが患者の

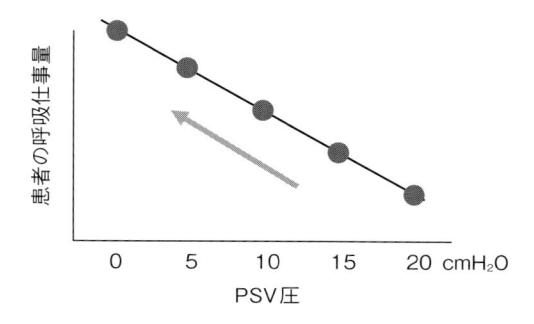

図1　PSVの補助効果
（Uchiyama A, Imanaka H, Taenaka N, et al. Comparative evaluation of diaphragmatic activity during pressure support ventilation and intermittent mandatory ventilation in animal model. Am J Respir Crit Care Med 1994；150：1564-8より改変引用）

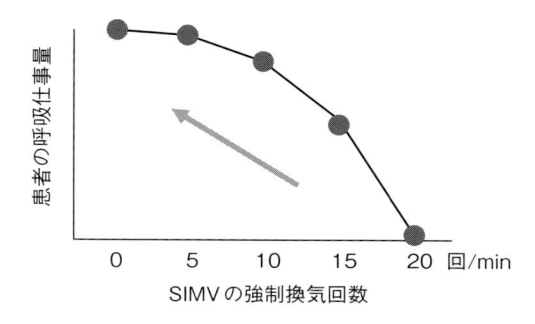

図2　SIMVの補助効果
（Uchiyama A, Imanaka H, Taenaka N, et al. Comparative evaluation of diaphragmatic activity during pressure support ventilation and intermittent mandatory ventilation in animal model. Am J Respir Crit Care Med 1994；150：1564-8より改変引用）

需要に見合わないと，同調性が悪化し呼吸負荷が増大する。また強制換気回数を5回/minより下げると呼吸仕事量の補助効果はほとんどない。気管チューブなどの気道抵抗により自発呼吸の呼吸仕事量が増加するためである。ウィーニングに要する日数はPSVやT-ピース試験に比較してSIMVで長くなると報告されており[10][12]，現在ではあまりウィーニング手段として用いられなくなった。

表6　抜管の基準

①人工呼吸器離脱が進み，自発呼吸主体の設定
②酸素化能：$Pa_{O_2} \geq 60$ mmHg（$F_{IO_2} \leq 0.4$）
③換気能：$Pa_{CO_2} \leq 60$ mmHg
④呼吸数≦35回/min
⑤1回換気量≧4-6 mL/kg
⑥呼吸パターンが正常で安定している
⑦意識が清明である
⑧気道の防御反射が保たれ誤嚥の心配がない
⑨循環動態が安定している

3　抜管の指標

　ウィーニングの成否を正確に予測する指標はない。従来の指標として，呼吸数≦30-35回/min，1回換気量＞5-10 mL/kg，最大吸気圧＜-20 cmH₂O，分時換気量＜10-15 L/minなどがあるが，成功の予測因子としては不十分である。Rapid shallow breathing index（RSBI）は，呼吸数（回/min）を1回換気量（L）で除したものであり[13][14]，ウィーニングの成否を予測する指標としては最も信頼度が高い。RSBIが大きいほど早く浅い呼吸であることを意味し，離脱失敗の可能性が高くなる。
　安全に抜管するためにいくつか条件を表6に挙げる。ウィーニングが十分進み，酸素化・換気・呼吸パターンに問題のないこと，抜管後にも気道が保持されること，循環が安定していることが必要となる。

①ウィーニングが十分進んだ。
　ウィーニングを進め，自発呼吸主体の設定（T-ピース，CPAP，低めのPSV）で呼吸状態を観察する。通常，30分-2時間観察・評価したのち，抜管する。

②酸素化・換気能力が十分で，呼吸仕事が過大でない。
　酸素化の目安は，$F_{IO_2} \leq 0.4$のもとで$Pa_{O_2} \geq 60$ mmHgであり，Pa_{CO_2}の上昇や呼吸性アシドーシスがない，呼吸数35回/min以下であることを確認する。浅くて速い呼吸は離脱の失敗を示唆する。RSBIが105を超えるとウィーニング失敗の可能性が大きくなる。補助呼吸筋の使用，鼻翼呼吸，下顎呼吸，シーソー呼吸，肋間・胸骨上切痕の陥凹は呼吸努力の増

大を示唆する．

③意識レベルが清明で，抜管後に気道が保持されると期待できる．

抜管後に咽頭・喉頭機能が保たれている必要がある．あらかじめ鎮静薬や鎮痛薬の投与を中止するか，必要最小限にしておく．

④循環動態が安定している

毎日の水分バランス，体重変化，胸部X線所見を参考にして適正な体内水分量にしておく．極端な脱水は痰を粘稠にして無気肺や肺炎の原因となる．うっ血性心不全の患者では抜管に伴い心不全が増悪することがある．特に左心機能に予備能のない患者，呼吸努力の大きい患者で起こりやすい．あらかじめ利尿薬や循環作動薬で前負荷を調節し，心収縮力を改善しておくことが必要である．

4 再挿管

抜管の条件すべてを満たしていても，再挿管となることがある．抜管に失敗し，再挿管となった患者のICU滞在日数，死亡率は増えてしまう．Epsteinらの報告では，再挿管になった人工呼吸患者の死亡率43％は抜管成功群の12％より非常に高く，ICU滞在日数は4倍となった[15]．

再挿管の原因は，上気道狭窄，気道分泌物過多，呼吸不全の残存，呼吸筋疲労，心不全，中枢神経障害などである．特に抜管後の気道閉塞は予測しづらく，いったん起こると急激に状態が悪化する．したがって呼吸状態の悪化や不測の事態に備え，なるべく人手のある時間帯を選んで抜管し，抜管する前に再挿管や非侵襲的陽圧換気の準備をしておくのが望ましい．

呼吸筋疲労が原因で再挿管となったときは，十分な補助換気に戻し患者を休ませる．同時に再挿管の原因・病態を改善するよう努力を継続し，ウィーニングの機会をうかがう．ウィーニング困難例で，抜管後に非侵襲的陽圧換気を開始すると，再挿管率や死亡率，人工呼吸期間，肺炎合併率を有意に減少させるという報告がある[16,17]．意識清明で，気道分泌物が多くない患者では，非侵襲的陽圧換気の予防的使用を考慮してもよい．

5 プロトコルと鎮静中断

プロトコルに基づいたウィーニングの有用性が報告されている[18,19]．医師以外によるウィーニングが可能であり，挿管時間，入院期間を短縮できると報告されている．一方，スタッフの充実したICUやClosed運営のICUでの有用性は明らかではない．

人工呼吸中の患者で，1日に1回持続鎮静を中断あるいは減量すると，予後が改善する．過鎮静を防ぎ，人工呼吸日数を短縮できるためと考えられている．1日1回の覚醒試験に併せて自発呼吸試験を行うと，持続鎮静のまま自発呼吸試験を行う群に比べて，人工呼吸日数やICU滞在日数が短縮し，1年後の生命予後が改善する[20]．人工呼吸開始48時間以内に運動リハビリテーションを開始すると，早期離床が可能となり，ICU滞在日数や入院日数が短縮する[21]．

おわりに

ウィーニングは人工呼吸からの離脱，抜管という2つの過程からなる．ウィーニングの開始基準を確認すれば速やかに自発呼吸試験を行うが，患者の多くでT-ピース試験が有用である．初回の自発呼吸試験に失敗したときは，十分な換気補助に戻し失敗の原因を検索するとともに段階的なウィーニングを考慮する．ウィーニングや抜管の成否を正確に予想できる指標はないが，RSBIが簡単な指標となる．

【文　献】

1）Fagon JY, Chastre J, Domart Y, et al. Nosocomial pneumonia in patients receiving continuous mechanical ventilation. Prospective analysis of 52 episodes with use of a protected specimen brush and quantitative culture techniques. Am Rev Respir Dis 1989；139：877-84.

2）MacIntyre NR, Cook DJ, Ely EW Jr, et al. Evidence-based guidelines for weaning and discontinuing ventilatory support: A collective task force facilitated by the American College of Chest Physicians; the American Association for Respiratory Care; and the American College of Critical Care Medicine. Chest 2001; 120 (suppl): 375S-95S.

3) Boles JM, Bion J, Connors A, et al. Weaning from mechanical ventilation. Eur Respir J 2007; 29: 1033-56.

4) 日本呼吸器学会ARDSガイドライン作成委員会編. ALI/ARDS診療のためのガイドライン（第2版）. 東京：社団法人日本呼吸器学会；2010. p.50-70.

5) 日本呼吸療法医学会・多施設共同研究委員会. ARDSに対するClinical Practice Guideline（第2版）. 人工呼吸 2004; 21: 44-61.

6) Esteban A, Alía I, Tobin MJ, et al. Effect of spontaneous breathing trial duration on outcome of attempts to discontinue mechanical ventilation. Spanish Lung Failure Colaborarive Group. Am J Respir Crit Care Med 1999; 159: 512-8.

7) Ely EW, Baker AM, Dunagan DP, et al. Effect on the duration of mechanical ventilation of identifying patients capable of breathing spontaneously. N Engl J Med 1996; 335: 1864-9.

8) Haberthür C, Mols G, Elsasser S, et al. Extubation after breathing trials with automatic tube compensation, T-tube, or pressure support ventilation. Acta Anaesthesiol Scand 2002; 46: 973-9.

9) Peñuelas O, Frutos-Vivar F, Fernández C, et al. Characteristics and outcomes of ventilated patients according to time to liberation from mechanical ventilation. Am J Respir Crit Care Med 2011; 184: 430-7.

10) Esteban A, Frutos F, Tobin MJ, et al. A comparison of four methods of weaning patients from mechanical ventilation: Spanish Lung Failure Collaborative Group. N Engl J Med 1995; 332: 345-50.

11) Uchiyama A, Imanaka H, Taenaka N, et al. Comparative evaluation of diaphragmatic activity during pressure support ventilation and intermittent mandatory ventilation in animal model. Am J Respir Crit Care Med 1994; 150: 1564-8.

12) Brochard L, Rauss A, Benito S, et al. Comparison of three methods of gradual withdrawal from ventilatory support during weaning from mechanical ventilation. Am J Respir Crit Care Med 1994; 150: 896-903.

13) Yang KL, Tobin MJ. A prospective study of indexes predicting the outcome of trials of weaning from mechanical ventilation. N Engl J Med 1991; 324: 1445-50.

14) Leitch EA, Moran JL, Grealy B. Weaning and extubation in the intensive care unit. Clinical or index-driven approach? Intensive Care Med 1996; 22: 752-9.

15) Epstein SK, Ciubotaru RL, Wong JB. Effect of failed extubation on the outcome of mechanical ventilation. Chest 1997; 112: 186-92.

16) Ferrer M, Esquinas A, Arancibia F, et al. Noninvasive ventilation during persistent weaning failure: a randomized controlled trial. Am J Respir Crit Care Med 2003; 168: 70-6.

17) Burns KE, Adhikari NK, Keenan SP, et al. Noninvasive positive pressure ventilation as a weaning strategy for intubated adults with respiratory failure. Cochrane Database Syst Rev 2010; 4: CD004127.

18) Marelich GP, Murin S, Battistella F, et al. Protocol weaning of mechanical ventilation in medical and surgical patients by respiratory care practitioners and nurses: effect on weaning time and incidence of ventilator-associated pneumonia. Chest 2000; 118: 459-67.

19) Blackwood B, Alderdice F, Burns K, et al. Use of weaning protocols for reducing duration of mechanical ventilation in critically ill adult patients: Cochrane systematic review and meta-analysis. BMJ 2011; 342: c7237.

20) Girard TD, Kress JP, Fuchs BD, et al. Efficacy and safety of a paired sedation and ventilator weaning protocol for mechanically ventilated patients in intensive care (Awakening and breathing controlled trial): a randomised controlled trial. Lancet 2008; 371: 126-34.

21) Morris PE, Goad A, Thompson C, et al. Early intensive care unit mobility therapy in the treatment of acute respiratory failure. Crit Care Med 2008; 36: 2238-43.

（今中　秀光）

III

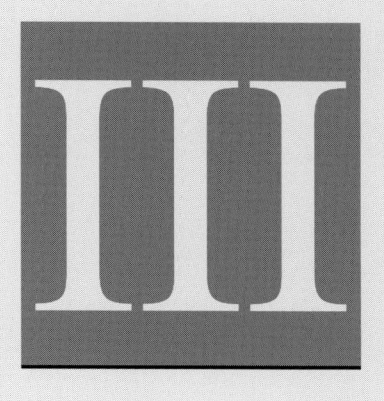

人工呼吸中の全身管理

1. 人工呼吸器関連肺炎（VAP）
2. 人工呼吸中の栄養管理
3. 人工呼吸中の鎮静
4. 人工呼吸中の理学療法，体位変換療法

1. 人工呼吸器関連肺炎（VAP）

Key Point

- 複数の予防策をまとめて適用する（バンドルアプローチ）。
  ①NPPVや呼吸器離脱プロトコル，鎮静プロトコルを適用し早期抜管を図る。
  ②カフ上部吸引口付きチューブを使用する。
- VAP診断のゴールドスタンダードはない。
  ①簡便な手法として臨床的肺炎スコア（CPIS）があるが，感度や特異度は十分ではない。
  ②気管支肺胞洗浄液の定量培養は，確定診断から抗菌薬の適正使用につながる。
- VAP抗菌治療はデ・エスカレーション戦略を基本とする。
  ①初期の経験的治療の適切性を高めるため，患者の背景や重症度ごとに，日米のガイドラインなどを参考に治療薬を選択する。
  ②原因菌同定後は標的治療に変更，治療期間は合計で7-14日とし，プロカルシトニンの推移も参考に中止を判断する。

はじめに

　VAPは集中治療患者に発生する最頻の院内感染症であり，重症度や生命予後に及ぼす影響が大きい。VAPの診療戦略には，多くの未解決問題や，ピットフォールがある。最新のエビデンスを絶えずアップデートし，診療に取り入れていく必要がある。

1 概要

1）定義・機序

　人工呼吸開始48時間以降に新たに発生した肺炎を人工呼吸器関連肺炎（ventilator-associated pneumonia：VAP）と定義している。基本的には細菌性肺炎を指し，ventilator-associated bacterial pneumonia：VABP)との表記もある。VAPは，人工呼吸中の合併症で，最も頻度が高く重篤なものである。気管挿管の手技，気管チューブや人工呼吸回路の存在は，病原微生物の下気道侵入および排除機能低下をもたらし，VAPの原因となる。特に，気管チューブの存在が最大の危険因子であるために，endotracheal tube associated pneumonia（ETAP）なる呼称が望ましいとの意見もある。気管チューブの存在により声門の閉鎖が阻害され，鎮静により咳反射が抑制された状態で，咽頭に逆流してきた消化管内容物や消化管液，口腔，鼻腔・副鼻腔，咽頭分泌物が気管チューブの内腔やカフと気管壁の間隙を介して，下気道に誤嚥を来す（図1）。

2）疫学

　人工呼吸患者の肺炎発生率は9-27％で，これは非人工呼吸患者の6-20倍とされる。VAPを併発した場合の寄与死亡率は33-50％とも報告されており，その治療のために莫大な抗菌薬が消費される[1]。JANIS（the Japanese Nosocomial Infection Surveillance）による本邦のICU VAPサーベイランスでは，VAP患者の実死亡率は20.5％で，重症度補正後の死亡率は未発症者の1.3倍である[2]。VAPの発生は人工呼吸期間との関連があり，人工呼吸期間が1日延びると，VAP発生率は1％ずつ上昇するとされ

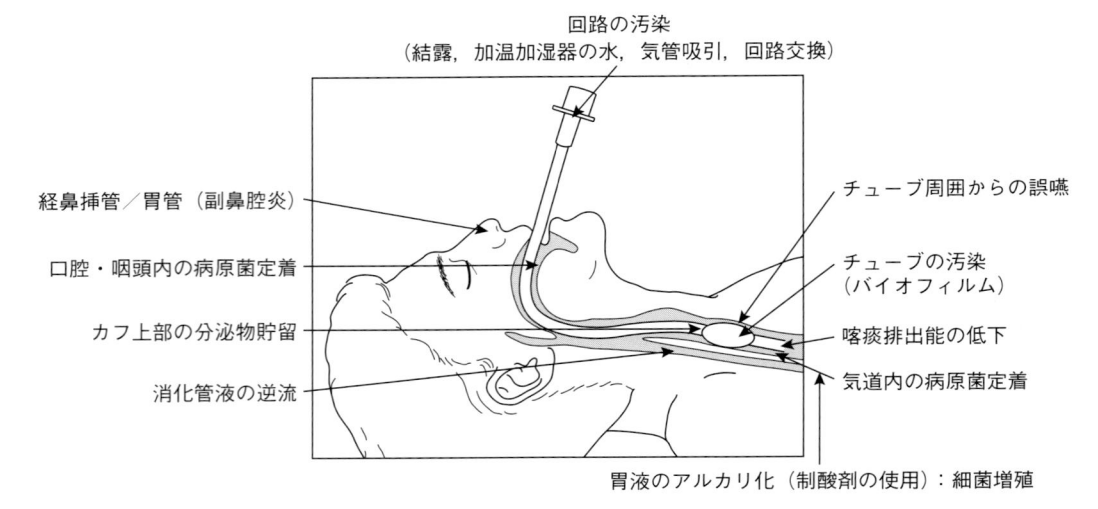

図1　VAPの発生機序
VAPの発生に関連する因子を示した．

る[3]．集中治療室でケアを受ける重症患者のおおむね半数は人工呼吸を受けているため，VAPのインパクトは大きい．

質の高い人工呼吸管理を提供するためには，VAPを予防するとともに，適切に診断，治療しなければならない．

2　予　防

1）バンドルアプローチ

単独でVAP発生を防止できる確実な方法はないといってよい．したがって，可能性のある複数の予防策をまとめて適応することでVAPの発生率を下げる，バンドルアプローチが推奨されている[4]．

2010年，日本集中治療医学会より人工呼吸器関連肺炎（VAP）バンドルの改訂版が提唱された[5]．ここでは，①手指衛生を確実に実施する，②人工呼吸器回路を頻回に交換しない，③適切な鎮静・鎮痛をはかる．特に過鎮静を避ける，④人工呼吸器からの離脱ができるかどうか，毎日評価する，⑤人工呼吸中の患者を仰臥位で管理しない，の5項目がバンドルの要素として取り入れられている（**表1**）．

表1　VAPバンドル（日本集中治療医学会2010）

①手指衛生を確実に実施する
②人工呼吸器回路を頻回に交換しない
③適切な鎮静・鎮痛をはかる．特に過鎮静を避ける
④人工呼吸器からの離脱ができるかどうか，毎日評価する
⑤人工呼吸中の患者を仰臥位で管理しない

〔http://www.jsicm.org/pdf/2010VAP.pdf（2012年12月閲覧）より引用〕

2）早期抜管

VAPを減じる最大の予防策は，"挿管しないこと"である．このためには，人工呼吸器からの離脱ができるかどうか，毎日評価し，1日でも早く抜管することが重要である．人工呼吸の離脱に際して，プロトコルや自発呼吸トライアルを適用すれば，離脱が促進され抜管が速やかに行える．

a．早期抜管

鎮静薬・鎮痛薬の過剰投与は，意識や自発呼吸回復を遅らせ，抜管の阻害因子となる．客観的スコアを用いて鎮痛鎮静レベルを適切に評価し，過剰鎮静を避ける．鎮静プロトコルを作成し，鎮静レベルの客観的評価に基づき薬容量調節したり[6]，1日1回持続鎮静薬を中断し，患者

を覚醒させる方法（日々の鎮静薬中断：daily interruption of sedatives, sedation vacation：DIS）を用いると挿管期間が短縮できる。多施設大規模無作為化比較臨床試験（RCT）では，1日1回鎮静薬を中断したうえで，自発呼吸トライアルを行い，抜管を判断する方法（awaking and breathing controlled trial：ABC trial)[7]により早期抜管できることが確認されている。ただし，DISには，過興奮や人工呼吸器との不同調，患者ストレスの増大などの危険性も伴い，看護師の負担を増加させる。プロトコルにより鎮静レベルが適切に管理されていればDISの意義は少ないとする報告もある[8]。手法はどうあれ，過剰な鎮静を回避することが大切と考えるのがよい。一方で，早すぎる抜管による抜管失敗/再挿管や，予期しない自己抜管は，下気道への誤嚥を促進する危険因子であり，VAPの危険率が増すことにも注意する[9]。なお，気管チューブの定期的交換は，VAPリスクを増す危険な行為であり推奨されない。

b．NPPV

抜管の補助手段として，マスクを用いた非侵襲的陽圧人工換気法（NPPV）を利用する。挿管患者の人工呼吸器離脱に際してNPPVを支援的に使用（抜管後にNPPVを適用する前提で早期抜管を積極的に推進）することで，人工呼吸期間は約7日間短縮でき，VAPの相対リスクが0.28［0.09-0.85］に低下する[10]。

3）体　位

a．頭高位

仰臥位は，消化管液の逆流を促すVAPの危険因子である[11]。人工呼吸開始後24時間を仰臥位で管理された場合，VAP発生のオッズ比は2.9［1.3-6.8］である[12]。患者の頭部を挙上した体位（頭高位）（図1）で管理すると，消化液の逆流防止から肺炎の回避につながる可能性がある。1999年の小規模RCTで，VAP発生率は仰臥位34％に対し45°頭高位（半坐位）8％であり，半坐位管理によりVAP発生率が低下したと報告された[13]。半坐位が有効である機序として，経胃栄養中の患者での胃内容逆流を防止する可能性，肺のガス交換改善効果や無気肺発生防止効果などが考えられる。しかし，2006年のRCTでは，VAP発生率は半坐位11％仰臥位7％で差がないとされた[14]。現実的に半坐位の保持は容易ではなく，十分な介入が困難な可能性がある。また，頭高位により，気道の分泌物クリアランスはむしろ悪化することや，仙骨部への加重やずれによる褥瘡発生の危険性，循環変動，患者不快感の増大も懸念される。したがって，現時点では頭高位は，特に経胃経管栄養中など消化管液逆流発生率が非常に高い現場（状況）を中心とした努力目標であろう。

b．その他の体位

トレンデレンブルグ位（頭低位）のほうが，痰の排出が促進され，気道内の細菌定着が減少するという考えもある。Mauriらは，10名の患者を対象に側臥位と仰臥位の比較を行い，側臥位で胃液誤嚥やVAP発生率が減少するというパイロット試験を報告している[15]。

腹臥位では，口腔や気管チューブ内の体液ドレナージが促される。呼吸管理における腹臥位の有用性を評価したメタ解析では，腹臥位によるVAP軽減効果が示唆されている[16]。ただし，腹臥位には，気管チューブ閉塞や位置異常，褥瘡発生などの危険性もあり，これらを踏まえたうえで適応が考慮されるべきである。

以上より，VAP予防に定まった体位はなく，仰臥位以外の体位を状況により適用することが望ましい。

4）口腔ケア

a．クロルヘキシジン

近年，海外のVAPバンドルにはクロルヘキシジン（chlorhexidine：CHX）による口腔ケアが含まれるようになった。最新のメタ解析では，CHX使用によるVAP相対リスクは0.67［0.50-0.88］であり，この効果は，2％CHXを使用したとき，または心臓手術後患者に適用したときに特に明確である[17]。しかし，海外研究で使用されているような高濃度（0.12-2％）CHX

の粘膜面への使用は，本邦ではアナフィラキシーショックへの懸念から認められていない。より薄い濃度のCHXや他の消毒薬の使用が有効か否かは今のところ不明であり，このエビデンスを日本にそのまま外挿することができない。

b．機械的清掃

本邦では歯ブラシなどを用いた機械的清掃が盛んに行われている。しかし，機械的清掃には，歯垢除去効果は認められているものの[18]，VAP発生率を下げる効果があるかは不明である[19)20)]。2012年に報告されたメタ解析では，4論文が解析対象となり，機械的清掃はVAPの発生率を低下させない（相対リスク0.77［0.50-1.21］）と結論された[21]。ただし，文献数が少ないこと，3つの論文で対照群にCHXによる口腔内殺菌が含まれていることに注意が必要である。CHXを用いない台湾からの研究では，水と機械的清掃によりVAP発生率が低下したとしており[22]，本邦で機械的清掃の効果を検討する余地は残されている。

5）声門下腔吸引口付きチューブの使用

カフ上部吸引ポート付き気管チューブ（テーパーガードエバック®：タイコヘルスケアあるいはサセット気管内チューブ®：スミスメディカル）は，声門下カフ上部の分泌物を吸引除去するポートを有しており声門下腔分泌物を吸引可能である（subglottic secretion drainage：SSD）。SSDのVAP予防効果に関して近年2件のメタ解析が相次いで報告された。2011年Muscedereらは13件のRCTを解析し，VAP発生の相対リスク0.55［0.46-0.66］であり，人工呼吸期間やICU滞在日数も有意に低下するとした。ただし，死亡率に有意差はなかった[23]。2012年のWangらの解析は，SSDの効果を純粋に比較した10論文を対照とし，VAP発生の相対リスク0.56［0.45-0.69］で，特に早期VAPの発生率を下げること，VAP発生までの期間を遅らせる効果があることを報告した[24]。カフ上部吸引ポート付き気管チューブの利点は，特殊な処置や人手を必要としないことである。欠点として，高いコスト（3,500円）や過剰吸引による粘膜損傷，吸引ポート閉塞による機能不全がある。しかし，SSDは唯一ともいえるエビデンスの明確な予防策であり，48時間以上の人工呼吸が予測される患者に対して標準的に使用することが推奨される。

6）制酸剤

制酸剤の投与により，胃液のpHが上昇すると，胃内での病原細菌の異常増殖が生じることでVAPの危険性が高まる。制酸剤がVAPの発生率に及ぼす影響に関して，制酸剤ヒスタミン-2受容体拮抗薬と胃粘膜保護剤スクラルファートを比較した複数のメタ解析では[25)26)]，一貫してヒスタミン-2受容体拮抗薬使用時のVAP発生率が有意に高いと報告されている。一方で，ヒスタミン-2受容体拮抗薬とプロトンポンプ阻害薬間の比較で肺炎発生率に差はない[27]。VAP予防観点からは制酸剤使用を回避するのが妥当である。

7）気管切開

人工気道として気管チューブの代わりに気管切開チューブを使用すれば，声門の防御機能は保たれ，鎮静薬が減量でき呼吸器離脱が促進される可能性がある。2011年に報告された早期の気管切開の臨床予後に及ぼす影響に関するメタ解析では，最新のものも含め7つのRCTが統合解析されたが，おおむね1週間以内に施行される早期気管切開はVAP発生率になんら影響しなかった。また，鎮静期間，ICU滞在，在院期間，死亡率のいずれにも影響しなかった[28]。VAP予防目的で早期気管切開を置く必要はない。

8）システム

集中治療医のいるICUにおけるVAP予防策適用率が高いことが示されている[29]。また，看護師患者比率はVAP発生率に影響を及ぼす重

表2 VAPサーベイランスでの臨床的肺炎基準

胸部X線所見		連続して2個以上の胸部X線で，以下の所見のいずれかが陽性 ①新しいまたは進行性で，持続する浸潤影 ②硬化像 ③空洞形成
全身所見	いずれか1つ	他に原因のない発熱≧38℃ 白血球減少（＜4,000/mm³）あるいは増多（＞12,000 mm³） 70歳以上高齢者のほかに原因のない意識変容
肺所見	いずれか2つ	膿性痰の出現，痰の性状変化，痰の増加，吸痰頻度の増加 新しく出現あるいは増悪する咳，呼吸困難，多呼吸 ラ音あるいは気管支音 ガス交換の悪化 $Pa_{O_2}/F_{I_{O_2}}$ ＜240，呼吸器設定変更の必要性（換気量増加あるいは酸素濃度増加）

米国NHSNのPNEU 1診断基準を示した．
胸部X線，全身所見，肺所見すべてを満たす必要がある．

要な因子であり，看護師/患者比率を2.2以上に保つことで晩期VAP発生率が30％低下するとされる[30]．経験のある専門看護師の存在や，理学療法の適用もVAP発生率の低下に寄与しうる[31)32)]．よって，VAP予防観点からは，すべての人工呼吸患者は，集中治療専門医，感染管理看護師，呼吸理学療法士の常駐する特定集中治療室管理料あるいは小児特定集中治療室管理料の施設基準を満たすICUで管理されることが望ましい．VAP予防に有利なシステム構築が推進されるような医療施策の充実が望まれる．

3 診断

1）VAP診断の考え方

VAPの診断は難しい．まず，サーベイランス基準により評価されるVAPと，臨床的に治療が必要なVAPと同一のものではないことに留意する必要がある．表2に米国NHSN（national healthcare safety network）において定義されたVAPサーベイランスの臨床診断基準を示す[33)]．サーベイランスは，あくまでサーベイランスとして行い，診断治療と区別することが重要である．

VAP診断のもう一つの難点は，確実に診断できるゴールドスタンダードは存在しないことである．人工呼吸中の患者で自覚症状を評価することは極めて困難であるし，特徴的な臨床所見や，検査所見も存在しないといってよい．生検や剖検による組織診断がゴールドスタンダードに最も近いものではあるが，これらは現実の臨床ではほとんど意味をなさない．一般的には，①臨床的診断（＝VAPの疑い），と②微生物学的診断（微生物学的に同定されたVAPの最終診断），を組み合わせる．

2）臨床的診断

VAPの臨床所見には，①胸部X線上の異常所見に加え，②全身性炎症反応所見：発熱，白血球数の異常，③局所臓器所見：気道分泌物の増量や性状悪化（膿性痰），呼吸状態の悪化，低酸素血症，がある．しかし，いずれも単独の所見陽性のみでVAPを診断することは難しい．胸部X線所見の異常は，肺水腫，ARDS，無気肺や肺出血，薬剤性あるいは過敏性肺炎により生じる．発熱や白血球上昇といった全身性炎症反応所見は，肺炎以外のさまざまな感染・非感染病態で発生する．気道分泌物の変化は，肺出

表3 臨床的肺炎スコア（CPIS）

指標	値	点数
体温（℃）	36.5-38.4	0
	38.5-38.9	1
	≧39.0 または ≦36.0	2
白血球数（/mm³）	4,000-11,000	0
	<4,000 または >11,000	1
	＋桿状核球≧50%	add 1
気道分泌物	スコア†<14	0
	スコア≧14	1
	膿性	2
酸素化能 $Pa_{O_2}/F_{I_{O_2}}$	>240 あるいは ARDS	0
	≦240 あるいは ARDS なし	2
胸部X線所見	浸潤影なし	0
	斑状あるいはびまん性浸潤影	1
	局所浸潤影	2
気道分泌物の微生物検査	発育せず，あるいは少量の発育	0
	中等量以上の発育	1
	多量の発育，グラム染色にて菌陽性	add1

†：吸引ごとに痰量を主観的に0-4ポイントで評価し，1日の合計を計算する．
>6点で肺炎と診断する．

血，肺水腫や誤嚥でも生じる．低酸素症の原因はさらに多岐にわたる．そして，人工呼吸管理を受ける患者の多くが，これら関連因子を有している．発熱，白血球数異常，膿性痰のうち2項目以上が陽性であった場合，VAP診断にある程度役立つ（感度69%，特異度75%，陽性尤度比2.8）[34]．一方，胸部X線所見異常に加えて，①ガス交換の異常，②膿性痰，③発熱の徴候がそろって存在しないことが，否定の根拠となる[35]．ただし，これら臨床所見評価は，非特異的かつ主観的で，観察者間一致率が低いことが問題である[36]．

臨床所見をスコア化した臨床的肺炎スコア（clinical pulmonary infection score：CPIS）が利用できる（表3）[37]．2011年に報告されたメタ解析では，定量培養法（下記）を基準とした場合，CPISの診断感度/特異度は，それぞれ65%/64%，診断オッズ比は4.85［95% CI 2.42-9.71］であり，十分に高いとはいえない結果で

あった[38]．ただし，その簡便性や使いやすさは利点である．

3）微生物学的診断

微生物学的手法を適用すれば，VAPの診断感度は低下する．臨床診断（緩い診断）陽性例のうち厳密な微生物学的手法によりVAPと判断されるのはおおよそ6割程度とされる[39]．海外文献で認められているVAPの微生物学的診断手法は，気管支鏡を用いた侵襲的手法（bronchoalveolar lavage：BAL，protective specimen blushingなど）により無菌的に採取した検体の定量的培養検査であり，10^4あるいは10^5CFU/mL以上でVAPと診断するものが多い．BALにより得られた検体のグラム染色は，通常の気管内吸引痰検体（tracheal aspirates：TA）に比べ，肺炎診断と原因菌推定の感度が高い[40]．BAL液のグラム染色で細菌の存在や[40]，白血球

による貪食像を認める場合[41]，肺炎の診断特異度が100％と高くなる。

本邦では，TAの半定量培養検査が主として行われている。この方法では，気道内の定着菌を含めて培養してしまうため，肺炎と診断される確率は76％も高くなり，結果的に過剰な抗菌薬使用に結びつく[42]。逆に，BALによる診断は過剰な診断とそれに引き続く過剰な抗菌薬使用を回避しうる。BAL液の定量培養を用いて診断治療した場合に，死亡率は10％減少し，抗菌薬未使用日数が3日間増加したとの報告がある一方で[43]，生命予後には影響しないとの報告がある[44]。BALによる定量培養は，抗菌薬を適正使用する観点から考慮してよいだろう[42,43]。

なお，抗菌薬投与により微生物学的検査は影響を受ける。すべての微生物検体は抗菌治療開始前あるいは変更前に採取することが何よりも重要である。

4 治療

1）デ・エスカレーション戦略

VAPは致命率の高い病態であり，初期の経験的治療（empiric therapy）の有効性が患者予後に大きく影響する。予後を改善させるためには，のちに判明する原因菌に対して有効なものが経験的治療の段階で使用されている必要がある[45,46]。一方，広域・多剤の抗菌療法は抗菌薬の過剰投与と，これに関連する合併症の危険性を高める。そのため，原因微生物が同定される前の経験的治療としては広域あるいは多剤の薬剤の使用を考慮し，原因微生物が同定され，感受性結果が得られたら狭域・単剤の薬剤による標的治療（definitive therapy）に変更する手法がとられる。この抗菌療法の考え方をデ・エスカレーション戦略（de-escalation strategy）と呼ぶ[47,48]。一般的には採取検体の培養検査により48-72時間後に原因微生物の有無，菌名と薬剤感受性が同定されるので，これを参考に可及的狭域・単剤の薬剤による標的治療に変更する。

また，培養陰性であれば，抗菌薬の中止を考慮する（図2）。De-escalation戦略は2005年米国胸部疾患学会/米国感染症学会（ATS/IDSA）医療施設関連肺炎ガイドライン（ATS-G）[1]，あるいは2008年日本呼吸器学会（JRS）院内肺炎ガイドライン（JRS-G）[49]において推奨されている。

2）経験的治療

初期経験的治療の選択においては，①緑膿菌，アシネトバクタ属などのいわゆる治療難渋性グラム陰性桿菌，および②メチシリン耐性黄色ブドウ球菌（MRSA），に対する初期カバーをいかに行うべきか考える。国内外のガイドラインにおいてこの選択に関する考え方と，具体的な治療レジメンが提唱されている。

a. 米国胸部疾患学会/米国感染症学会医療施設関連肺炎ガイドライン（ATS-G）

ATS-Gでは[1]，人工呼吸開始5日後以降に発症し，最近の入院歴や抗菌薬投与，免疫抑制などの多剤耐性菌の危険因子を有する患者（表4）に対して，多剤耐性菌をカバーする目的で，抗緑膿菌βラクタム系薬剤に加えて，アミノグリコシドまたは抗緑膿菌作用をもつキノロンを併用することが推奨されている。痰のグラム染色でグラム陽性球菌が同定される，MRSAの感染既往や保菌がある，長期の入院や抗菌薬の投与歴がある，などMRSAが原因菌の可能性が高い場合に，抗MRSA薬の併用を考慮する。特に，過去の抗菌薬投与歴は，多剤耐性菌の関与を疑わせる重要な指標である[50]。

b. 日本呼吸器学会院内肺炎ガイドライン（JRS-G）

JRS-Gでは[49]，VAPを含む院内肺炎患者を重症度により分類し，これに応じて経験的治療を選択する方式を採っている。IROADという生命予後予測因子と，胸部X線所見およびC-反応性タンパク（CRP）値による肺炎重症度規定因子を組み合わせた重症度分類を行い，これに従って初期治療薬を推奨している（図3）。具

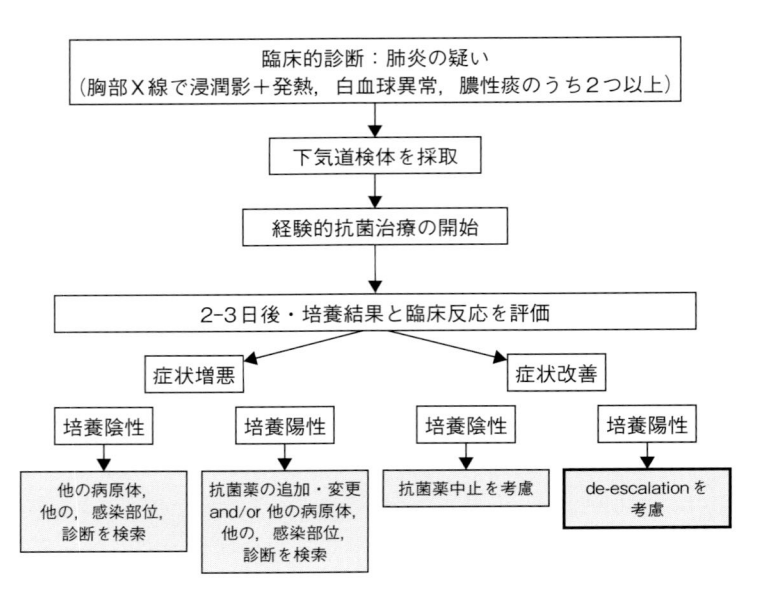

```
                ┌─────────────────────────────┐
                │ 臨床的診断：肺炎の疑い      │
                │（胸部X線で浸潤影＋発熱，    │
                │ 白血球異常，膿性痰のうち2つ以上）│
                └─────────────┬───────────────┘
                              ↓
                   ┌──────────────────┐
                   │ 下気道検体を採取 │
                   └────────┬─────────┘
                            ↓
                   ┌──────────────────┐
                   │ 経験的抗菌治療の開始 │
                   └────────┬─────────┘
                            ↓
              ┌────────────────────────────┐
              │ 2-3日後・培養結果と臨床反応を評価 │
              └──┬─────────────────────┬───┘
                 ↓                     ↓
              症状増悪              症状改善
           ┌────┴────┐          ┌────┴────┐
        培養陰性  培養陽性    培養陰性  培養陽性
```

図2　VAPの診断治療アルゴリズム

（American Thoracic Society. Infectious Diseases Society of America. Guidelines for the management of adults with hospital-acquired, ventilator-associated, and healthcare-associated pneumonia. Am J Respir Crit Care Med 2005；171：388-416を参考に作成）

表4　多剤耐性菌の危険因子

- 90日以内の抗菌薬治療
- 最近の5日間以上の入院歴
- 抗菌薬耐性菌の分離頻度の高い地域や病院部門にいた
- 医療ケア関連感染の危険因子の存在
  - 90日以内に2日以上の入院
  - 養護ホームや介護施設への入居
  - 在宅輸液療法中
  - 30日以内の慢性透析実施
  - 在宅創傷治療
  - 多剤耐性菌感染症を有する家族の存在
- 免疫抑制疾患，治療

（American Thoracic Society. Infectious Diseases Society of America. Guidelines for the management of adults with hospital-acquired, ventilator-associated, and healthcare-associated pneumonia. Am J Respir Crit Care Med 2005；171：388-416を参考に作成）

体的な初期レジメンとして中等症群に対しては緑膿菌を中心とした多剤耐性菌の存在を考慮に入れ，カルバペネム，タゾバクタム/ピペラシリンあるいは広域セフェム系薬剤を使用する。顕性誤嚥の可能性がある場合には嫌気性菌の存在を視野に入れ，カルバペネムあるいはタゾバクタム/ピペラシリンを選択するのが妥当と思われる。重症例では，多剤耐性菌に対する治療失敗リスクを回避するため，上記のレジメンにアミノグリコシドあるいは抗緑膿菌キノロンを併用する。

c．ガイドラインの再評価

近年，ガイドライン遵守と実際の患者予後に関して，検討した報告が散見されるようになった。ガイドラインに準じない治療は，過剰な抗菌薬治療と不良な転帰に関連するという報告がある一方で，ガイドラインに遵守した多剤広域カバーに対して，これに従わずにテーラーメード治療した場合に，アミノグリコシド系薬剤など抗菌薬の投与が減量でき，患者生命予後が改善する可能性も示されている[51]。本邦での検討でも，実際のVAP診療現場でガイドラインの

1. 生命予後予測因子（IROAD）
   - I. Immunodeficiency：悪性腫瘍または免疫不全
   - R. Respiration：$SpO_2>90\%$を維持するために$F_{IO_2}>0.35$を要する
   - O. Orientation：意識レベル低下
   - A. Age：男性≧70歳，女性≧75歳
   - D. Dehydration：乏尿または脱水

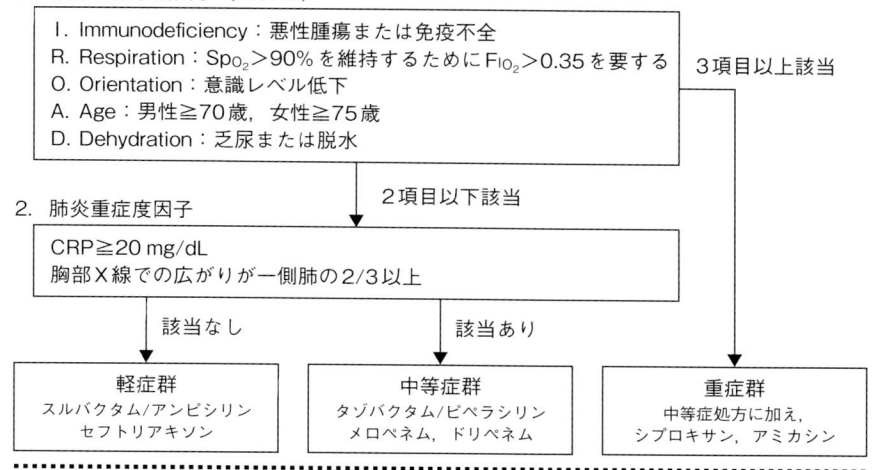

2. 肺炎重症度因子
   - CRP≧20 mg/dL
   - 胸部X線での広がりが一側肺の2/3以上

3項目以上該当 → 重症群（中等症処方に加え，シプロキサン，アミカシン）
2項目以下該当：
- 該当なし → 軽症群（スルバクタム/アンピシリン，セフトリアキソン）
- 該当あり → 中等症群（タゾバクタム/ピペラシリン，メロペネム，ドリペネム）

＋抗MRSA薬を使用すべき状況（グラム染色＋保有リスク：2週間以上の抗菌薬投与，長期入院の既往，MRSA感染やコロニゼーションの既往）

抗MRSA薬の併用を考慮（バンコマイシン，リネゾリド）

図3 重症度評価と抗菌治療選択
（日本呼吸器学会呼吸器感染症に関するガイドライン作成委員会編．成人院内肺炎診療ガイドライン：日本呼吸器学会呼吸器感染症に関するガイドライン．東京：社団法人日本呼吸器学会；2008を参考に作成）

遵守率は低く，また遵守と予後は関連しない可能性も指摘されている[52]。このように，ガイドラインの適応とその効果は，個々の臨床現場における肺炎診療の現状によっても変化する可能性がある。ガイドラインを絶対的なものとするのではなく，一つの参考としてうまく活用することが必要であろう。

3）標的治療

標的治療は，原因菌に対する抗菌薬の感受性や使用経験，あるいは大規模比較試験の知見に基づき，できるかぎり狭域で単剤のものを選択する。表5に主要な病原菌に対する標準的治療の選択について記載した。なお，これ以外の菌種に対する治療については，各種ガイドライン[1)49]などを参照されたい。

4）効果判定と治療の終了

a．効果判定とプロカルシトニンガイダンス

抗菌薬の効果判定は，痰のグラム染色などを用いた微生物学的消失，肺という臓器障害の改善（ガス交換能や痰の量や性状），バイタルサインや臓器障害など全身状態の改善，あるいは炎症反応の収束などを総合的に評価する[1)49]。全身性炎症反応指標としてのCRPや，プロカルシトニンの低下は，良好な治療経過を反映する一つの指標として用いてもよい。Lisboaらは，VAPにおいて，気管内採痰の定量培養により測定された細菌負荷量とCRPはよく相関し，治療開始96時間後にCRP値が開始前値の8割以下に減少していた場合，適切な抗菌療法を行った指標になるとした［感度77％，特異度87％][53]。Póvoaらは，VAP患者47名（死亡率28％）を対象に，治療開始後のCRPの推移と予後を解析し[54]，治療後4日目のCRPが治療開始時値の60％以上のとき，死亡予測の陽性・陰性尤度比は2.2・0.13と報告した。CRPの低下は，良好な治療経過を反映する一指標として用いうるとしてよいだろう。

プロカルシトニンに関し，治療経過中の値を連続測定し，治療開始時の値の20％未満，あるいは絶対値で<0.25 ng/mLになった時点を治

表5 主要な原因菌別の推奨標的抗菌薬

原因菌	抗菌薬	
	第一選択	注意点
MRSA	バンコマイシン，リネゾリド	バンコマイシンのトラフ値は15-20 μg/mL バンコマイシンの腎障害に注意
緑膿菌	ペントシリン，セフタジジム	
エンテロバクタ	セフェピム	
クレブシエラ，大腸菌	セファゾリン，セフトリアキソン	ESBL産生菌であれば，メロペネム・ドリペネム
セラチア	セフェピム	
アシネトバクタ	メロペネム・ドリペネム	
ヘモフィルス	アンピシリン，セフトリアキソン	

いずれも感受性結果を確認のうえで使用する．
MRSA：メチシリン耐性黄色ブドウ球菌
（日本呼吸器学会呼吸器感染症に関するガイドライン作成委員会編．成人院内肺炎診療ガイドライン：日本呼吸器学会呼吸器感染症に関するガイドライン．東京：社団法人日本呼吸器学会；2008を参考に作成）

pit fall

- 予防のためのVAPバンドルは，日本集中治療医学会バンドルを基本としてよいが，個々の要素は絶対的なものではない．労力，害，コストなども踏まえて，それぞれの現場において適用可能なものを選択して適用する．
- VAP診断治療は，図2に示すとおり，順序を踏まえた適用が不可欠である．臨床診断→微生物学的診断→経験的治療→標的治療あるいは中止，というステップを踏む．診断の不確かさを念頭に置き，たとえ治療開始後も"この患者は真に肺炎か"という疑いをもちながら観察と再評価を行うことが重要である．また，経験的治療の内容や適用については患者重症度を踏まえた選択が可能であり，広域/多剤を選択すべきかどうかを個々に考える．

療終了の指標とする試みがある。2009年Stolzらは，101名のVAP患者を対象として，PCTを連続測定し，この低下を抗菌薬中止指標として用いることが，抗菌薬の早期終了（抗菌薬非使用日数が3.5日延長）と人工呼吸期間の短縮に寄与したとの報告を行った[55]．PCTを抗菌薬中止指標とする報告は，市中肺炎や重症セプシスなどさまざまな感染症に対して多く検討され，全般として生命予後に影響せずに抗菌薬削減に寄与するとの結果が得られており[56]，VAPの治療終了の有用な参考所見となるだろう。

ただし，全身性炎症反応指標は，効果判定の一指標であり，全身状態，呼吸状態，あるいは微生物学的改善などの指標とともに，総合的な判断を行ううえでの位置指標として用いるべきものである．CRPやPCTの陰転化"のみ"を治療終了の指標にするという行為は適切ではない．

b．治療期間

2003年のフランスにおける大規模RCTでは，抗菌薬の治療期間8日間と15日間の比較で，患者の生命予後や治療失敗に差異はないことが示されている[57]。ブドウ糖非発酵系グラム陰性桿菌であれば10-14日，それ以外では7-8日を標準的な総治療期間に設定することが標準的である。

おわりに

VAPの予防策から，診断治療までを概説した。予防策に関しては確立されたものが少ないものの，有効性が高くかつ臨床適用が容易なものをうまく選択しバンドル化して適用することが重要である。予防策に関しては多くの研究が継続して行われており，絶えずアップデートする必要がある。

診断の困難性に関連して，特にBALの定量培養は本邦では普及していない手法であり，利用する余地がある。また，新たなバイオマーカや遺伝子学的診断法の開発が望まれる。

抗菌治療法はde-escalation戦略を取り入れつつも，過剰使用による耐性菌出現の危険性を常に念頭に置いた抑制のある使用が望まれる。新たな耐性菌を産むことは，後世のVAP治療の成功率を悪化させることを忘れてはならない。

最後に，VAPの新しいサーベイランス手法が提案された。VAPを人工呼吸中に発生する事象（ventilator-associated events：VAE）のひとつとしてとらえようとする試みであり，VAPの評価が容易になる可能性もある。詳細は，文献を参照されたい[58]。

【文　献】

1) American Thoracic Society. Infectious Diseases Society of America. Guidelines for the management of adults with hospital-acquired, ventilator-associated, and healthcare-associated pneumonia. Am J Respir Crit Care Med 2005；171：388-416.
2) Suka M, Yoshida K, Takezawa J. Epidemiological approach to nosocomial infection surveillance data：the Japanese Nosocomial Infection Surveillance System. Environ Health Prev Med 2008；13：30-5.
3) Fagon JY, Chastre J, Vuagnat A, et al. Nosocomial pneumonia and mortality among patients in intensive care units. JAMA 1996；275：866-9.
4) Gastmeier P, Geffers C. Prevention of ventilator-associated pneumonia：analysis of studies published since 2004. J Hosp Infect 2007；67：1-8.
5) http://www.jsicm.org/pdf/2010VAP.pdf（2012年12月閲覧）
6) Dries DJ, McGonigal MD, Malian MS, et al. Protocol-driven ventilator weaning reduces use of mechanical ventilation, rate of early reintubation, and ventilator-associated pneumonia. J Trauma 2004；56：943-51.
7) Girard TD, Kress JP, Fuchs BD, et al. Efficacy and safety of a paired sedation and ventilator weaning protocol for mechanically ventilated patients in intensive care (Awakening and Breathing Controlled trial)：a randomised controlled trial. Lancet 2008；371：126-34.
8) Mehta S, Burry L, Cook D, et al. SLEAP Investigators；Canadian Critical Care Trials Group. Daily sedation interruption in mechanically ventilated critically ill patients cared for with a sedation protocol：a randomized controlled trial. JAMA 2012；308：1985-92.
9) Torres A, Gatell JM, Aznar E, et al. Re-intubation increases the risk of nosocomial pneumonia in patients needing mechanical ventilation. Am J Respir Crit Care Med 1995；152：137-41.
10) Burns KE, Adhikari NK, Meade MO. A meta-analysis of noninvasive weaning to facilitate liberation from mechanical ventilation. Can J Anaesth 2006；53：305-15.
11) Metheny NA, Clouse RE, Chang YH, et al. Tracheobronchial aspiration of gastric contents in critically ill tube-fed patients：frequency, outcomes, and risk factors. Crit Care Med 2006 34：1007-15.
12) Kollef MH. Ventilator-associated pneumonia. A multivariate analysis. JAMA 1993；270：1965-70.
13) Drakulovic MB, Torres A, Bauer TT, et al. Supine body position as a risk factor for nosocomial pneumonia in mechanically ventilated patients：a randomised trial. Lancet 1999；354：1851-58.
14) van Nieuwenhoven CA, Vandenbroucke-Grauls C, van Tiel FH, et al. Feasibility and effects of the semirecumbent position to prevent ventilator-associated pneumonia：a randomized study. Crit Care Med 2006；34：396-402.
15) Mauri T, Berra L, Kumwilaisak K, et al. Lateral-horizontal patient position and horizontal orientation of the endotracheal tube to prevent aspiration in adult surgical intensive care unit patients：a feasibility study. Respir Care 2010；55：294-302.
16) Sud S, Friedrich JO, Taccone P, et al. Prone ventilation reduces mortality in patients with acute respiratory failure and severe hypoxemia：systematic review and meta-analysis. Intensive Care Med 2010；36：585-99.
17) Labeau SO, Van de Vyver K, Brusselaers N, et al. Pre-

vention of ventilator-associated pneumonia with oral antiseptics : a systematic review and meta-analysis. Lancet Infect Dis 2011 ; 11 : 845-54.
18) Needleman IG, Hirsch NP, Leemans M, et al. Randomized controlled trial of toothbrushing to reduce ventilator-associated pneumonia pathogens and dental plaque in a critical care unit. J Clin Periodontol 2011 ; 38 : 246-52.
19) Pobo A, Lisboa T, Rodriguez A, et al. RASPALL Study Investigators : A randomized trial of dental brushing for preventing ventilator-associated pneumonia. Chest 2009 ; 136 : 433-9.
20) Munro CL, Grap MJ, Jones DJ, et al. Chlorhexidine, toothbrushing, and preventing ventilator-associated pneumonia in critically ill adults. Am J Crit Care 2009 ; 18 : 428-37.
21) Gu WJ, Gong YZ, Pan L, et al. Impact of oral care with versus without toothbrushing on the prevention of ventilator-associated pneumonia : a systematic review and meta-analysis of randomized controlled trials. Crit Care 2012 ; 16 : R190.
22) Yao LY, Chang CK, Maa SH, et al. Brushing teeth with purified water to reduce ventilator-associated pneumonia. J Nurs Res 2011 ; 19 : 289-97.
23) Muscedere J, Rewa O, McKechnie K, et al. Subglottic secretion drainage for the prevention of ventilator-associated pneumonia : a systematic review and meta-analysis. Crit Care Med 2011 ; 39 : 1985-91.
24) Wang F, Bo L, Tang L, et al. Subglottic secretion drainage for preventing ventilator-associated pneumonia : An updated meta-analysis of randomized controlled trials. J Trauma Acute Care Surg 2012 ; 72 : 1276-85.
25) Messori A, Trippoli S, Vaiani M, et al. Bleeding and pneumonia in intensive care patients given ranitidine and sucralfate for prevention of stress ulcer : meta-analysis of randomised controlled trials. BMJ 2000 ; 321 : 1103-6.
26) Huang J, Cao Y, Liao C, et al. Effect of histamine-2-receptor antagonists versus sucralfate on stress ulcer prophylaxis in mechanically ventilated patients : a meta-analysis of 10 randomized controlled trials. Crit Care 2010 ; 14 : R194.
27) Barkun AN, Bardou M, Pham CQ, et al. Proton pump inhibitors vs. histamine 2 receptor antagonists for stress-related mucosal bleeding prophylaxis in critically ill patients : a meta-analysis. Am J Gastroenterol 2012 ; 107 : 507-20.
28) Wang F, Wu Y, Bo L, et al. The timing of tracheotomy in critically ill patients undergoing mechanical ventilation : a systematic review and meta-analysis of randomized controlled trials. Chest 2011 ; 140 : 1456-65.
29) Shime N, Morrow LE. Current practices for ventilator-associated pneumonia prevention in Japan : a survey study. Chest 2012 ; 141 : 281-3.
30) Hugonnet S, Uckay I, Pittet D. Staffing level : a determinant of late-onset ventilator-associated pneumonia. Crit Care 2007 ; 11 : R80.
31) Needleman J, Buerhaus P, Mattke S, et al. Nurse-staffing levels and the quality of care in hospitals. N Eng J Med 2002 ; 346 : 1715-22.
32) Ntoumenopoulos G, Presneill JJ, McElholum M, et al. Chest physiotherapy for the prevention of ventilator-associated pneumonia. Intensive Care Med 2002 ; 28 : 850-6.
33) Horan TC, Andrus M, Dudeck MA. CDC/NHSN surveillance definition of health care-associated infection and criteria for specific types of infections in the acute care setting. Am J Infect Control 2008 ; 36 : 309-32.
34) Fàbregas N, Ewig S, Torres A, et al. Clinical diagnosis of ventilator associated pneumonia revisited : comparative validation using immediate post-mortem lung biopsies. Thorax 1999 ; 54 : 867-73.
35) Bregeon F, Papazian L, Visconti A, et al. Relationship of microbiologic diagnostic criteria to morbidity and mortality in patients with ventilator-associated pneumonia. JAMA 1997 ; 277 : 655-62.
36) Klompas M. Interobserver variability in ventilator-associated pneumonia surveillance. Am J Infect Control 2010 ; 38 : 237-9.
37) Singh N, Rogers P, Atwood CW, et al. Short-course empirical antibiotic therapy for patients with pulmonary infiltrates in the intensive care unit. A proposed solution for indiscriminate antibiotic prescription. AmJ Respir Crit Care Med 2000 ; 162 : 505-11.
38) Shan J, Chen HL, Zhu JH. Diagnostic accuracy of clinical pulmonary infection score for ventilator-associated pneumonia : A meta-analysis. Respr Care 2011 ; 56 : 1087-94.
39) Klompas M, Kulldorff M, Platt R. Risk of misleading ventilator-associated pneumonia rates with use of standard clinical and microbiological criteria. Clin Infect Dis 2008 ; 46 : 1443-6.
40) Papazian L, Autillo-Touati A, Thomas P, et al. Diagnosis of ventilator-associated pneumonia : an evaluation of direct examination and presence of intracellular organisms. Anesthesiology 1997 ; 87 : 268-76.
41) Marquette CH, Copin MC, Wallet F, et al. Diagnostic tests for pneumonia in ventilated patients : prospective evaluation of diagnostic accuracy using histology as a diagnostic gold standard. Am J Respir Crit Care Med 1995 ; 151 : 1878-88.
42) Morris AC, Kefala K, Simpson AJ, et al. Evaluation of diagnostic methodology on the reported incidence of the effect of ventilator-associated pneumonia. Thorax 2009 ; 64 : 516-22.
43) Fagon JY, Chastre J, Wolff M, et al. Invasive and nonin-

vasive strategies for management of suspected ventilator-associated pneumonia. A randomized trial. Ann Intern Med 2000;132:621-30.
44) The Canadian Critical Care Trials Group. A randomized trial of diagnostic techniques for ventilator-associated pneumonia. N Engl J Med 2006;355:2619-30.
45) Kollef MH. The importance of appropriate initial antibiotic therapy for hospital-acquired infections. Am J Med 2003;115:582-4.
46) Ibrahim EH, Ward S, Sherman G, et al. Experience with a clinical guideline for the treatment of ventilator-associated pneumonia. Crit Care Med 2001;29:1109-15.
47) Höffken G, Niederman MS. Nosocomial pneumonia : the importance of a de-escalating strategy for antibiotic-treatment of pneumonia in the ICU. Chest 2002;122:2183-96.
48) Niederman MS. De-escalation therapy in ventilator-associated pneumonia. Curr Opin Crit Care 2006;12:452-7.
49) 日本呼吸器学会呼吸器感染症に関するガイドライン作成委員会編. 成人院内肺炎診療ガイドライン:日本呼吸器学会呼吸器感染症に関するガイドライン. 東京:社団法人日本呼吸器学会;2008.
50) Piskin N, Aydemir H, Oztoprak N, et al. Inadequate treatment of ventilator-associated and hospital-acquired pneumonia : Risk factors and impact on outcomes. BMC Infectious Diseases 2012;12:268.
51) Kett DH, Cano E, Quartin AA, et al. Improving Medicine through Pathway Assessment of Critical Therapy of Hospital-Acquired Pneumonia (IMPACT-HAP) Investigators. Implementation of guidelines for management of possible multidrug-resistant pneumonia in intensive care : an observational, multicentre cohort study. Lancet Infect Dis 2011;11:181-9.
52) Sakaguchi M, Shime N, Iguchi N, et al. Effects of adherence to ventilator-associated pneumonia treatment guidelines on clinical outcomes. J Infect Chemother 2013;19:599-606.
53) Lisboa T, Seligman R, Diaz E, et al. C-reactive protein correlates with bacterial load and appropriate antibiotic therapy in suspected ventilator-associated pneumonia. Crit Care Med 2008;36:166-71.
54) Póvoa P, Coelho L, Almeida E, et al. C-reactive protein as a marker of ventilator-associated pneumonia resolution : a pilot study. Eur Respir J 2005;25:804-12.
55) Stolz D, Smyrnios N, Eggimann P, et al. Procalcitonin for reduced antibiotic exposure in ventilator-associated pneumonia : a randomised study. Eur Respir J 2009;34:1364-75.
56) Agarwal R, Schwartz DN. Procalcitonin to guide duration of antimicrobial therapy in intensive care units : a systematic review. Clin Infect Dis 2011;53:379-87.
57) Chastre J, Wolff M, Fagon JY, et al. PneumA Trial Group. Comparison of 8 vs 15 days of antibiotic therapy for ventilator-associated pneumonia in adults : a randomized trial. JAMA 2003;290:2588-98.
58) 急性期医療環境における，CDC/NHSNの医療関連感染に対するサーベイランス定義と，感染の特異な種類に対する判定基準. 森兼啓太訳. http://www.medica.co.jp/up/cms/news/1618_1_20130710113329.pdf(2013年8月閲覧).

(志馬　伸朗)

2. 人工呼吸中の栄養管理

Key Point

- 栄養管理は非常に重要であり、患者の予後をも左右する因子である。早期経腸栄養を中心に適宜静脈栄養を併用しつつ十分量の栄養を投与する。
- 重症病態における侵襲をいかにして制御し、投与した栄養素が生体に有益に働くように全身管理を行えるかどうかが重要である。
- 推奨されている管理方法はあるが、施設ごとの慣れた方法で安全に施行するべきである。

はじめに

本稿では、米国集中治療医学会/米国静脈経腸栄養学会（SCCM/ASPEN）、欧州静脈経腸栄養学会（ESPEN）、日本呼吸療法医学会の栄養管理ガイドラインさらには最新の知見を踏まえて、栄養管理についての一般的な適応、問題点と、われわれの施設での栄養管理の運用をまじえて概説する。

1 概要

集中治療管理を要する重症患者において、栄養管理は非常に重要であり、患者の予後をも左右する因子である。急性期の高度侵襲下では、代謝亢進状態であり十分な栄養が投与されなければ、筋肉、臓器からのタンパク質を動員する異化亢進状態となり体組織の崩壊が起こるとされている。

1960年代に静脈栄養（parenteral nutrition：PN）が確立され、栄養障害患者や消化管手術患者の栄養管理に大きな恩恵をもたらしたが、カテーテル挿入時、留置時の合併症などの問題点も指摘されてきた。カテーテル関連の合併症だけでなく、PNでは経腸栄養（enteral nutrition：EN）と比較して急性期患者の感染性合併症が高まるという臨床報告も散見されており、栄養管理は単なる代謝的なサポート以外にさまざまな生体反応を修飾する可能性が判明されてきた。

SCCM/ASPEN、ESPENなど多くのガイドライン[1)〜3)]において、侵襲早期より積極的に腸管を用いたENが推奨されており、臨床の現場でも早期ENが行われるようになってきた。ENで使用される栄養剤のなかには、単なる食品という範疇のものではなく、免疫学的な効果をもつ栄養剤も存在し、栄養管理が重症患者管理の大きな柱となりつつある。ENを推奨しているSCCM/ASPEN、ESPENのガイドラインではICU滞在日数が2-3日以上と予測される内因性、外因性成人重症患者を対象としており、集中治療管理を要する重症患者はほぼ全例ENを施行することになるが、実際の臨床の現場ではENの管理に難渋する病態も多く存在し、それぞれの病態ごとに栄養管理を考える必要がある。

また、SCCM/ASPEN、ESPENのガイドラインは海外のガイドラインであり、本邦の実情に即していない部分もあるため、2011年に日本呼吸療法医学会から急性呼吸不全による人工呼吸患者の栄養管理ガイドラインが発表され、大いに活用されている[4)]。

2 投与方法

栄養投与経路選択では，すべてのガイドラインにおいて，静脈栄養（parenteral nutrition：PN）よりも経腸栄養（enteral nutrition：EN）を推奨している．

1）経腸栄養（EN）

これまで多くの論文で，ENとPNの比較検討が行われており，ENで感染性合併症は有意に減少するが，死亡率の改善に差はないとされている．また，ENによる感染性合併症の減少効果は，入院後24-48時間以内のより早期に開始したほうが有意に認められると報告されている[5]～[7]．

感染性合併症の減少が有意に認められるため，集中治療管理が2-3日以上必要と予測される場合，積極的にENを行うことが推奨されている．EN施行時に感染性合併症が減少するメカニズムに関して，一般的には，ENがbacterial translocationに代表される腸管免疫破綻の改善に効果があると考えられている．侵襲時に腸管を利用しない管理を行うと，腸管粘膜の萎縮を生じ，腸管内病原体や毒素が，血中に容易に侵入してしまう，もしくは血中に侵入しなくても腸管壁の免疫細胞を刺激した結果，産生される各種メディエータによって全身性炎症反応が惹起されるとされている．また，マウス栄養管理モデルでの通常食餌投与群とEN群での検討にて，PN群にて腸管リンパ組織（gut associated lymphoid tissue：GALT）のリンパ球，小腸内腔洗浄液中のIgAが減少すると報告があり[8]，ENは腸管粘膜での免疫能を保つ可能性が示唆された．さらに，ENは腸管粘膜免疫のみならず，呼吸器粘膜での免疫能にも影響を及ぼしているとの報告もあり[9]，ENは単なる栄養投与ルートの範疇を超えた効果をもつ集中治療管理の柱の一つとなりうる可能性がある．実際に日本集中治療学会が重症sepsisを対象に行ったSepsis Registry調査でもEN群の生存率が非EN群よりも有意に良好であった[10]．ENの感染性合併症の減少効果以外に，EN施行時の栄養剤の種類が非常に多彩であることもENの利点として挙げられ，病態，病期にあわせた選択が可能となる．特に免疫学的栄養管理と呼ばれる，アルギニン，グルタミン，n-3系脂肪酸（EPA，γ-リノレン酸）など多く含む経腸栄養剤の投与が，人工呼吸管理期間，ICU滞在期間の短縮などの報告もある[11]～[13]．

ENの投与経路に関しては経胃栄養か小腸内（幽門後）投与かについての議論はあるが，死亡率，肺炎発生率に両群間で差はないとされており，胃内排泄遅延などで胃内残留，胃管からの逆流が顕著な場合は幽門後投与が勧められている．

2）静脈栄養（PN）

PNには四肢の静脈を使用する末梢静脈栄養法（peripheral parenteral nutrition：PPN）と中心静脈を使用する完全静脈栄養法（total parenteral nutrition：TPN）がある．PNは豊富な種類の製剤が発売されており，安易にかつ安全に使用することが可能となる．PNでは，ブドウ糖（1gあたり4kcal），脂肪（1gあたり9kcal），タンパク質（1gあたり4kcal），微量元素，ビタミンを病態にあわせて適切に調節し投与を行う必要がある．PNでは経静脈的に栄養剤が投与されるため，不適切な栄養剤投与の影響を直接受けoverfeedingをはじめとする有害事象が問題となる．一方ENは，解剖学的に体外に相当する消化管に栄養剤の投与が行われるため，消化管が有する栄養摂取の自己調節により不適切な栄養剤の投与の影響が少ないと考えられる．ENの有意性は確固たるものとなりつつあるが，ENの問題点として誤嚥性肺炎，下痢などがあり症例によっては適宜PNを併用する必要がある．

3　EN・PNの開始時期

次にEN・PNの開始時期について各ガイドラインを比較検討する。SCCM/ASPENでは重症患者に対する栄養投与方法は血行動態が安定していればENをICU入室後24-48時間以内に開始し，その後48-72時間かけて目標投与量に移行する。ENが不可能な症例で発症前の栄養状態に問題がなければ7日間通常の補液を行い，それ以降にPNを開始する。また例外としてENが不可能な症例で発症前に低栄養状態であった場合は7日以内でもPNを開始すべきであると推奨されている。ESPENにおいても血行動態が安定していれば24時間以内のEN開始を推奨している。ENが不可能な症例ではSCCM/ASPENの推奨と異なり，ICU入室後24-48時間以内の早期にPNを開始すべきであると推奨している。日本呼吸療法医学会の栄養管理ガイドラインでは，適切な呼吸管理が実施され循環動態が安定している症例では，入室後もしくは侵襲後24-48時間以内の早期にENを少量から開始することを考慮すべきであるとされている。ENが不可能な場合は静脈栄養を考慮し，急性期には設定エネルギー投与量の80％を目標として過剰なエネルギー投与にならないように考慮すべきであるとされている。一般的にENが不可能な場合とは，腸管の虚血や消化管出血，高用量のカテコラミン投与もしくは高用量の輸液負荷が必要な循環不全状態であり，ENの開始に腸蠕動音や排便排ガスの確認は必ずしも必要としていない。実際の臨床の場ではENのみでは投与カロリーが不十分と考えられる場合などに，コストの問題はあるが，ENとPNを併用することもある。ENでの単独管理に固執することなく，病態にあわせてEN，PNを併用する管理が必要とされる。

ESPEN，SCCM/ASPENガイドラインともにPNよりも早期ENを推奨しているが，PNの開始時期に関しては，両者の立場は全く異なっている。ESPENでは3日以内のPN開始を推奨するのに対し，ASPEN/SCCMガイドラインでは，最初の1週間はPNによる栄養サポートしてはいけないとしている。ENに加えて，PNで栄養を補足する「補足的経静脈栄養（SPN）」について，早期SPN開始の是非を検証すべく行われた，EPaNIC triaの結果が，2011年発表された。EPaNIC trialでは，早期SPN群ではday1の時点で400 kcal，day2の時点で800 kcalをグルコースのみの補足的PNで投与し，血糖を強化インスリン療法で80-110 mg/dLにコントロールするプロトコルとなっている。これに対して，後期SPN開始群では，EN開始8日目にENで不十分であれば，PNを追加する。結果は，早期SPN開始群においてICU生存退室，感染症発生率，人工呼吸管理期間，腎代替療法施行期間などにおいて，後期SPN開始群で有利な結果となった[14]。

一方で，2012年の終わりにLancetに発表されたHeideggerらの報告では，ICU入室3日目の時点でENのみでは目標カロリー投与量の60％に満たなかった患者に対して，ENを単独で栄養管理を行った群とENに加えてSPNを併用し栄養管理を行った群とで感染症発症を検討しており，SPN群において感染性の発生頻度が低く，院内感染予防に対する早期SPNの有用性が示された[15]。

このように，両者の結果が反する結果となっており，この問題には解決がついていないといえる。両者の結果が相反する理由として，SPNの投与時期の違い以外にも，SPNの組成の違いも指摘されている。また，Heideggerらのプロトコルでは，糖質，脂質，タンパクの投与も行われていたが，EPaNIC trialではグルコースのみによるカロリーの投与が行われており，過剰な糖負荷を強化インスリン療法で管理していた点も両者の結果が相反する理由として指摘されている。今後，ガイドラインの変更があるかもしれない。

4　目標投与カロリー

重症患者のエネルギー消費量（energy expenditure：EE）は，生体への侵襲による免疫系の賦活など生体恒常性の維持のために増加する。エネルギーの供給源として，各種ストレスホルモン，サイトカインが脂肪分解と筋タンパク異化による糖新生を促進する結果，供給される内因性エネルギーと生体外からの栄養投与により供給される外因性エネルギーがある。高度侵襲下の急性期では各種ストレスホルモン，サイトカインの影響を受け外因性のエネルギーの使用が制限されるため，内因性のエネルギーが使用されることが知られている。寺島らは急性期の刻一刻と変化する病態において，内因性のエネルギー供給量を推測することは困難であり，外因性エネルギー供給は場合によっては生体にとって過剰なエネルギー投与（overfeeding），栄養ストレス（nutritional stress）の原因になりうると主張している[16]。

1日の至適投与量計算法は200以上存在し，最適な計算方法は分かっていない。簡便な体重換算式（25 kcal/kg/day），消費カロリー予測式（Harris-Benedict式）あるいは間接熱量計による消費カロリーの計測などを使用して，目標値を設定する。

予測式による方法は，患者背景が異なる重症患者では真の値と予測値が大きく異なり，前述したoverfeedingによる高血糖などの弊害を及ぼす可能性もあり，患者ごとに間接カロリーメトリーにて実測したほうがよいとされている。特にBMI 30以上の肥満患者への投与エネルギー量の決定には間接カロリーメトリーが有用とされている。しかしながら，間接カロリーメトリーはその時点での消費エネルギーを示すのみにすぎず，必要投与カロリーを示すものではない。また，本邦では普及しておらず，現時点では実践的ではない[17)18)]。

次に目標投与カロリーについて各ガイドラインを比較検討する。

SCCM/ASPENでは重症患者に対する推奨エネルギー量を25-30 kcal/kg/dayとし，BMI 30以上の肥満患者には11-14 kcal/kg/day以下としている。ESPENでは，重症患者に対して一定の投与エネルギー量を推奨しておらず，急性期では20-25 kcal/kg/day，回復期には25-30 kcal/kg/dayと病態・病期ごとでの投与量を推奨している。日本呼吸療法医学会の栄養管理ガイドライン，日本集中治療学会の敗血症診療ガイドラインにおいても間接カロリーメトリーによる計測，または25 kcal/kg/dayの投与が推奨されている。

5 投与エネルギーの増量計画

重症患者の栄養管理において，早期にENを開始することは大切であるが，overfeedingを回避し，いかにして過不足なく栄養剤投与量を増量していくかが問題となりunderfeedingを許容する風潮がみられていた。しかしながら，EN施行時に投与エネルギーを制限することが本当に有用かどうか不明であった。2012年のEDEN trialではALI患者に約400 kcal/dayの栄養制限を行った早期EN群と1,300 kcal/dayの栄養投与群で検討を行った。両群間において人工呼吸管理期間，感染症合併，60日死亡率などで有意差がみられなかった。このEDEN studyでは，ω3脂肪酸を含むサプリメントの効果を見たOMEGA studyと同様の患者群であり，栄養制限群にもサプリメントとして相当量のカロリー投与がなされていたなどの問題点があり，今後追記試験が必要であると考えられる[19)]。

栄養の開始に関してすべてのガイドラインにおいてPNよりもENを推奨しており，ここではENの増量計画について各ガイドラインを比較検討する。ENの増量計画について記載されているのはSCCM/ASPENのみであり，ICU入室後24-48時間以内にENを開始し，その後48-72時間かけて目標投与量に移行し，EN開始後1週間目に目標投与カロリーの50-65%以上になるように努めるべきと推奨している。

6 経腸栄養施行時の問題点

EN時の問題点の一つとして，栄養剤の逆流

による誤嚥が挙げられる。栄養剤の誤嚥は重篤な合併症となることが多く注意が必要となる。特に人工呼吸管理が必要な呼吸不全状態では，呼吸理学療法なども同時に行うため，特に逆流に対する注意が必要となる。誤嚥をいかに防ぎ栄養投与を行うかが鍵となる。腸蠕動音は腸管運動を知る唯一のサインであるが腸管の粘膜バリア機能，栄養吸収を示唆するサインではなく，腸蠕動音の確認がないままでもENを安全に開始できるとされている。

EN実施中には，常に誤嚥の危険度を評価し，胃内停滞により逆流のリスクが疑われる症例では，リスクを減じる手段を考慮すべきであり，その手段としてベッドの頭部（上半身）を30-45°挙上することが推奨されている。

誤嚥の高リスク症例や胃内投与不耐症（intolerance）では，持続注入に切り替えること，チューブの先端を幽門後へ進めて留置することを考慮すべきである。経胃栄養か小腸内（幽門後）投与かについての議論はあるが，死亡率，肺炎発生率に両群間で差はないとされている。各ガイドラインでも日常的に習熟施設において胃内排泄遅延などで胃内残留，胃管からの逆流が顕著な場合は経小腸投与が推奨されている。また，消化管蠕動低下症例ではメトクロプラミド，エリスロマイシン，ナロキソンなどの消化管蠕動促進薬の使用も推奨されている。

重症病態下では胃の蠕動運動障害が顕著となり，経胃栄養時に栄養剤の逆流のリスクが高くなる。そのため経胃栄養では，抜管時や腹臥位療法などの呼吸理学療法を行う際は栄養剤投与を中止する必要がある。経小腸栄養では栄養剤の逆流の危険性が少ないため，重症病態であればこそ経小腸栄養が適している可能性もあるが，施設ごとで慣れた管理方法で施行するのが安全であろう。

7 免疫栄養素の使用

栄養状態の改善と免疫能の改善には密接な関連がある。特に免疫学的栄養（immunonutrition）と呼ばれる，アルギニン，グルタミン，n-3系脂肪酸（EPA，γ-リノレン酸）など多く含む経腸栄養剤の投与が，人工呼吸管理期間，ICU滞在期間の短縮などの報告もある。

Immunonutritionとは，特別な栄養素（immunonutrients）を豊富に含む栄養剤の投与を行い，宿主の生体防御反応を高める栄養法である。栄養剤としてアルギニンに代表される免疫増強経腸栄養剤（immune-enhancing enteral diet）とEPA，GLA，グルタミンに代表される免疫調整栄養剤（immune-modulating enteral diet）が注目されている。アルギニンは非侵襲下では創傷治癒を高め，タンパク同化を促進させリンパ球をはじめとする免疫担当細胞を活性化させるが，侵襲下では一酸化窒素（NO）の産生を亢進させる可能性があるため重症敗血症では推奨されていない。一方，EPA，GLA，グルタミンは免疫細胞の機能維持による感染防御作用があるとされ，近年使用が推奨されている。

SCCM/ASPENでは予定手術，外傷，熱傷，人工呼吸管理が必要な状態などの患者群に対して，EPA，GLA，グルタミン，核酸とアルギニンを含む免疫調整剤の使用が推奨されている。

ESPENではAPACHE<15のmild sepsisに対してのみアルギニン，核酸，n-3脂肪酸の使用が推奨されており，severe sepsisには推奨されていない。

EN時の栄養剤の種類は非常に多彩であり，病態，病期にあわせた選択が可能となる。特に免疫学的栄養管理によるさまざまな効果は，病態の正確な把握が必要であり，時として病態をさらに複雑にする可能性を秘めていると思われる。

8 脂肪製剤の投与

急性呼吸不全ではPa_{CO_2}の上昇が認められることがあり，栄養管理上の特徴としてより二酸化炭素産生量の少ない脂肪製剤を用いることが多い。脂肪酸は炭素原子の数により短鎖，中鎖，長鎖脂肪酸に分類され，また二重結合の位置によりn-3，n-6，n-9脂肪酸に分類される。

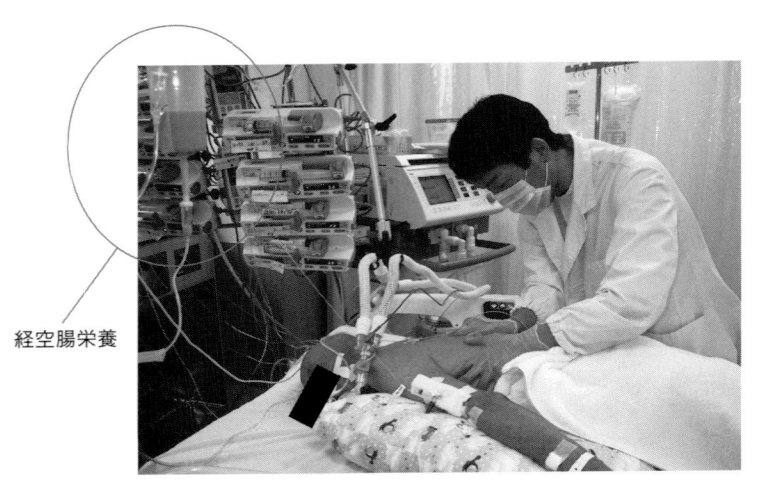

図1 経空腸栄養と呼吸理学療法
経胃栄養や経十二指腸栄養では腹臥位では栄養剤が逆流する危険性がある．
経空腸栄養により，積極的な呼吸療法が可能となる．

脂肪酸の役割は多岐にわたり，単なる二酸化炭素産生量の低下効果だけでなく，魚油，オリーブ油などを含んだ脂肪乳剤の投与は，十分なエビデンスはないが，人工呼吸管理期間の減少などの効果が期待されている。しかしながら，本邦で使用可能なPNの脂肪製剤は大豆由来の脂肪製剤であり，大豆由来の脂肪製剤の投与で感染性合併症のリスクが高くなったとの報告もあり，静脈内の脂肪製剤の投与を躊躇せざるをえない。本邦においても，魚油やオリーブ油などを含んだ脂肪製剤が投与可能となることを期待する。

9 タンパク質の投与

急性期の高度侵襲下では，代謝亢進状態であり十分な栄養が投与されなければ，筋肉，臓器からのタンパク質を動員する異化亢進状態となり体組織の崩壊が起こるとされている。異化亢進は急性期タンパクの合成や創傷治癒におけるタンパク合成など，合目的性を有する生体反応であり，生体反応をそこなわずに異化を抑制するためには十分量のタンパク投与が必要となる。

SCCM/ASPENではBMI 30以下の症例のEN施行に1.2-2.0 g/kg/dayのタンパク投与が推奨されている。ESPENではENに関する記載はなく，PN時には1.3-1.5 g/kg（理想体重）のタンパク投与が推奨されている。

一般的な経腸栄養剤は非タンパク熱量（non-protein calorie：NPC）/窒素（nitrogen：N）が150になるような組成である。侵襲極期に1.5-2.0 g/kgの投与を企図する場合，一般的な経腸栄養剤ではタンパク投与量が不足することに留意する必要がある。

10 われわれの施設での栄養管理の実際

栄養の投与経路

ICU入室期間が3日以上必要と考えられる症例に対して，新生児から高齢者まで年齢を問わず経腸栄養管理を行っている（図1）。気管挿管，中心静脈ラインの挿入後の早期より，チューブの先端がトライツ靱帯を越えた空腸内に経腸栄養チューブの留置を行っている（経空腸栄養）。また，腹部大動脈瘤破裂，移植手術など，症例によっては術中に術野で経腸栄養チューブを誘導し，小腸内に留置を行うこともある。入室後の早期では，経静脈栄養を併用しながら，

> **pit fall**
> - 集中治療管理を要する重症病態において，経腸栄養を主体とした栄養管理が推奨されているが，目標投与カロリー量や，栄養増量計画などの要素に関してはいまだに議論の余地があり，画一的なものはない．病態の変化を把握して，それぞれの病態に応じた滴定治療をしなければならない．
> - 重症病態の栄養管理は単に栄養剤の投与を行うだけでない．適切な栄養管理とともに，重症病態に降り掛かる侵襲を制御し，投与した栄養素が生体に有用に働くようにしなければならない．

経腸栄養チューブより少量のブドウ糖液を開始し，同時にSDD（selective digestive decontamination），六君子湯，大建中湯などの投与を行っている．経腸栄養のみの管理にこだわらず，病態にあわせて経腸栄養と静脈栄養を併用している．

■ 経腸栄養チューブの挿入

経腸栄養チューブは，チューブの先端がトライツ靱帯を超えた空腸内に留置している．挿入方法は，
① 聴診，触診にて盲目的に挿入
② 経鼻内視鏡を用いて挿入
③ 透視下で挿入
④ 術野で直視下にて挿入

を，行っている．病態が重症であるほど，透視室に移動して透視下に挿入することは困難になるため経鼻内視鏡を用いた挿入法が多くなっている．内服薬によるチューブ閉塞の頻度が多いため10-12 Frのガイドワイヤー付きのチューブを主に用いている．

■ 経腸栄養時の管理

全症例において，経腸栄養用ポンプを用いた栄養剤の少量持続投与にて管理を行っている．より栄養剤の逆流が少ない空腸内にチューブを留置することにより，腹臥位療法などの積極的な呼吸理学療法が可能となる．

近年，厳格な血糖コントロールが死亡率を有意に改善させたとの報告があり，血糖管理が再度見直されている．現在，どのレベルで血糖を管理するべきか議論の余地があるが，低血糖を回避する管理は必須となる．間欠的な栄養剤の投与では，血糖値の変動が大きくなり，インスリンを用いた場合に過度に血糖値の低下が認められる可能性が高くなる．栄養剤の少量持続投与は血糖値の変動幅を最小化し，より安全なインスリンを用いた血糖コントロールが可能となるかもしれない．しかしながら，経胃栄養では栄養剤の少量持続投与による誤嚥性肺炎の危険があるため，当院では行っていない．われわれの施設では，厳格な血糖コントロール，積極的な呼吸理学療法を安全に施行するため，経空腸チューブからの栄養剤の少量持続投与を行っている．

おわりに

重症患者では代謝が亢進し，栄養管理を怠ると低栄養状態となり予後を悪化させる．一方で，急性期の刻一刻と変化する病態において，栄養管理は過剰なエネルギー投与（overfeeding），栄養ストレス（nutritional stress）となる場合もあり，諸刃の剣である．ENは消化管が有する栄養摂取の自己調節能を有効に利用し，安全な管理法としてすでに確立したものとなっている．しかしながら，ENでさえも目標投与カロリー量や，栄養増量計画，投与成分などの重要項目に関して，いまだに十分なエビデンスが確立されていないのが現状であり，今後の進展が期待される．

栄養管理は重症患者管理の重要な柱の一つとなってきたが，あくまで集学的治療の一つの手段であり，栄養管理の方法の違いのみで生存率

などの予後を改善させ得るとは考えにくい。病態にあわせた栄養管理だけでなく，重症病態に降り掛かる侵襲をいかにして制御し，投与した栄養素が生体に有益に働くように全身管理を行えるかどうかが重要である。

【文献】

1) McClave SA, Martindale RG, Vanek VW, et al. Guidelines for the Provision and Assessment of Nutrition Support Therapy in the Adult Critically Ill Patient : Society of Critical Care Medicine (SCCM) and American Society for Parenteral and Enteral Nutrition (ASPEN). JPEN J Parenter Enteral Nutr 2009 ; 33 : 277-316.
2) Martindale RG, McClave SA, Vanek VW, et al. Guidelines for the provision and assessment of nutrition support therapy in the adult critically ill patient : Society of Critical Care Medicine and American Society for Parenteral and Enteral Nutrition : Executive Summary. Crit Care Med 2009 ; 37 : 1757-61.
3) Singer P, Berger MM, Van den Berghe G, et al. ESPEN Guidelines on Parenteral Nutrition : intensive care. ClinNutr 2009 ; 28 : 387-400.
4) 氏家良人，海塚安郎，佐藤格夫ほか．急性呼吸不全による人工呼吸患者の栄養管理ガイドライン2011年版．人工呼吸2012 ; 29 : 75-120.
5) Heyland DK, Dhaliwal R, Drover JW, et al. Canadian clinical practice guidelines for nutrition support in mechanically ventilated, critically ill adult patients. JPEN J Parenter Enteral Nutr 2003 ; 27 : 355-73.
6) Simpson F, Doig GS. Parenteral vs enteral nutrition in the critically ill patient : a meta-analysis of trials using the intention to treat principle. Intensive Care Med 2005 ; 31 : 12-23.
7) Peter JV, Moran JL, Phillips-Hughes J. A metaanalysis of treatment outcomes of early enteral versus early parenteral nutrition in hospitalized patients. Crit Care Med 2005 ; 33 : 213-20.
8) Li J, Kudsk KA, Gocinski B, et al. Effects of parenteral and enteral nutrition on gut-associated lymphoid tissue. J Trauma 1995 ; 39 : 44-52.
9) King BK, Kudsk KA, Li J, et al. Route and type of nutrition influence mucosal immunity to bacterial pneumonia. Ann Surg 1999 ; 229 : 272-8.
10) 日本集中治療医学会Sepsis Registry委員会．日本版敗血症診療ガイドライン The Japanese Guidelines for the Management of Sepsis. 日集中医誌2013 ; 20 : 124-73.
11) Gadek JE, Demichele SJ, Karlstad MD, et al. Effect of enteral feeding with eicosapentaenoic acid, gamma-linolenic acid, and antioxidants in patients with acute respiratory distress syndrome. Crit Care Med 1999 ; 27 : 1409-20.
12) Pontes-Arruda A, Aragão AM, Albuquerque JD, et al. Effects of enteral feeding with eicosapentaenoic acid, gamma-linolenic acid, and antioxidants in mechanically ventilated patients with severe sepsis and septic shock. Crit Care Med 2006 ; 34 : 2325-33.
13) Marik PE, Zaloga GP. Immunonutrition in critically ill patients : a systematic review and analysis of the literature. Intensive Care Medicine 2008 ; 34 : 1980-90.
14) Casaer MP, Mesotten D, Hermans G, et al. Early versus late parenteral nutrition in critically ill adults. N Engl J Med 2011 ; 365 : 506-17.
15) Heidegger CP, Berger MM, Graf S, et al. Optimisation of energy provision with supplemental parenteral nutrition in critically ill patients : a randomized controlled clinical trial. Lancet 2013 ; 381 : 385-93.
16) 寺島英夫，只野惣介，大河内信弘ほか．周術期を含め侵襲下におけるエネルギー投与に関する理論的考え方～既存のエネルギー投与量算定法からの脱却～静脈経腸．栄養学会誌2009 ; 24 : 1027-43.
17) Villet S, Chiolero RL, Bollmann MD, et al. Negative impact of hypocaloric feeding and energy balance on clinical outcome in ICU patients. Clin Nutr 2005 ; 24 : 502-9.
18) Dvir D, Cohen J, Singer P. Computerized energy balance and complications in critically ill patients : an observational study. Clin Nut 2006 ; 25 : 37-44.
19) National Heart, Lung, and Blood Institure Acute Respiratory Distress Syndrome (ARDS) Clinical Trials Network, Rice TW, Wheeler AP, Thompson BT, et al. Initial trophic vs full enteral feeding in patients with acute lung injury : the EDEN randomized trial. JAMA 2012 ; 307 : 795-803.

（栗山　直英，西田　修）

3. 人工呼吸中の鎮静

Key Point
- 「鎮静・鎮痛管理」から「疼痛・不穏・せん妄評価とその対処」に変わりつつある。
- 昏睡とせん妄を合わせて急性脳機能不全（acute brain dysfunction）という。
- 「疼痛・不穏・せん妄評価とその対処」に真剣に取り組むためには多職種との連携が必要である。

はじめに

ICU患者の疼痛，不穏，せん妄は密接に関連している。3つのそれぞれへの対処法（鎮痛・鎮静・せん妄評価）を間違うと他の2つに影響が生じる。検証されたスケールやツールも用いて疼痛，不穏，せん妄を評価するとともにこの3つをバランスよく対処する能力が問われる時代になりつつある。

1 概 要

米国集中治療医学会（SCCM）の鎮静・鎮痛のガイドライン[1]が2002年に発表されて以来10年以上たつ。2012年のSCCM学術総会では「疼痛・不穏・せん妄（Pain-Agitation-Delirium：PAD）」のガイドラインとしてその骨子が発表された。2002年の鎮静・鎮痛のガイドラインは世界中のICUの鎮静・鎮痛・せん妄のガイドラインの手本となった。鎮静，鎮痛，せん妄と3つに分けてそれぞれ適切な評価ツールを用い，目標値を定め治療に臨むシステムを示した（図1）。2012年の骨子または今後発表されるガイドラインでは，「鎮静・鎮痛」が「疼痛・不穏」と順序が入れ替わり，用語が医療行為から評価されるべき症候・症状に替わった点に注目すべきである。すなわち，評価をしないで何気なく「鎮静・鎮痛」を開始した行為から決別し，「疼痛・不穏」の評価から入り，場合によっては鎮痛のみ（無鎮静）あるいは鎮痛に加えて可及的浅い鎮静を心がけることに重きを置いている。そして，せん妄評価のルーチン化を求めているのである。この一連の流れを図2に示した。疼痛評価とその対処，不穏の評価とその対処，せん妄評価とその対処の順で説明する。

2 疼痛評価とその対処

1）疼痛スケール

患者とコミュニケーションが取れる場合の疼痛評価スケールには，Wong-Baker FACES pain rating scale[2]，顔が5つのフェイス・スケール[3]，視覚アナログ尺度（visual analogue scale：VAS），数値評価スケール（numeric rating scale：NRS）がある。VASは10 cmの水平線の両端に「痛みなし」と「激しい痛み（今までに経験のない強い痛み）」と書き，患者に今の痛みがどこに位置するか指し示してもらうことで判定する。NRSは0（痛みなし）-10（最強の痛み）の数字のうち，患者に今の痛みがどの数に値するか指し示してもらって判定する。VASで3 cm，NRSで3を患者が受け入れられる最大の疼痛レベルとし，VAS＞3 cm，NRS＞3を鎮痛の基準としている。

ICUの重症患者，特に人工呼吸患者では，患者とコミュニケーションがとれないため疼痛評価は困難である。体動，表情，姿勢などの患者

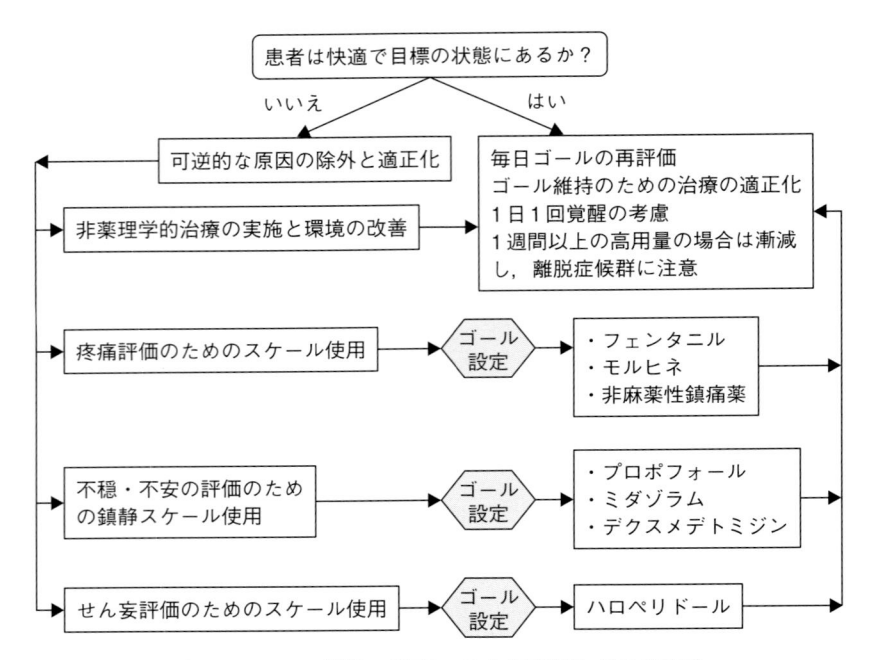

図1 ICUでの鎮静・鎮痛・せん妄評価とその治療法

(Jacobi J, Fraser GL, Coursin DB, et al. Clinical practice guidelines for the sustained use of sedatives and analgesics in the critically ill adult. Crit Care Med 2002；30：119-41 より改変引用)

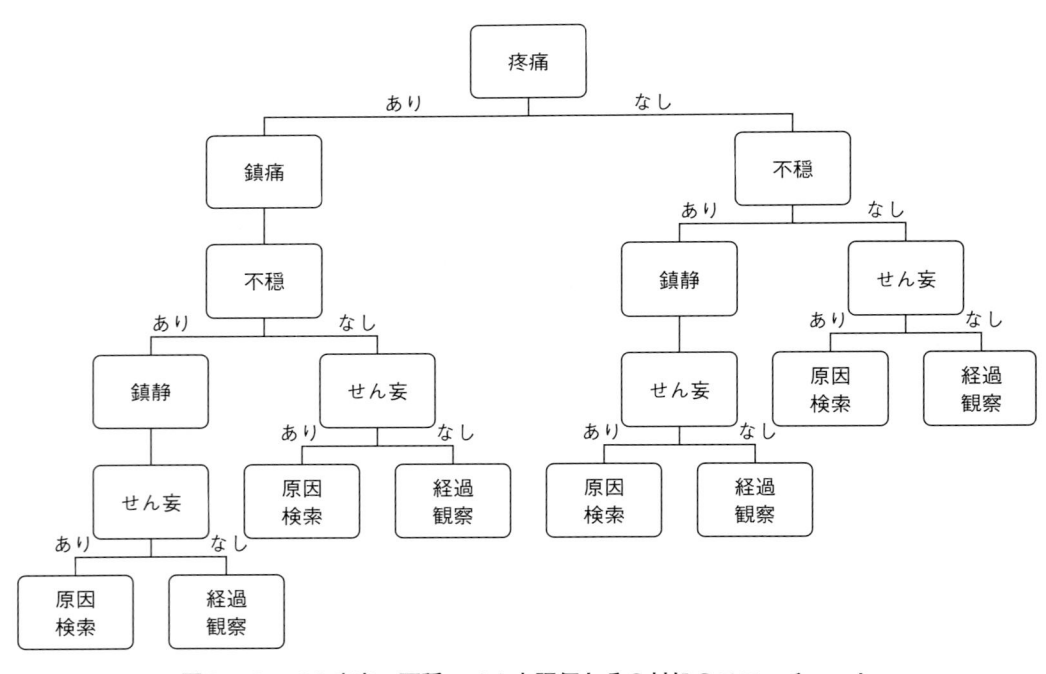

図2 ICUでの疼痛・不穏・せん妄評価とその対処のフローチャート

表1 behavioral pain scale (BPS)

項目	説明	スコア
表情	穏やかな	1
	一部硬い（例えば，まゆが下がっている）	2
	全く硬い（例えば，まぶたを閉じている）	3
	しかめ面	4
上肢	全く動かない	1
	一部曲げている	2
	指を曲げて完全に曲げている	3
	ずっと引っ込めている	4
呼吸器との同調性	同調している	1
	時に咳嗽，大部分は呼吸器に同調している	2
	呼吸器とファイティング	3
	呼吸器の調節がきかない	4

スコア範囲は3-12

の行動と，心拍数，血圧，呼吸数などの生理学的パラメータを通して疼痛レベルを評価し，鎮痛薬の効果をこれらの指標の変化で評価する[1]。これをPayenらがスケール化したのが，behavioral pain scale（BPS，表1）である[4]。15歳以上の人工呼吸患者に対し，妥当性と信頼性が検証されたスケールである。しかめ面などの表情，上肢の屈曲状態，人工呼吸器との同調性をスコア化し，点数は3-12の範囲で，点数が大きいほど疼痛刺激が大きいことになる。BPS>4またはBPS>5を鎮痛の基準にしている。

2) 鎮痛薬の種類とその使用の実際

SCCMのガイドラインでは，鎮痛薬としてフェンタニル，モルヒネが推奨されている[1]。これらは強力な鎮痛作用があるため非常に有効である。最近，レミフェンタニルが全身麻酔に使われるようになってきたが，これは超短時間作用性麻薬でICU領域での適応はない。

フェンタニルには即効性があり，ICUでの鎮痛に最適である。鎮痛効果はモルヒネの50-100倍で，持続時間が短いため持続静脈内投与を行う（1-2 μg/kg/hr，表2）。心筋収縮力抑制作用や血管拡張作用が少ないため循環動態が不安定な場合にはモルヒネよりフェンタニルが推奨される。

麻薬拮抗性（非麻薬性）鎮痛薬のブプレノルフィン，ペンタゾシンは，麻薬拮抗的に作用するため米国のガイドラインでは，長期間の麻薬投与において麻薬離脱症状を起こしやすいこと，麻薬投与が行いにくくなることなどの理由で推奨されていない[1]。しかし，推奨しない理由に強い根拠があるわけでなく，本邦ではこれらの薬物が麻薬としての取り扱いを受けないためその手続きの利便性からしばしば使用されるため本邦のガイドラインでは使用を禁止していない[5]。

VAS，NRS，BPSなどの疼痛スケールで基準を設け，基準値を超えた場合に鎮痛薬を開始・増量する方法がある。これらをICU専属の医師に指示をもらい鎮痛を行う場合と，あらかじめそのICUのプロトコルを作成しておいて医師の指示を簡略化する方法がある（図3）。

3 不穏の評価とその対処

1) 不穏の評価スケール

Ramsay scaleは1974年に作られ，鎮静薬の

表2 本邦で人工呼吸中に頻用される鎮痛薬・鎮静薬

一般名	消失半減期（hr）	最大効果発現時間（min）	投与量
フェンタニル	2-5	4	0.025-0.1 mg 1回静注 0.025-0.2 mg/hr 持続静注
モルフィン	2-4	30	1-5 mg 1回静注 1-10 mg/hr 持続静注
ブプレノルフィン	2-3	-5	0.05-0.2 mg 1回静注 0.02-0.08 mg/hr 持続静注
プロポフォール	4-7	1.5	1回静注は勧められない 0.3-3 mg/kg/hr 持続静注
ミダゾラム	3-5	2-5	1-5 mg 1回静注 2-10 mg/hr 持続静注
デクスメデトミジン	2-3	10	6 μg/kg/hr で10分間（初期負荷） 0.2-0.7 μg/kg/hr（維持量）

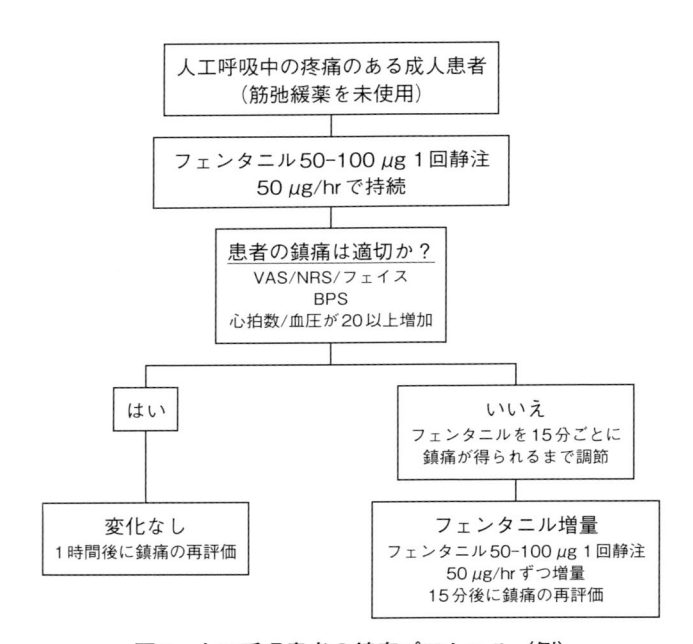

図3 人工呼吸患者の鎮痛プロトコル（例）
(Fry C, Edelman LS, Cochran A. Response to a nursing-driven protocol for sedation and analgesia in a burn-trauma ICU. J Burn Care Res 2009；30：112-8 より改変引用)

表3 Richmond agitation-sedation Scale (RASS)

スコア	用語	説明	
+4	好戦的な	明らかに好戦的な,暴力的な,スタッフに対する差し迫った危険	
+3	非常に興奮した	チューブ類またはカテーテル類を自己抜去；攻撃的な	
+2	興奮した	頻繁な非意図的な運動,人工呼吸器ファイティング	
+1	落ち着きのない	不安で絶えずそわそわしている,しかし動きは攻撃的でも活発でもない	
0	意識清明な落ち着いている		
−1	傾眠状態	完全に清明ではないが,呼びかけに10秒以上の開眼およびアイ・コンタクトで応答する	呼びかけ刺激
−2	軽い鎮静状態	呼びかけに10秒未満のアイ・コンタクトで応答	
−3	中等度鎮静状態	呼びかけに動きまたは開眼で応答するがアイ・コンタクトなし	
−4	深い鎮静状態	呼びかけに無反応,しかし,身体刺激で動きまたは開眼	身体刺激
−5	昏睡	呼びかけにも身体刺激にも無反応	

ステップ1：30秒間患者観察 (0～+4)
ステップ2：①大声で名前を呼ぶか,開眼するようにいう.
②10秒以上アイ・コンタクトができなければ繰り返す.
③動きが見られなければ,肩を揺するか,胸骨を摩擦する.

効果を評価するものとして本邦でもよく利用されてきたが,不穏の程度を判定できない欠点があった。そこで誕生したのがsedation-agitation scale (SAS)[7], motor activity assessment scale (MAAS)[8]であり,2002年にはRichmond agitation-sedation scale (RASS) (表3)[9]が開発された。RASSはより有用性の検証が進んでおり,せん妄評価にも利用でき,本邦のICUで最も普及している[10]。

RASSは鎮静中の患者はもちろんのこと鎮静薬を使用していない患者に対しても使用できる。RASSを使った鎮静(意識)レベルの評価法は2段階からなり,まず,患者を刺激することなく,そっと観察する。このとき,0～+4の範疇にあればこれで評価は終了する。+1～+4の状態を不穏(agitation)という。次に,患者を音声で刺激する。10秒以上のアイ・コンタクトの有無がスコアを分ける鍵になる。最後に,患者の身体を刺激する。−4～−5の状態を昏睡(coma)という。

目標とする鎮静レベルは患者背景(年齢,既往症)や病態(外傷,ショック,術後など)により異なり,医師と看護師,時に患者や家族も加わり,協議して決定する。

2) 鎮静薬の種類とその使用の実際

本邦で頻用される鎮静薬はプロポフォール,ミダゾラム,デクスメデトミジンである(表2)。その他の薬物としてジアゼパム,バルビツレート,ケタミン,吸入麻酔薬などがあるが,今日ではあまり使用されていない。

長期鎮静または深鎮静の場合,ミダゾラムを第一選択とする。短期鎮静(48時間未満),浅鎮静,頻回の神経学的評価を要する場合,プロポフォールまたはデクスメデトミジン,または両者の併用が適している。デクスメデトミジンはより生理的な睡眠を誘導し,呼吸抑制が少なく,抗コリン活性がなく,せん妄の出現しにくい鎮静薬であるが,血圧低下,徐脈の出現に注意が必要である。

看護師に鎮静プロトコルを遵守してもらい,その実施前後で人工呼吸日数が短縮したという報告がある[11]。Kressらは鎮静中の人工呼吸患者を1日1回覚醒させることで人工呼吸日数が短縮したと報告した[12]。これらの研究に共通するのは看護師が不穏の継続評価を行うことで非常に重要な役割を担っていることである。おのおののICUで不穏の評価スケールと鎮静薬の種

```
                        鎮静・鎮痛・筋弛緩薬指示簿

患者名_____     年齢 [      ]     性別（M・F）     体重 [      ] kg
                                                               （体重はおよそで構わない）
選択する薬剤に☑をつける.
   ☐ ドルミカム                                    _____mL/時
   ☐ ディプリバン                                  _____mL/時
   ☐ プレセデックス（1バイアル＋生食48 mL）        _____mL/時
   ☐ エスラックス（筋弛緩薬）                      _____mL/時
   ☐ その他　_____

   ☑ 目標とする鎮静レベルより深い場合 _____mL/時 ダウンする.  ⎫
   ☑ 目標とする鎮静レベルより浅い場合 _____mL/時 アップする.  ⎬ 必須！
   ☑ 循環動態の変化（血圧の上昇・低下）によっては適宜，鎮静薬の増減や中断を行う. ⎭

目標鎮静レベルに☑をつける.

       RASSスコア      用　語         説　明
   ☐    －1          傾眠状態       呼びかけに10秒以上のアイコンタクト
   ☐    －2          軽い鎮静状態   呼びかけに10秒未満のアイコンタクト
   ☐    －3          中等度鎮静状態 呼びかけに動きまたは開眼で応答するが，アイコンタクトなし
   ☐    －4          深い鎮静状態   呼びかけに無反応，しかし，身体刺激で動きまたは開眼
   ☐    －5          昏　睡         身体刺激にも無反応

[薬剤のヒント]
＊ドルミカム＋スタドール：10Aずつで，1 mL/時で開始すると体重50 kgの場合，0.07 mg/kg/時となる.
＊ディプリバン：5 mL/時で，体重50 kgの場合，1 mg/kg/時．維持量は0.5-3.0 mg/kg/時程度.
＊プレセデックス（上記の調合で4 μg/mL）：0.2 μg/kg/時で維持開始.
＊エスラックス（50 mg/5 mL）：体重50 kgの場合，2 mL/時で維持.

          指示の変更で指示簿が見にくい場合，新たに書き直します.
       _____月_____日      医師名_____
                                 看護師名_____
```

図4　山口大学高度救命救急センターの鎮静・鎮痛・筋弛緩薬指示簿

類・量に関するプロトコルを作成し，それに従い鎮静薬投与を行うことは推奨されている[1)5)]．参考として山口大学高度救命救急センターのプロトコルを示す（図4）。

4 せん妄の評価とその対処

1）せん妄評価ツール

せん妄評価は主観的評価や経験に頼ると過小評価してしまうことが報告されてきたが，疼痛，不穏の評価に比べ，いまだ十分に普及して

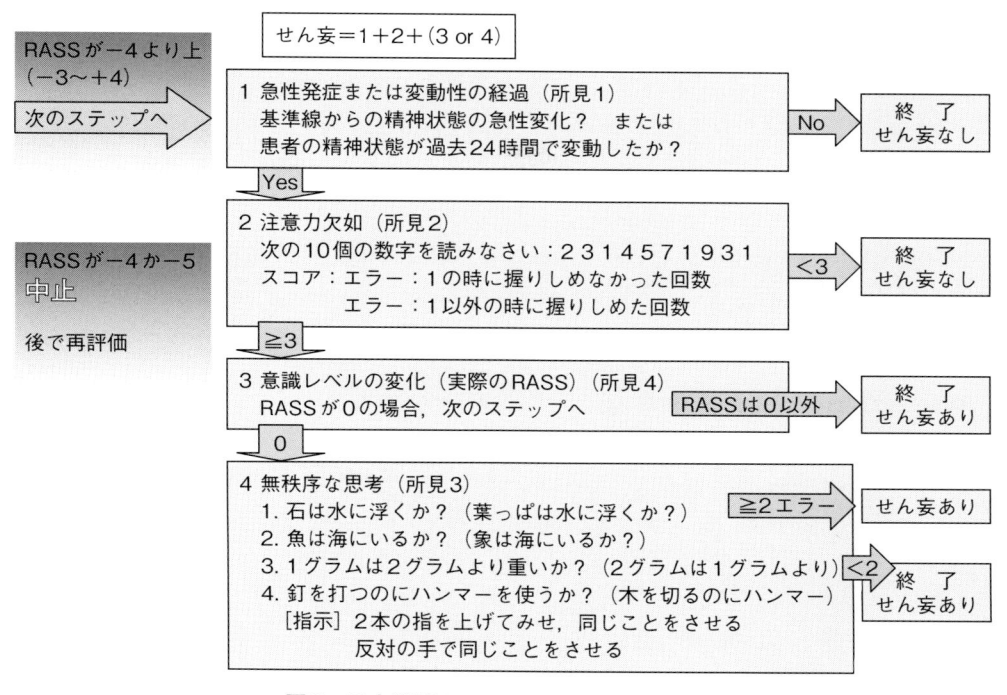

図5 日本語版CAM-ICUのフローチャート
(Vasilevskis EE, Ely EW, Speroff T, et al. Reducing iatrogenic risks. ICU-acquired delirium and weakness-crossing the quality chasm. Chest 2010；138：1224-33より改変引用)

きていない。

　せん妄とは，Diagnostic and statistical manual of mental disorders-Ⅳ（DSM-Ⅳ）によると，「①注意を集中し，維持し，他に転じる能力の低下を伴う意識の障害，②認知の変化，またはすでに先行し，確定され，または進行中の痴呆ではうまく説明されない知覚障害の出現，③その障害は短期間のうちに出現し，1日のうちで変動する傾向がある」と定義される[13]。気管挿管された病態の不安定なICU患者では，従来，せん妄の評価は困難であった。そこで，このような患者に対し，精神科医が診断したのと同等な判別能力を有するツールが2001年に米国とカナダからそれぞれ発表された。前者をConfusion Assessment Method for the Intensive Care Unit（CAM-ICU）といい[14)15)]，後者をIntensive Care Delirium Screening Checklist（ICDSC）といい，DSM-Ⅳに準拠した8つの項目（意識レベルの変化，不注意，失見当識，幻覚・妄想，精神的興奮・抑制，不適当な気分・会話，睡眠/覚醒のサイクルの障害，1日のうちの症状の変動）のうち4項目以上陽性の場合をせん妄と診断する[16]。

　CAM-ICUではDSM-Ⅲ-Rに準拠した所見1-4のうち3つが陽性の場合〔1＋2＋3（or 4）〕，せん妄と診断する。精神状態変化の急性発症または変動性の経過（所見1），注意力欠如（所見2），無秩序な思考（所見3），意識レベルの変化（所見4）の4つの所見の有無を確認するが，所見1で基準線という普段の状態，術前状態，前日の状態から全く変化がなければ所見1は陰性となり，せん妄なしと診断する（**図5**）。RASS（**表3**）が0以外であれば自動的に所見4は陽性である。したがって，所見1と所見4が陽性なら実際に患者に接して所見をとるのは所見2だけでよいことになる。所見3の確認の必要はあまりない。

　CAM-ICUで評価する前にRASSで鎮静（意識）レベルを評価することが必須であるが，RASSで－4より上（－3～＋4）の場合，せん妄評価に進む。RASSが－4または－5の場合，評価を中止し，後で再評価する。所見1～4の

> **pit fall**
>
> 不穏や活発型せん妄においては，患者に身体拘束（抑制帯の使用）を余儀なくされる場合がある．司法からの身体拘束に対する見解を記す（平成22年1月22日最高裁）．
> 　身体拘束が許容される「緊急やむをえない場合」とは，①切迫性（患者本人または他の患者等の生命または身体が危険にさらされる可能性が著しく高いこと），②非代替性（身体拘束その他の行動制限を行う以外に代替する介護方法がないこと），③一時性（身体拘束その他の行動制限が一時的なものであること）の3つを満たす場合である．

うち3つが陽性でRASSが0〜−3であれば，不活発型せん妄（hypoactive delirium），RASSが＋1〜＋4であれば活発型せん妄（hyperactive delirium）という．

2）せん妄の予防と治療の実際

　一般病棟では患者支援策をはじめとするせん妄の非薬物的予防策が検討されてきたが，ICUにおいては薬物治療・非薬物治療ともにせん妄の予防と治療に関する報告が少ない．

　鎮静薬の種類の違いによるICUせん妄の予防効果を比較検討した二重盲検無作為化の多施設共同研究が2つある．1つはベンゾジアゼピン系ロラゼパム（本邦未発売）とデクスメデトミジンを比較したもの[18]，もう1つはミダゾラムとデクスメデトミジンを比較したものである[19]．α_2受容体アゴニストのデクスメデトミジンは従来の鎮静薬（GABA受容体アゴニスト）と異なる利点を有していることからせん妄予防効果が期待された．結果，デクスメデトミジンはロラゼパムと比較して急性脳機能不全（昏睡またはせん妄）または昏睡のないICU日数が有意に長かったが，せん妄のない日数については有意差が得られなかった[18]．一方，後者では，せん妄の発症率がデクスメデトミジンで54％，ミダゾラムで77％とデクスメデトミジンで有意に少なかった[19]．

　ICUせん妄の治療に関する報告は少なく，まだパイロット研究の段階である．ハロペリドールと非定型抗精神病薬オランザピンの一施設無作為化比較臨床試験（RCT）が行われ，両者は同等に改善を認めた[20]．その後，多施設パイロット研究が2つ発表された．Devlinらはハロペリドールが必要なICUせん妄患者にプラセボまたはクエチアピンを計画投与した結果，クエチアピンは最初のせん妄の消失までの時間，せん妄の持続時間，不穏の時間が有意にプラセボより短かった[21]．一方，Girardらは人工呼吸患者を無作為にハロペリドール，ジプラシドン，プラセボに割り付け，6時間ごとに14日間投与した[22]．3群とも急性脳機能不全なしの生存日数は同様であった．人工呼吸離脱日数，入院日数，死亡率などの副次的評価項目も3群間で違いはなかった．

　今現在の本邦での対処法として，せん妄の診断後，非薬物治療（支援策）を行うと同時に，せん妄を来す直接原因を念頭に置いた全身検索を行う．これらで解決しない場合，精神科医へ相談可能であれば早期に行い，軽度の活発型せん妄ではチアプリド，ハロペリドール，あるいはリスペリドンをはじめとする非定型抗精神病薬を内服投与し，夜間の睡眠を確保するよう努める．重度の活発型せん妄では，保険適応外使用になるが，ハロペリドールの静脈内投与，あるいはリスペリドンの内服液剤を屯用する．

おわりに

　「鎮静・鎮痛管理」から「疼痛・不穏・せん妄評価とその対処」に移行してきた．

　目標とする鎮静レベルは可能な限り浅く，RASS 0〜−2とし，患者の病態に支障がなければ1日1回鎮静を中断ないし減量し，日中はなるべく

患者を覚醒させる。その覚醒している時間帯に人工呼吸器からのウィーニングまたはリハビリテーションを実施する。看護師はRASSによる鎮静（意識）レベルの評価に加えてせん妄評価を行う。鎮静を減量・中断してもICUせん妄を持続して認める場合，鎮静・鎮痛薬以外の原因，すなわち，低酸素血症，感染症，代謝性因子（肝腎機能障害，血糖・電解質異常など）を鑑別に挙げる。

【文　献】

1) Jacobi J, Fraser GL, Coursin DB, et al. Clinical practice guidelines for the sustained use of sedatives and analgesics in the critically ill adult. Crit Care Med 2002；30：119-41.
2) Hockenberry MJ, Wilson D."Wong's Essentials of Pediatric Nursing". 8th ed. St Louis：Elsevier Mosby；2009.
3) 寺井岳三，行岡秀和．フェイススケールによる術後痛の評価―肝切除術と食道切除術の比較―．麻酔1999；48：981-5.
4) Payen JF, Bru O, Bosson JL, et al. Assessing pain in critically ill sedated patients by using a behavioral pain scale. Crit Care Med 2001；29：2258-63.
5) 日本呼吸療法学会人工呼吸中の鎮静ガイドライン作成委員会．人工呼吸中の鎮静のためのガイドライン．人工呼吸 2007；24：146-67.
6) Fry C, Edelman LS, Cochran A. Response to a nursing-driven protocol for sedation and analgesia in a burn-trauma ICU. J Burn Care Res 2009；30：112-8.
7) Riker RR, Picard JT, Fraser GL. Prospective evaluation of the Sedation-Agitation Scale for adult critically ill patients. Crit Care Med 1999；27：1325-9.
8) Devlin JW, Boleski G, Mlynarek M, et al. Motor Activity Assessment Scale：a valid and reliable sedation scale for use with mechanically ventilated patients in an adult surgical intensive care unit. Crit Care Med 1999；27：1271-5.
9) Sessler CN, Gosnell M, Grap MJ, et al. The Richmond Agitation-Sedation Scale：validity and reliability in adult intensive care patients. Am J Respir Crit Care Med 2002；166：1338-44.
10) 日本集中治療医学会規格・安全対策委員会，日本集中治療医学会看護部会．ICUにおける鎮痛・鎮静に関するアンケート調査．日集中医誌 2012；19：99-106.
11) Brook AD, Ahrens TS, Schaiff R, et al. Effect of a nurse-implemented sedation protocol on the duration of mechanical ventilation. Crit Care Med 1999；27：2609-15.
12) Kress JP, Pohlman AS, O'Connor MF, et al. Daily interruption of sedative infusions in critically ill patients undergoing mechanical ventilation. N Engl J Med 2000；342：1471-7.
13) 高橋三郎，大野　裕，染矢俊幸訳．せん妄．DSM-IV-TR 精神疾患の診断・統計マニュアル．東京：医学書院；2004. p.142-52.
14) Ely EW, Margolin R, Francis J, et al. Evaluation of delirium in critically ill patients：validation of the Confusion Assessment Method for the Intensive Care Unit（CAM-ICU）. Crit Care Med 2001；29：1370-9.
15) http://www.mc.vanderbilt.edu/icudelirium/docs/CAM_ICU_training_Japanese.pdf（日本語版CAM-ICU, 2012年12月14日閲覧）．
16) Bergeron N, Dubois M-J, Dumont M, et al. Intensive Care Delirium Screening Checklist：evaluation of a new screening tool. Intensive Care Med 2001；27：859-64.
17) Vasilevskis EE, Ely EW, Speroff T, et al. Reducing iatrogenic risks. ICU-acquired delirium and weakness-crossing the quality chasm. Chest 2010；138：1224-33.
18) Pandharipande PP, Pun BT, Herr DL, et al. Effect of sedation with dexmedetomidine vs lorazepam on acute brain dysfunction in mechanically ventilated patients：the MENDS randomized controlled trial. JAMA 2007；298：2644-53.
19) Riker RR, Shehabi Y, Bokesch PM, et al. Dexmedetomidine vs midazolam for sedation of critically ill patients：a randomized trial. JAMA 2009；301：489-99.
20) Skrobik YK, Bergeron N, Dumont M, et al. Olanzapine vs haloperidol：treating delirium in a critical care setting. Intensive Care Med 2004；30：444-9.
21) Devlin JW, Roberts RJ, Fong JJ, et al. Efficacy and safety of quetiapine in critically ill patients with delirium：a prospective, multicenter, randomized, double-blind, placebo-controlled pilot study. Crit Care Med 2010；38：419-27.
22) Girard TD, Pandharipande PP, Carson SS, et al. Feasibility, efficacy, and safety of antipsychotics for intensive care unit delirium：the MIND randomized, placebo-controlled trial. Crit Care Med 2010；38：428-37.

（鶴田　良介）

4. 人工呼吸中の理学療法，体位変換療法

Key Point
- 呼吸理学療法とは，呼吸障害に対する理学療法の呼称および略称さらには総称であり，呼吸障害の予防と治療のために適用される理学療法の手段である。
- 人工呼吸中の理学療法に関してはさまざまな手技が存在するが，各病態・疾患に合わせた呼吸理学療法手技を正しく選択・実践していくことが必要である。
- 長期ベッド臥床や不動は，呼吸器系，心血管系，皮膚，骨格筋系などに悪影響をもたらし，予後にも影響するため，早期からの理学療法的介入が重要である。

はじめに

本邦において，人工呼吸中の理学療法は30年以上前より実施されてきた。これに対し，近年はABCDEバンドルの概念が提唱され，再度人工呼吸中の理学療法が注目されている。したがって，本稿では呼吸理学療法基本手技，人工呼吸中の呼吸理学療法を中心に記述する。

1 概要

1）人工呼吸中の理学療法とは

呼吸理学療法（respiratory physiotherapy/physical therapy）とは，呼吸障害に対する理学療法の呼称および略称さらには総称であり，呼吸障害の予防と治療のために適用される理学療法の手段である。また，「リラクセーションや呼吸練習，呼吸筋トレーニング，胸郭可動域練習，運動療法，気道クリアランス法など，適用されるあらゆる手段を包括したものとして用いられており，肺および胸部理学療法と呼吸理学療法は明確に区別して用いる」とされている[1]。

人工呼吸中の早期からの理学療法介入に関しては，「患者の総体的な機能状態を向上させ，呼吸や身体的機能の自立性を温存し，臥床に伴う合併症を減少させることであり，人工呼吸器からの離脱の遅れ，活動制限，人工呼吸器への依存を防止し，患者の回復を促進するもの」である[2]。したがって，人工呼吸中の理学療法の目標として，

①適切な体位選択および変換（ポジショニング）
②気道内分泌物の排出による肺合併症の予防
③人工呼吸器離脱の援助
④廃用症候群の予防
⑤早期離床

などが挙げられる。

2）廃用症候群の予防

廃用症候群の中で，筋力低下や関節拘縮に関しては次のような報告がある。

ARDS生存者は，筋消耗と筋疲労により，ICU退院時に18％の体重減少と退院後1年後に著明な機能制限を認めたと報告されており[3]，ベッド臥床や不動は，呼吸器系，心血管系，皮膚，骨格筋系など全身にさまざまな悪影響をもたらす[4)~7)]。ベッド上臥床により，筋力は1日あたり1-1.5％減少し[5)7)]，また，人工呼吸器装着7日後に，25-33％の臨床的著明な低下を認めたという報告もある[5]。これにより，長期間ベッド臥床は，ICU滞在期間や在院期間の延長の一因となる。関節拘縮は，安静臥床状態が継続し，自発的な動きが少ない患者に必ず発生する。最

近の研究では，2週間以上ICUに滞在した患者の1/3以上は，最低2つ以上の機能的に重要な関節の拘縮を認めたと報告されている[8]。また，呼吸系に関しても，長期背臥位管理の患者は，線毛機能，咳嗽反射，排痰機能が低下し，VAPや院内肺炎の発症リスクが増大すると報告されている[7)8)]。

このように，長期臥床が続くことは，呼吸機能の低下をまねくだけでなく，身体機能の低下や廃用症候群の進行を助長する。したがって，人工呼吸器からの離脱や早期離床を促していくためにも，早期からの理学療法の介入が必要となってくる[9]。

2 呼吸理学療法基本手技[1)]

1) リラクセーション

呼吸困難に対し，その呼吸困難を最も軽減することのできる体位や手技のことである。

■目的と効果

①呼吸困難の軽減，②労作時に急激な呼吸困難の増強などが出現した場合に，より早くスムーズに呼吸調整ができるようにすること。

■適応

慢性呼吸器疾患，胸部・上部腹部手術後，気管支喘息など呼吸困難を感じている患者。

2) 呼吸法トレーニング

a. 口すぼめ呼吸

呼気時に口唇をすぼめながら，細く，ゆっくりとした呼気を行う呼吸法。

■目的と効果

呼気の初期流速の減速と陽圧効果により気道の虚脱を予防し，呼吸数の減少と1回換気量の増加を図ることである。それによって換気効率およびガス交換（特に酸素化）を改善し，呼吸困難の軽減および呼吸困難からの早期回復，動作能力の向上などを期待する。

■適応

呼吸困難を自覚するCOPD，気管支喘息など閉塞性換気障害。また，深くゆっくりとした呼吸パターンに修正させたい場合。

b. 横隔膜呼吸

吸気時に主に横隔膜運動を増幅させ，それに伴う腹壁の拡張運動を強調させて換気を行う呼吸法。

■目的と効果

①呼吸仕事量の軽減と換気効率の改善，②呼吸困難の軽減（呼吸困難発生時の早期回復など），③動作能力の向上など。

■適応

①慢性肺疾患（COPD，気管支喘息，その他閉塞性および拘束性肺疾患）の労作時呼吸調節，呼吸困難軽減，②神経筋疾患による呼吸機能障害，③胸部・腹部外科周術期の深呼吸，肺容量の増大，換気の改善など。

c. インセンティブスパイロメトリ

患者の吸気を視覚的または聴覚的にフィードバックする器具（インセンティブスパイロメータ；incentive spirometer）を使用しながら呼吸をする方法。

■目的と効果

手術後の末梢気道閉塞の予防，拡張不全の認められる肺胞の再拡張，無気肺の予防と改善，吸気容量の増加と吸気能力の改善。

■適応

①上腹部手術後や胸部外科手術後など無気肺の発生が予期される状態，②COPDを合併する患者の手術後，③無気肺のある患者，④脊髄損傷や横隔膜収縮不全などで拘束性換気障害を有するもの。

■禁忌

①器具の適切な使用を理解できない場合，②患者の協力が得られない場合，③肺活量が10 mL/kg以下，吸気容量が予測値の1/3以下で効率的に深呼吸できない患者，④過換気，過度の疼痛，広範囲の肺虚脱，気管支攣縮，疲労，酸素投与下で酸素化が維持できない場合。

3）胸郭可動域トレーニング

a. 徒手胸郭伸張法

徒手胸郭伸張法は，胸郭柔軟性の改善を目的に行われる手技であり，肋骨の捻転，胸郭の捻転，胸郭の側屈，背部過伸展，シルベスター法を含めた総称。

■目的と効果

①胸郭柔軟性の改善，②肋椎関節可動性増大，③換気量の改善，④胸郭周囲筋の筋緊張抑制，⑤姿勢の改善。

■適応

①肋間筋の短縮や拘縮などにより，肋骨の可動性や胸郭全体の柔軟性が低下している患者，②胸郭の拡張制限により，換気量が低下している患者，③姿勢不良の患者，④呼吸が浅くて速い患者，⑤長期臥床の患者。

■禁忌

多発肋骨骨折，開胸術後，骨粗鬆症患者や胸腔ドレーン挿入部。

b. 肋間筋のストレッチ

胸郭柔軟性の改善を目的に行われる，徒手的な肋間筋へのストレッチ手技。

■目的と効果

①胸郭柔軟性の改善，②肋間筋の筋緊張抑制，③リラクセーション。

■適応

肋間筋の筋緊張亢進や短縮によって胸郭の可動性が低下している患者など。

■禁忌

①多発肋骨骨折，②開胸術後や皮膚が脆弱な患者，③胸腔ドレーン挿入部など。

4）呼吸筋トレーニング

呼吸筋に適度な負荷刺激を加えることで，その強化を図る方法であり，一般的に吸気筋のトレーニングを意味している。

■目的と効果

①吸気筋力および耐久性の増大，②安静時および労作時呼吸困難の軽減。

■適応

①適切な治療を行っているにもかかわらず症状が残存している症例，②呼吸筋力が低下し，③呼吸筋力低下が呼吸困難や運動耐容能に影響を及ぼしていると予測される場合，④通常の運動療法のみでは効果が乏しい場合。

■禁忌

呼吸筋疲労，心機能低下や循環動態が不安定な症例，全身状態不良な重症例。

過度の人工呼吸管理は，横隔膜萎縮や機能不全を誘発してしまう可能性がある[10]。ICUでの人工呼吸管理のCOPD患者に対する吸気筋トレーニングを実施することで，ウィーニング時の有益なアウトカムに関連する可能性が報告されている[10]。

5）気道クリアランス（排痰法）

a. 咳嗽

気道内の異物や分泌物を排出するための防御反応。閉鎖した声門を急激に開放することで生じる強い呼出で，気道クリアランスでは最終的に中枢気道から分泌物などを排出するために用いられる。

■目的と効果

①中枢気道に貯留した分泌物の除去，②無気肺，術後合併症の予防。

■適応

中枢気道に貯留した分泌物の除去が必要な場合。

b. 強制呼出手技／ハフィング

気道分泌物の移動を目的として，声門を開いたまま強制的に呼出を行うこと。

■目的と効果

気道分泌物の移動および除去。

■適応

①慢性疾患，急性疾患，手術後，年齢などを問わず，気道分泌物の除去が必要な患者。意識障害のある患者や，協力の得られない患者，乳幼児は適応とならない。

■禁忌

特に禁忌となる病態はないが，気管支攣縮が

著しく，気管の状態や全身状態が不安定な患者には注意を要す．

c．咳嗽介助
咳嗽の効果を高めるために，咳嗽に合わせて胸部または腹部を徒手的に固定あるいは圧迫すること．

■目的と効果
①主として咳嗽機能が低下した患者に対する中枢気道に貯留した分泌物の除去，②無気肺，呼吸器合併症の予防．

■適応
神経筋疾患や頸髄損傷などで咳嗽機能が低下した患者，呼気筋力が低下した患者で喀痰が困難なすべての患者．人工呼吸器装着中や意識がない場合でも適応となる．

■禁忌
①胃食道逆流のある患者，②急性腹部病変，腹部大動脈瘤，裂孔ヘルニア，妊娠，未治療の気胸．

d．体位ドレナージ／体位排痰法
気道分泌物が貯留した末梢肺領域が高い位置に，中枢気道が低い位置となるような体位を利用し，重力の作用によって貯留分泌物の誘導排出を図る気道クリアランスの手段で，その体位を排痰体位という．

■目的と効果
①末梢肺領域からの気道内分泌物の移動促進，②気道分泌物の排出促進，③無気肺の改善，④換気の改善，⑤酸素化能の改善．

■適応
①気道分泌物の排出が困難と思われる場合で，喀痰量が25-30 mL/day以上かつ喀出困難，人工気道を使用している患者で気道分泌物貯留がある，あるいは示唆される場合，②気道分泌物の閉塞によると思われる無気肺の存在，③囊胞性線維症，気管支拡張症，空洞性病変を伴った肺疾患，④気道内異物．

■禁忌
「①すべての体位が禁忌，②頭低位が禁忌，③頭高位が禁忌」に分類される．

①すべての体位が禁忌
相対的禁忌：頭蓋内圧（ICP）が20 torr以上，脊椎外科術直後，急性脊髄損傷あるいは活動性の喀血，膿胸，気管支胸腔瘻，うっ血性心不全に関連した肺水腫，大量胸水，肺塞栓，体位変換に耐えられない高齢者，精神混乱，不安状態，フレイルチェストを伴う肋骨骨折，外科的創傷あるいは治癒過程の組織を有する患者．
絶対的禁忌：頭頸部の外傷で損傷部の非固定状態，血行動態の不安定な活動性出血．

②頭低位が禁忌
ICP＞20 torr，ICPの上昇を回避すべき患者，コントロールのできていない高血圧，鼓腸，食道手術，最近の外科的あるいは放射線による治療後の肺癌に関連する大量喀血，誤嚥のリスクが高い患者（経管栄養，経口摂食直後）．

③頭高位が禁忌
低血圧，血管作動薬使用中の患者．

e．スクイージング
排痰体位をとり気道分泌物の貯留する胸郭を呼気時に圧迫し，吸気時に圧迫を開放する手技．

■目的と効果
①気道分泌物の移動，②換気量の増加，③無気肺の改善，④肺酸素化能の改善，⑤肺コンプライアンスの改善など．

■適応
気道分泌物の貯留を認める急性あるいは慢性呼吸障害で，末梢肺領域からの気道分泌物の移動を促したい場合．通常は体位ドレナージの適応基準に準ずる．

■禁忌
絶対的禁忌：胸部の広範な熱傷による植皮術後．

相対的禁忌：循環動態の不安定な患者，フレイルチェストを伴った多発肋骨骨折，離開した術創または胸骨切開の存在，脆弱した皮膚・骨粗鬆症の合併．

6）体位変換療法（ポジショニング）

ポジショニングは，体位変換によって，特定の体位（臨床的には側臥位や前傾側臥位，腹臥位，坐位）を一定時間保持することである。目的としては，①気道クリアランス，②呼吸困難の軽減，③肺容量の改善，④酸素化の改善，⑤下側肺障害の治療があり，経腸栄養患者は，45°挙上位の半横臥位よりも背臥位のほうで，頻繁に胃内容物誤嚥がみられたことが明らかになっており，人工呼吸器患者への背臥位での治療はすべきでないという根拠が明らかになっている。

腹臥位管理は，胸腔内の重力勾配分布によって，酸素化を高め，肺背側部の換気を改善させ，過膨張を減少させる可能性があり，人工呼吸器による肺損傷発生率を減少させる。換気補助レベルを減少させることで，人工呼吸器からの早期離脱をもたらし，死亡率を減少させる可能性がある。また，人工呼吸管器装着時の腹臥位療法は，ほとんど悪影響がなく58-100%の小児および成人患者の動脈血酸素改善を認め[11]，VAP発生率と人工呼吸器装着期間を減少させる[12]と報告されているが，酸素化の改善は死亡率の改善とは直接関連しない[12)13]。

大規模無作為化比較臨床試験（RCT）および中規模RCTにおける，ARDS/ALIの人工呼吸管理患者に対する腹臥位と背臥位の比較では，腹臥位で生存率の改善が認められた[11]。最近のメタ分析によるとARDS患者に限定した場合，長期間での人工呼吸管理下での腹臥位管理では，ICU死亡率を有意に減少させることが明らかになっている[14]。

その一方で，腹臥位管理は，褥瘡のリスクを1.5倍増加させ，気管内チューブに関連する合併症の発生率に高い傾向を示した[15]という報告や，逆に背臥位管理と発生率に有意差は認められない[11]などの報告があり，今後さらなる検討が必要である。

院内肺炎は，ICUに入院している患者の最も重大な感染症であり，50%以上の発症率である。院内肺炎のリスク因子の一つとして，人工呼吸器患者の長期臥床が挙げられる。静的臥位の継続により，繊毛運動輸送の減少，無気肺，肺静脈還流量の変化を引き起こすとされる。持続的体位変換により，気道閉塞や無気肺を予防し，下気道感染や肺炎発症率，入院日数を減少させると報告されている[16]が，病院死亡率・人工呼吸器装着期間・ウィーニング成功率に関しての影響は明らかになっていない[16)～18]。

a．腹臥位療法

患者の体位を腹臥位に保つこと，通常，急性呼吸不全患者に対して，酸素化の改善を目的に一定時間，適応する場合に用いる名称である。

■目的と効果
①酸素化の改善，②下側肺領域の換気の改善，③気道内分泌物の排出など。

■適応
下側肺障害を伴っている患者。

■禁忌
絶対的禁忌：①循環動態の不安定な患者，②頭蓋内圧亢進，③不安定な脊椎骨折・骨盤骨折。

相対的禁忌：①顔面外傷，②治療されていない不整脈，③急性出血，④気管切開術直後，⑤脊椎や開腹術後，⑥血液透析患者。

b．体位呼吸療法

腹臥位管理と，その治療効果を増強する特定の呼吸理学療法とを組み合わせたものである。

■目的と効果
①酸素化能の改善，②肺胞換気の改善，③下側肺末梢気道の分泌物排出，④横隔膜・胸郭柔軟性の改善。

■適応
両側性下側肺障害，片側性下側肺障害，片側肺障害といった限局する肺病変の存在する患者。

7）運動療法

長期臥床による不動になることで，骨格筋機能不全や抗重力筋機能不全の原因となり，筋肉量と有酸素運動能力が低下することはよく知られており[7]，早期からの運動療法による有効性は数多く報告されている[7)19)～22]。

ベッドサイドでのエルゴメータ（20 min/day）実施により，退院時の6MWD・等尺性大腿四

表1 人工呼吸中の呼吸理学療法手技とその目的

酸素化障害（気道内分泌物の除去）→排痰法
換気障害→胸郭可動域トレーニング・呼吸介助
呼吸筋筋力低下→呼吸筋トレーニング
呼吸困難→リラクセーション・呼吸介助
筋力低下・易疲労性→運動療法
離脱困難例（コンディションの維持）
　　　　　→胸郭可動域トレーニング，呼吸介助

患者の病態に合わせて，目的に合った呼吸理学療法手技を実施していく．

表2 Progressive mobilityの効果

	通常のケア群 (n=135)	プロトコル群 (n=145)	P
離床までの日数	11.3 (9.6-13.4)	5.0 (4.3-5.9)	<0.001
人工呼吸器装着期間	10.2 (8.7-11.7)	8.8 (7.4-10.3)	0.163
ICU滞在期間	6.9 (5.9-8.0)	5.5 (4.7-6.3)	0.025
在院期間	14.5 (12.7-16.7)	11.2 (9.7-12.8)	0.006

通常のケア群とprogressive mobilityのプロトコル介入群との比較を示した．
（Morris PE, Goad A, Thompson C, et al. Early intensive care unit mobility therapy in the treatment of acute respiratory failure. Crit Care Med 2008；36：2238-43より引用）

頭筋筋力・健康関連QOL（SF-36）が有意に改善したこと[20]や，ICUでの運動療法の有無が1年後の再入院・死亡の予測因子となった[21]との報告がある．このように，患者それぞれにあった運動療法プログラムを実施することで，効果的で円滑なウィーニングが行え，院内生存率の改善，再入院に関連するリスク因子を減少させることが明らかになっている[21]．

また，近年神経筋電気刺激により，重症で不活動患者の低負荷四肢運動として筋機能変化を簡便に促進させることができると報告されてきている[22]．

3 人工呼吸中の呼吸理学療法

1）人工呼吸管理の目的・呼吸不全の病態に合わせた手技の選択

人工呼吸管理の主な目的として，「換気・ガス交換の改善」「換気血流比の改善」「呼吸仕事量の軽減」などが挙げられる．そのため，呼吸理学療法を実施するにあたり，個々の呼吸不全の病態に合わせた手技の選択が重要である．以下に，各病態とそれに対応する呼吸理学療法手技を示す．

①気道内分泌物の貯留により酸素化障害を引き

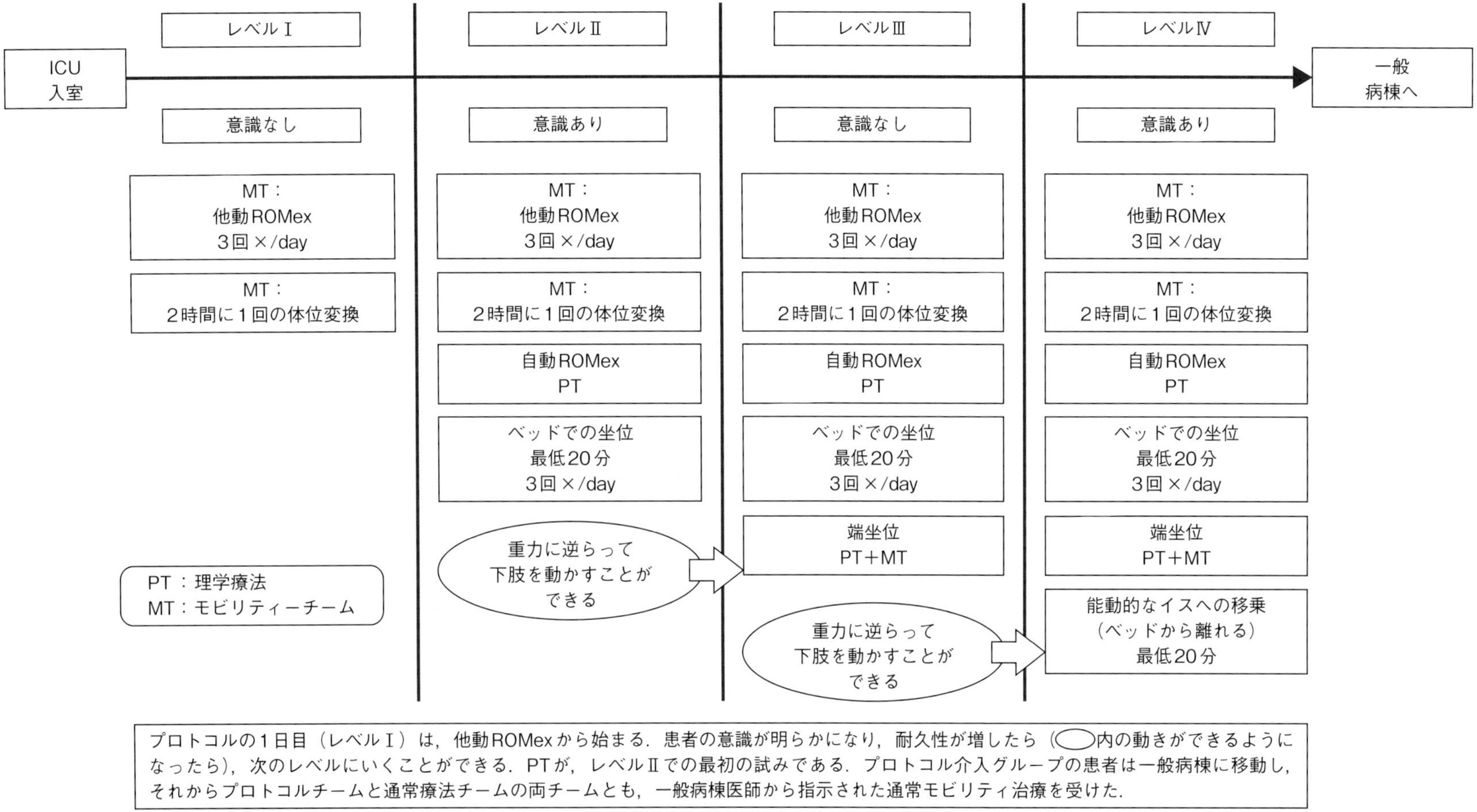

図1 Progressive mobilityのプロトコル

プロトコルの1日目（レベルⅠ）は、他動的ROM exから始まる。患者の意識が明らかになり、耐久性が増したら（◯内の動きができるように次のレベルに進むことができる。PTが、レベルⅡでの最初の介入の基本となる。PTが、レベルⅡでの最初の試みである。プロトコル介入グループの患者は一般病棟に移動し、どのレベルにおいても、2時間に1回の体位変換が基本となる。それからプロトコルチームと通常療法チームの両チームと通常療法医師から指示された通常モビリティ治療を受けた。

（Morris PE, Goad A, Thompson C, et al. Early intensive care unit mobility therapy in the treatment of acute respiratory failure. Crit Care Med 2008 ; 36 : 2238-43 より一部改変引用）

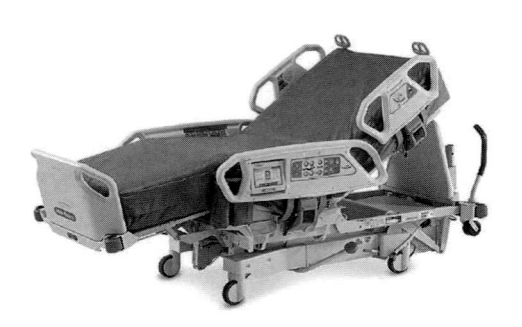

図2　トータルケアSpO₂RT
（画像提供：パラマウントベッド社）

起こし，さらには呼吸器合併症を引き起こす原因となるため，気道内分泌物の除去が必要であり，それに対応する手技としてスクイージングなどの排痰法が選択される。
②換気障害は，胸郭可動域の制限が原因となり，呼吸運動に伴う呼吸仕事量や酸素消費量の増加をまねいてしまうため，胸郭柔軟性の維持および改善が必要である。胸郭可動域トレーニングや呼気介助を選択し，呼吸機能の維持および改善を図る。
③呼吸筋筋力低下は，呼吸困難を増加させ運動制限を引き起こす原因となる。インセンティブスパイロメトリなどを使用し，呼吸筋トレーニングを行うことで呼吸困難や運動耐容能の改善を図る。
④呼吸困難により，過剰な呼吸努力を行うことで，呼吸補助筋の緊張が高くなり，酸素消費量の増加の原因となる。呼吸補助筋の過剰な活動を抑制させるために，リラクセーションや呼吸介助が選択される。
⑤筋力低下や易疲労性に関しては，呼吸不全患者の制限因子として重要であり，廃用にも関わってくることから，早期からの運動療法を中心としたプログラムを実施する。
⑥離脱困難例とは，筋萎縮性側索硬化症（amyotrophic lateral sclerosis：ALS）やデュシェンヌ型筋ジストロフィー（Duchenne muscular dystrophy：DMD）の進行例，または高位頸髄損傷などである。人工呼吸器からの離脱を最終目的とした前述の①から⑤までの対応とは異なり，ALSなどでは長期にわたり安定した人工呼吸器管理ができるためのコンディショニング維持が目的となり，胸郭可動域トレーニングなどが主になる。加えて，長期の人工呼吸器管理においては，ADL維持，QOL向上も念頭に置くことが必要である（表1）。

2）具体的な実施内容

a. Progressive mobility（表2[23]，図1[23]〜3）

クリティカルケアにおいて，「progressive mobility」という概念がある。これは，患者の目標とするベースラインへの回復に向けて，対象患者の活動レベルに応じて実施される逐次的方法による運動療法プランと定義され[24]，ベッドでの頭部挙上，manual turning，自動および他動での関節可動域練習，持続的体位変換（continuous lateral rotational therapy：CLRT），腹臥位管理，抗重力運動，坐位，歩行などの手段で構成される。これによりガス交換能改善，VAP発生率の減少，人工呼吸器装着期間の短縮，長期における機能改善をさらに向上させる。これらの概念への意識が高まることで，合併症を予防したり，治癒や回復をより早くすることが可能となる[25)〜27)]。

b. Early mobilization

早期理学療法介入に関して，最近の研究でearly mobilizationに関する臨床データが報告されている[28)]。これは，24-72時間人工呼吸管理を受けた鎮静状態の成人104名を対象に，鎮静薬の減量時期に合わせ，理学療法や作業療法の介入による早期からの運動や離床を実施する

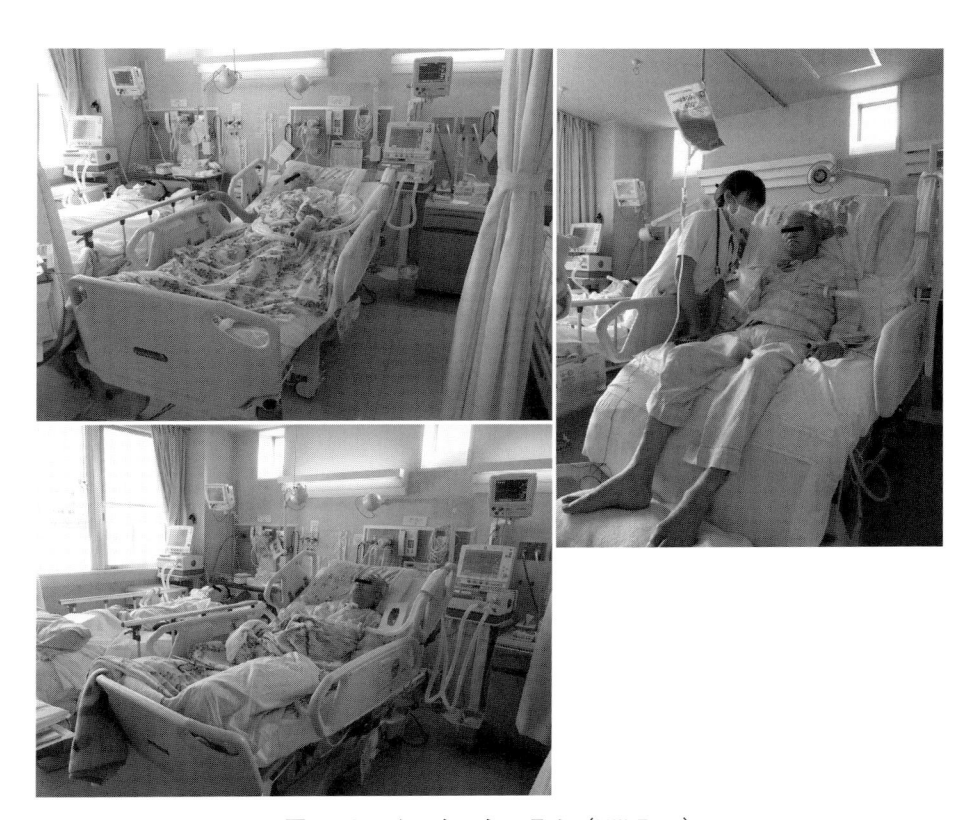

図3 トータルケアシステム (Hill-Rom)
人工呼吸管理中の患者に対し,最少の医療スタッフで,仰臥位から椅子坐位を電動によりワンタッチで実施可能である.

表3 人工呼吸管理の患者に対する early mobilization の効果 (1)

	介入群 (n=49)	コントロール群 (n=55)	P値
退院時にADL自立にもどった割合	29 (59%)	19 (35%)	0.02
ICUでのせん妄 (day)	2.0 (0.0-6.0)	4.0 (2.0-7.0)	0.03
ICUにおけるせん妄期間 (%)	33% (0-58)	57% (33-69)	0.02
入院中のせん妄 (day)	2.0 (0.0-6.0)	4.0 (2.0-8.0)	0.02
入院中におけるせん妄の期間 (%)	28% (26)	41% (27)	0.01
退院時のbarthel index	75 (7.5-95)	55 (0-85)	0.05
退院時における不全麻痺	15 (31%)	27 (49%)	0.09
人工呼吸器非装着期間 (day)	23.5 (7.4-25.6)	21.1 (0.0-23.8)	0.05
人工呼吸管理の期間 (day)	3.4 (2.3-7.3)	6.1 (4.0-9.6)	0.02
生存例における人工呼吸管理の期間 (day)	3.7 (2.3-7.7)	5.6 (3.4-8.4)	0.19
非生存例における人工呼吸管理の期間 (day)	2.5 (2.4-5.5)	9.5 (5.9-14.1)	0.04
ICU在室期間 (day)	5.9 (4.5-13.2)	7.9 (6.1-12.9)	0.08
入院期間 (day)	13.5 (8.0-23.1)	12.9 (8.9-19.8)	0.93
入院中の死亡例	9 (18%)	14 (25%)	0.53

介入群(早期理学療法・作業療法介入群)とコントロール群(プライマリーケアのみの群)との比較を示す.
(Schweickert WD, Pohlman MC, Pohlman AS, et al. Early physical and occupational therapy in mechanically ventilated, critically ill patients：a randomized controlled trial. Lancet 2009：373：1874-82 より一部改変引用)

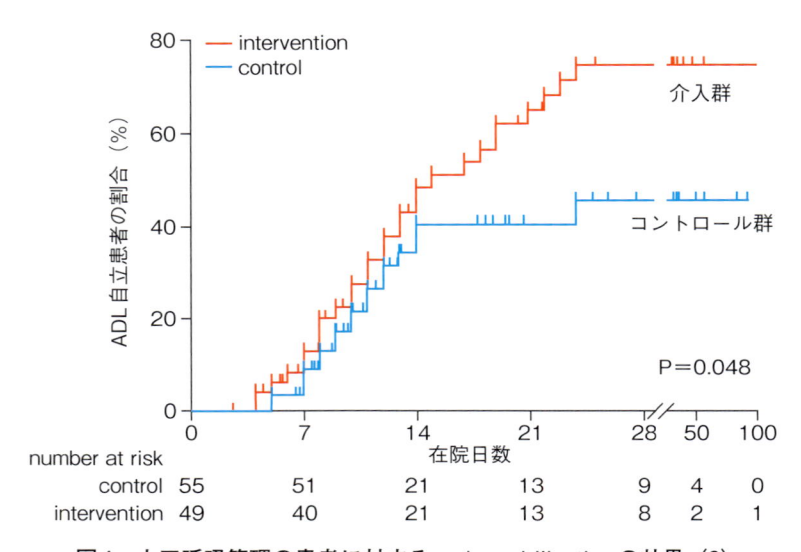

図4 人工呼吸管理の患者に対するearly mobilizationの効果（2）
在院日数とADL自立患者の割合を示す．在院14日以降にADL自立患者の割合に差が現れる．
（Schweickert WD, Pohlman MC, Pohlman AS, et al. Early physical and occupational therapy in mechanically ventilated, critically ill patients：a randomized controlled trial. Lancet 2009；373：1874-82 より一部改変引用）

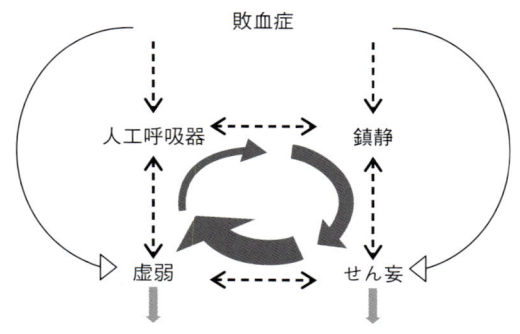

図5 敗血症患者のICUにおけるせん妄および虚弱との関連性
（Vasilevskis EE, Ely EW, Speroff T, et al. Reducing introgenic risks ICU-adquired delirium weakness-crossing the quality chasm. Chest 2010；138：1224-33 より一部改変引用）

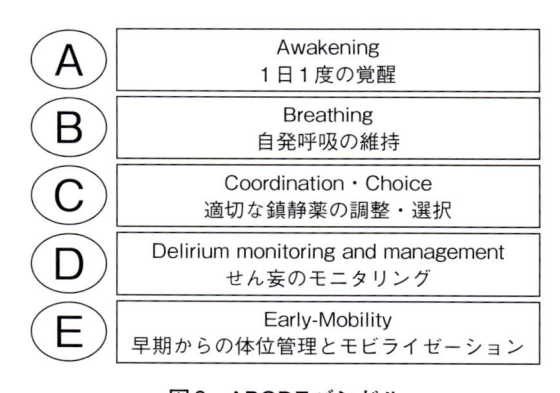

図6 ABCDEバンドル

A　Awakening　1日1度の覚醒
B　Breathing　自発呼吸の維持
C　Coordination・Choice　適切な鎮静薬の調整・選択
D　Delirium monitoring and management　せん妄のモニタリング
E　Early-Mobility　早期からの体位管理とモビライゼーション

群（介入群）と通常のプライマリーケアのみを実施する群（コントロール群）とに無作為に振り分け，early mobilizationの効果について検証している．結果は，退院時のADL自立にもどった割合，せん妄期間や人工呼吸器装着期間に関して，両群間で有意な差を認め，介入群のほうに良好な結果を得た（**表3**）[28]．また，両群の在院日数におけるその時点でのADL自立患者の割合は，在院14日目以降に著明な差が認められており，early mobilizationの効果は身体機能予後に大きな影響を及ぼすことが示されている（**図4**）[28]．

一方，近年ABCDEバンドル[25)〜27)]と呼ばれるA（1日1回の覚醒），B（自発呼吸の維持），C（適切な鎮静薬の調整・選択），D（せん妄のモニタリング），E（早期からの体位管理とモビライゼーション）から構成されるICU患者に対する早期介入について提言されている（図

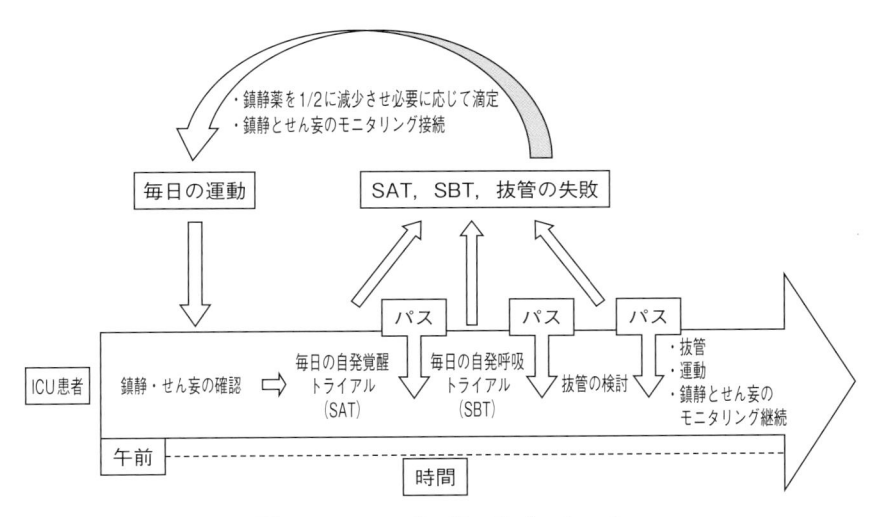

図7 ABCDEバンドルのプロトコル

ABCDEバンドルを実施していくにあたり，呼吸ケアチームを中心に多職種でアプローチしていくことが望ましい．

(Vasilevskis EE, Ely EW, Speroff T, et al. Reducing introgenic risks ICU-adquired delirium weakness-crossing the quality chasm. Chest 2010；138：1224-33 より一部改変引用)

5[29]，6，7[29]，8[30]）．

4 呼吸ケアサポートチーム（RST）と理学療法

近年，多職種連携によるチーム医療の推進，呼吸器疾患患者に対する包括的アプローチによる治療とケアの必要性が高まり，呼吸ケアサポートチーム（RST）の重要性が高まってきている．さらに，2010年度の診療報酬改定で，「呼吸ケアチームの加算（週1回：150点）」が新たに認可されたことで，今後より一層RST活動が普及していくことが予想される．RSTにおける理学療法士の役割として，体位変換や排痰の促進によるVAPの予防，無気肺の改善，早期離床やADL拡大，呼吸機能の評価など具体的な活動内容として多岐にわたる（図9）．

おわりに

人工呼吸管理中の呼吸理学療法に関する効果として，人工呼吸期間やICU滞在日数，入院日数の減少や予後を改善させるという根拠は十分

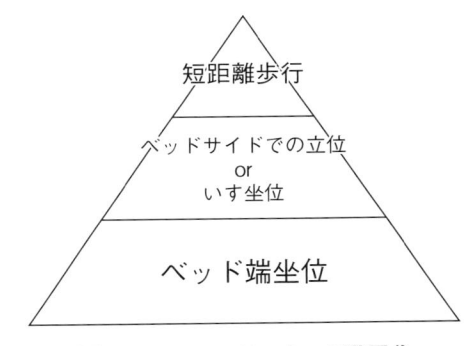

図8 early mobilizationの階層化

early mobilizationを実施していくうえで，まずはベッド端坐位を目標とし，段階を追ってレベルを上げていく．

(Balas MC, Vasilevskis EE, Burke WJ, et al. Critical care nurses' in implementing the "ABCDE Bundle" into practice. Crit Care Nurs 2012；32：35-8, 40-8 より一部改変引用)

にはない．現時点では，VAPの発生を抑制することが示されている程度で，エビデンスに乏しいのが現状である．また，すべての重症患者への包括的アプローチに対するエビデンスには限界があり[27]，今後は短期間および長期間での臨床的アウトカムを指標としたRCTをもっと実施し，呼吸理学療法の有効性を示していくことが必要である．

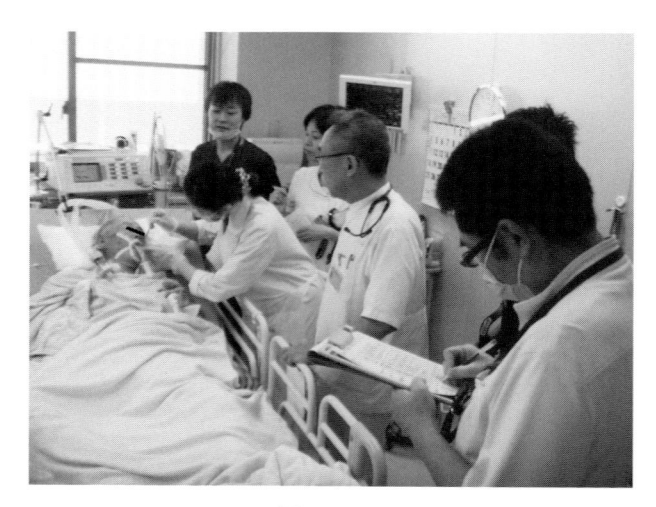

図9 RST

> **pit fall**
> - 呼吸リハビリテーションは非常に広い概念であり，多くの職種（医師，歯科医師，歯科衛生士，看護師，理学療法士，作業療法士，言語聴覚士，薬剤師，栄養士など）が多方面よりアプローチするものである．したがって，呼吸理学療法や運動療法は呼吸リハビリテーションのなかの一つの構成要素であり，「呼吸リハビリテーション＝呼吸理学療法」ではない．
> - 体位変換に関し臨床現場では，2時間ごとの体位交換を実施しているのは，わずか2.7％であり，49.3％が平均7.7時間にわたり同じ体位の状態で管理している[25]との報告がされている．また，英国のICU40施設での2日間の調査では，体位変換は，平均4.85±3.3時間ごとに実施されていた[26]と報告されている．このことから，呼吸理学療法手段は，リハビリテーション場面のみではなく包括的にアプローチしていくことが必要である．
> - 人工呼吸管理中の理学療法を実施するにあたり，やみくもに呼吸理学療法手技だけをこなすのではなく，各病態に合わせた手技を正しく選択・実践していくことが大切である．

【文献】

1) 神津 玲, 玉木 彰, 山下康次ほか. 第1部呼吸理学療法の標準手技. 千住秀明, 眞渕 敏, 宮川哲夫監. 石川 朗, 神津 玲, 高橋哲也編. 呼吸理学療法標準手技. 東京：医学書院; 2008. p.1-116.
2) Clini E, Ambrosino N. Early physiotherapy in the respiratory intensive care unit. Respir Med 2005; 99: 1096-104.
3) Herrdge MS, Cheung AM, Tansey CM, et al. Canadian Critical Care Trials Group. One year outcomes in survivors of the acute respiratory distress syndrome. N Engl J Med 2003; 348: 683-93.
4) Morris PE. Moving our critically ill patients: mobility barriers and benefits. Crit Care Clin 2007; 23: 1-20.
5) De Jonghe B, Bastuji-Garin S, Durand MC, et al. Respiratory weakness is associated with limb weakness and delayed weaning in critical illness. Crit Care Med 2007; 35: 2007-15.
6) Stevens RD, Dowdy DW, Michaels RK, et al. Neuromuscular dysfunction acquired in critical illness: a systematic review. Intensive Care Med 2007; 33: 1876-91.
7) Kathleen M. Introduction to progressive mobility. Crit

Care Nurs 2010 ; 30 : S3-S5.
8) Clavet H, Hébert PC, Fergusson D, et al. Joint contracture following prolonged stays in the intensive care unit. CMAJ 2008 ; 178 : 691-7.
9) Truong AD, Fan E, Brower RG, et al. Bench to bedside review : mobilizing patients in the intensive care unit from pathophysiology to clinical trials. Crit Care 2009 ; 13 : 21-6.
10) Gosselink R, De Vos J, van den Heuvel SP, et al. Impact of inspiratory muscle training in patients with COPD : what is the evidence? Eur Respir J 2011 ; 37 : 416-25.
11) Abroug F, Ouanes-Besbes L, Elatrous S, et al. The effect of prone positioning in acute respiratory distress syndrome or acute lung injury : a meta-analysis.Areas of uncertainty and recommendations for research. Intensive Care Med 2008 ; 34 : 1002-11.
12) Sud S, Sud M, Friedrich JO, et al. Effect of mechanical ventilation in the prone position on clinical outcomes in patients with acute hypoxemic respiratory failure : a systematic review and meta-analysis. CMAJ 2008 ; 178 : 1153-61.
13) Gattinoni L, Tognoni G, Pesenti A, et al. Prone-Supine Study Group. Effect of prone positioning on the survival of patients with acute respiratory failure. N Engl J Med 2001 ; 345 : 568-73.
14) Abroug F, Ouanes-Besbes L, Dachraoui F, et al. An updated study-level meta-analysis of randomized controlled trials on proning in ARDS and acute lung injury. Crit Care 2011 ; 15 : R6.
15) Kopterides P, Siempos II, Armaganidis A. Prone positioning in hypoxemic respiratory failure : Meta-analysis of randomized controlled trials. J Crit Care 2009 ; 24 : 89-100.
16) Delaney A, Gray H, Laupland KB, et al. Kinetic bed therapy to prevent nosocomial pneumonia in mechanically ventilated patients : a systematic review and meta-analysis. Crit Care 2006 ; 10 : R70.
17) Goldhill DR, Imhoff M, McLean B, et al. Rotational bed therapy to prevent and treat respiratory complications : a review and meta-analysis. Am J Crit Care 2007 ; 16 : 50-61.
18) Kirschenbaum L, Azzi E, Sfeir T, et al. Effect of continuous lateral rotational therapy on the prevalence of ventilator-associated pneumonia in patients requiring long-term ventilator care. Crit Care Med 2002 ; 30 : 1983-6.
19) Porta R, Vitacca M, Gilè LS, et al. Supported arm training in patients recently weaned from mechanical ventilation. Chest 2005 ; 128 : 2511-20.
20) Burtin C, Clerckx B, Robbeets C, et al. Early exercise in critically ill patients enhances short-term functional recovery. Crit Care Med 2009 ; 37 : 2499-505.
21) Morris PE, Griffin L, Berry M, et al. Receiving early mobility during an ICU admission is a predictor of improved outcomes in acute respiratory failure. Am J Med Sci 2011 ; 341 : 373-7.
22) Routsi C, Gerovasili V, Vasileiadis I, et al. Electrical muscle stimulation prevents critical illness polyneuromyopathy : a randomized parallel intervention trial. Crit Care 2010 ; 14 : R74.
23) Morris PE, Goad A, Thompson C, et al. Early intensive care unit mobility therapy in the treatment of acute respiratory failure. Crit Care Med 2008 ; 36 : 2238-43.
24) Vollman KM. Introduction to Progressive Mobility. Crit Care Nurs 2010 ; 30 : S3-S5.
25) Krishnagopalan S, Johnson EW, Low LL, et al. Body position of intensive care patients : clinical practice versus standards. Crit Care Med 2002 ; 30 : 2588-92.
26) Goldhill DR, Badacsonyi A, Goldhill AA, et al. Aprospective observational study of ICU patient position and frequency of turning. Anaesthesia 2008 ; 63 : 509-15.
27) Ambrosino N, Janah N, Vagheggini G. Physiotherapy in critically ill patients.Rev Port Pneumol 2011 ; 17 : 283-8.
28) Schweickert WD, Pohlman MC, Pohlman AS, et al. Early physical and occupational therapy in mechanically ventilated, critically ill patients : a randomized controlled trial. Lancet 2009 ; 373 : 1874-82.
29) Vasilevskis EE, Ely EW, Speroff T, et al. Reducing introgenic risks ICU-adquired delirium weakness-crossing the quality chasm. Chest 2010 ; 138 : 1224-33.
30) Balas MC, Vasilevskis EE, Burke WJ, et al. Critical care nurses' in implementing the "ABCDE Bundle" intopractice. Crit Care Nurs 2012 ; 32 : 35-8, 40-8.

（石川　朗，沖　侑大郎）

IV

特殊な人工呼吸管理

1. 胸郭外陰圧人工呼吸
2. 高頻度振動換気（HFOV）
3. 重症呼吸不全に対する体外膜型肺（ECMO）
4. 腹臥位呼吸管理

1. 胸郭外陰圧人工呼吸

はじめに

呼吸不全に対する人工呼吸法には，従来の気管挿管を用いた侵襲的な陽圧式人工呼吸法と，非侵襲的人工呼吸（noninvasive ventilation：NIV）であるNPPVと体外式人工呼吸がある。NPPVが標準的な治療としての地位を確立しつつあるのに対して，一方の体外式人工呼吸も侵襲的人工呼吸に比べ気道内を陽圧にしないという特性から合併症が少ないことが知られており，近年見直されている（表1）。

1 特　徴

体外式人工呼吸の歴史は1950年代のポリオ大流行時に活躍した「鉄の肺」（図1）に始まる。この「鉄の肺」は頭部を除く体全体を鉄製のタンクの中に入れ，内部を陰圧にすることで胸を膨らませ換気を行うものであるが，機器が大きい，ケアが困難，患者の不快感が強い，換気補助効果が不十分であったなどの問題が存在した。さらに気管切開による陽圧換気が開発され死亡率が劇的に低下したことから，鉄の肺は徐々に廃れてしまったが，その後，非侵襲的人工呼吸の合併症の少なさが見直されるようになり，胸郭のみを覆うシェル方式が開発された。本邦でもacoma社製のTH-1が発売されたが，初期の体外式人工呼吸は，シェル内を吸気時に陰圧にすることで患者の横隔膜の引き下げと胸郭の拡張を補助し換気を行う，『陰圧式人工呼吸』であった。陰圧式人工呼吸は，気道内を陽圧にしない，より生理的な人工呼吸であると考えられ，ポリオによる呼吸不全をはじめ1970年代後半には筋ジストロフィーなどの神経筋疾患に伴う呼吸不全に対しても使用されるようになった。筋ジストロフィーでは，肺胞低換気を伴う呼吸不全が死亡原因となることが多いためなんらかの人工呼吸を要するが，陽圧人工呼吸に比べ在宅でも簡便に使用できる陰圧式人工呼吸が広く普及したのである。しかし，その一方で，特に睡眠時に上気道が閉塞する報告が相次いだ。そのため，さらに改良が加えられ，呼気時にシェル内が陽圧となる陽陰圧体外式人工呼吸（biphasic cuirass ventilation：BCV）が開発された。BCVでは，胸郭を圧迫し気道内陽圧を作って上気道閉塞の危険を解除することで陰圧式の欠点を克服した。こうして現在では，BCVの一つであるRTX（メディベント社製，

表1　気管挿管とNIVの利点・欠点

	気管挿管	NIV
利点	・確実な気道確保 ・さまざまな呼吸モードを選択できる（APRV, high frequency oscillatory ventilation） ・高いPEEPをかけることができる	・非侵襲的 ・会話・食事が可能 ・VAPの発生が少ない
欠点	・侵襲的である ・VAPの発生頻度が高い ・鎮静薬・筋弛緩薬など循環に影響を与える薬物の使用が必要	・意識の悪い患者，気道分泌物の多い患者，協力が得られない患者には使用できない ・使用できる呼吸モードは限られている

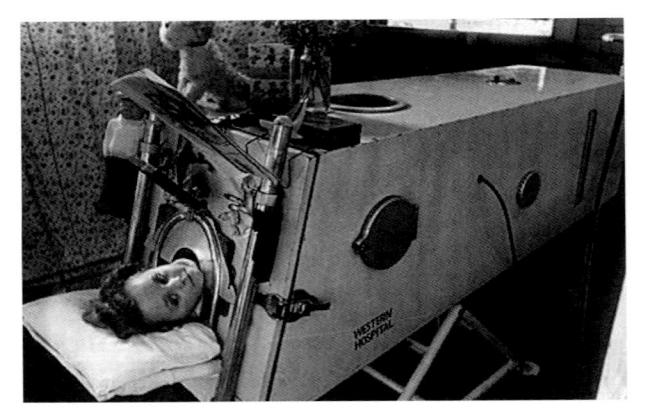

図1　鉄の肺
〔http://www.freeinfosociety.com/media.php?id=1404
（2013年5月閲覧）より引用〕

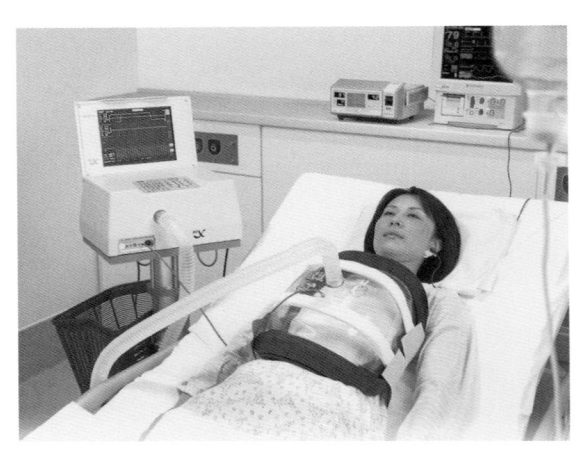

図2　RTXレスピレータ
（画像提供：アイ・エム・アイ株式会社）

図2）が体外式人工呼吸の主流となっている。

　体外式人工呼吸は非挿管患者に用いることが可能であり，頭頸部には装置がつかないために通常の会話や経口摂取が可能となるうえに，挿管人工呼吸に比べ気道感染（VAP）や気道損傷の合併が少ないことも大きな利点となる。また，挿管人工呼吸患者への併用も可能なため，人工呼吸のウィーニング時に使用されることもある。

2　概　要

　BCVの一般的適応を表2に示す。BCVは，無気肺となっている肺胞を広げる効果や呼吸筋を補助する効果で呼吸筋疲労の軽減作用が期待できるため，通常の人工呼吸と同様，ALI/ARDSなどの急性呼吸不全からCOPDなどの慢性呼吸不全まで広く適応がある[1〜4]。非挿管患者にも使用でき，セットアップや着脱が容易にできるため，軽度の呼吸不全にも早期から積極的に使用することができる。また，胸腔内を陰圧に保つことで静脈還流量を増加させるとと

表2 体外式人工呼吸の適応

① COPDの急性増悪
② ALI/ARDS
③ 心不全
④ 先天性心疾患
⑤ 周術期における呼吸不全
⑥ 抜管後呼吸不全（再挿管回避）
⑦ 肺炎
⑧ 神経筋疾患

もに右室の後負荷を軽減するため，肺血流および心拍出量の増加が期待でき，小児の先天性心疾患を含む心血管術後や心不全などの低心機能患者に有用である[5)6)]。

ほかにも，陽圧呼吸管理が不利になる症例や無気肺，急性呼吸不全においても，均一の圧で胸郭運動をコントロールできる体外式人工呼吸のほうが通常の人工呼吸に比べて有用であったとの報告もあり[7)]，当院でも，小児や成人の肺炎，無気肺症例に対して良好な結果を得ている。

一方で，確実な気道確保はできないため，心肺停止蘇生後を含む意識レベルが悪い症例や喀痰のクリアランスが不良な症例では適応がない。

3 具体的な処置・管理法

BCVのうち臨床で広く応用されているRTX（メディベント社製）の管理法について記す。RTXには11種類のキュイラス（胸当て）があり（図3），約1.6 kgの新生児から90 kgを超える症例まで対応可能である。キュイラスは患者適応体重に応じて最も大きいサイズのものを選択し，緩やかな衣服の上から装着する。わきの下から最低でも臍下まで覆っている必要があり，長身であるあるいは体重/身長の割合が大きい患者にはより大きなキュイラスが必要となることがある（キュイラスは透明なので，内部の状態が観察可能）。

開始時期に関しては，統一された基準はなく各施設間で異なるが，一般的には通常の酸素投与で管理できない酸素化能の低下や換気の低下

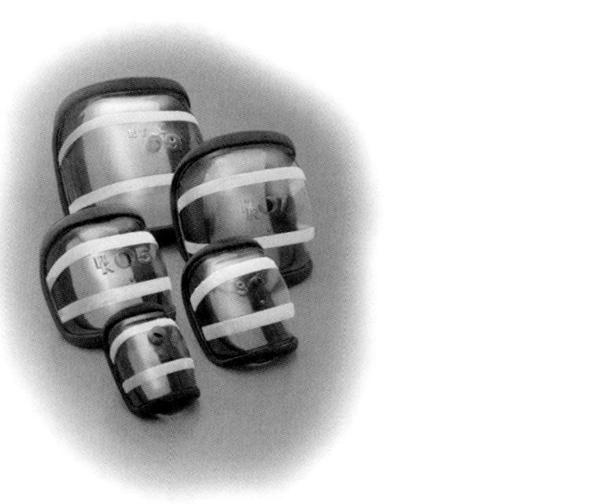

図3 キュイラス
（画像提供：アイ・エム・アイ株式会社）

（$PaCO_2$ 60 mmHg以上），呼吸数の異常（呼吸数35回/min以上または呼吸数5回/min以下），呼吸困難の自覚などが適応となると考えられる。

RTXにはコントロールモード，シンクロモード，トリガモード，クリアランスモード，持続陰圧モードの5種類の換気モードがあり（図4），症例に応じて使い分けることができる。吸気圧，トリガ感度，バックアップ換気回数，アラームレベルなどの設定も，一般の人工呼吸器と同様に細かく設定でき，非常に調節性に優れている。

コントロールモードは，通常の人工呼吸における調節呼吸（PCVに相当する）と同様のモードで，換気回数，I:E比，吸気圧，呼気圧を設定し，必要とされる換気を確実に確保できるモードである。吸気時には最大 $-50\ cmH_2O$ の陰圧に，呼気時には最大 $+50\ cmH_2O$ の陽圧に設定することが可能で，横隔膜や胸郭の拡張・収縮を補助することで，換気量の調節が可能である。導入時の目安としては，呼吸回数20〜30回/min，陰圧を-15〜$-25\ cmH_2O$，陽圧を5〜$10\ cmH_2O$から開始する。対して，シンクロモードとトリガモードは自発呼吸に同調した換気を行うモードである。トリガは，患者に装着したキュイラスに圧ラインを挿入し，それを本体に引き込んで圧変化を捉えて吸気のタイミングを図る。シンクロモードはPSVに相当し，患者自身の吸気時間・呼気時間に合わせて，吸

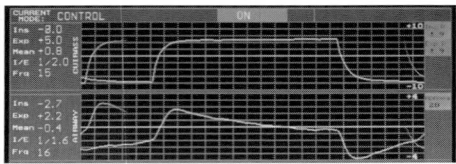

確実な換気を実現するコントロールモード 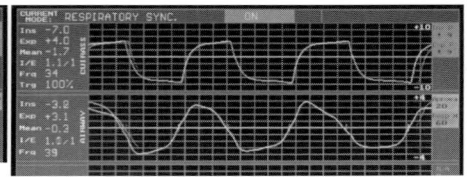　　自発呼吸に同調するシンクロモード

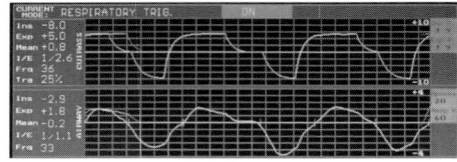

補助呼吸ができるトリガモード 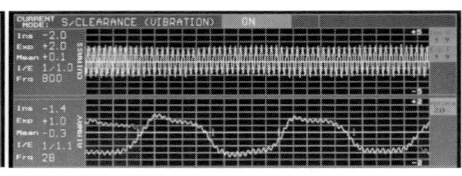　　喀痰を促進するクリアランスモード

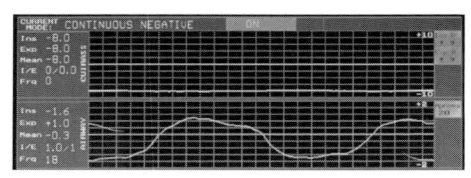

肺を拡張する持続陰圧モード

図4　RTXに搭載された5種類の換気モード
（画像提供：アイ・エム・アイ株式会社）

気圧・呼気圧による調節呼吸を行うことができ，トリガモードでは，自発呼吸に対して設定I:E比による補助呼吸を行うことができる。

　クリアランスモードは，最大1,200回/minのバイブレーションを胸郭に直接かけることによって，喀痰の排出を促進する。喀痰の多い症例や神経筋疾患，呼吸器疾患による去痰不全症例に有用であり，肺炎の減少効果が期待できる[8]。目安としては，呼吸回数600回/min，陰圧を－10 cmH$_2$O，陽圧を0〜5 cmH$_2$Oの設定で4〜5分間施行し，その後，呼吸回数を減らしつつ圧振幅を増やして数分間施行することで，喀痰の排泄を促すことができる。持続陰圧モードは，キュイラス内を持続的に陰圧（－1〜－50 cmH$_2$O）にすることで機能的残気量を増加することができる。

　酸素を投与したいときはフェイスマスクやネーザルカニューレを用いた通常の酸素投与やNPPVを使用する。体外式人工呼吸は吸気流速が著明に増加するため，高流量のものが望ましい。

　また，RTXは通常の人工呼吸と併用することも可能である。この場合，通常の人工呼吸設定を下げることで気道内圧の上昇を抑えることができ，気道損傷が減少することが考えられる。この点は，同じ非侵襲的人工呼吸であるNPPVにはない利点と考えられる。RTXを補助的に使用することで，人工呼吸器離脱困難例での早期抜管に有用であるとの報告もある[9〜11]。

　RTXからのウィーニングに関しては，通常の人工呼吸からの離脱と同様の基準で離脱を検討する。具体的には，酸素化が良好で（P/F ratio 300以上），十分な1回換気量があり（約8〜10 mL/kg），頻呼吸がない（呼吸回数30回/min以下）場合に離脱を考慮する。離脱後に呼吸状態が悪化したり，呼吸困難感が増悪した場合には，RTXを再装着する。

おわりに

　BCVは，理論的には生理的呼吸パターンに近い形で患者呼吸をサポートすることができ，

pit fall

- BCVの施行に際して一番肝心なことは，胸部をきちんとキュイラスで覆い気密状態にすることである．気密状態が保てずエアリークが多いと，効果的な人工呼吸が行えないためフィッティングには特に気をつける．患者体型に合わせキュイラスを適切に選択することが重要であり，大きすぎるキュイラスを装着した場合は，当然有効な換気や喀痰排泄が得られず，小さすぎるキュイラスを装着した場合，患者の胸郭運動が制限され，肺容量が減少することがある．キュイラスは透明であり，胸郭の運動が観察可能なため，装着時にキュイラスのサイズが適切かどうかを評価するとともに胸郭の運動制限がないことを確認する．また，経時的変化をフォローすることも必要である．
- 効果的な人工呼吸を行うよう装着したキュイラスは陰圧で胸郭に強く吸いつけられるため，皮膚との接触部に潰瘍を形成することがしばしばある．キュイラスシールというゴム製の専用保護材を使用することが可能だが，タオルや緩衝材を併用して皮膚との摩擦を減らしたり，フィッティングを工夫する必要がある．また，定期的に潰瘍形成の有無を確認する．
- BCVを非挿管患者に使用する際には，確実な気道確保ができないため強力な人工呼吸を行うことができないことや，喀痰のクリアランスが悪い場合には去痰不全が問題となる．また，意識レベル低下患者に対しても使用が難しく，誤嚥や窒息のリスクがある．そのような場合には，気管挿管の適応であり，必要以上に体外式人工呼吸管理に固執することは患者予後を悪化させる可能性があるため，避けなければならない．
- BCVの作動音やエアリークにより寒さを感じるといったことが問題となることがある．時には，体温低下を引き起こすこともある．フィッティングを適切に調節してもリークがなくならない場合は，電気毛布を使用することが有効なこともある．

従来の人工呼吸の代表的な合併症である圧による気道損傷や肺炎などの合併症を起こしにくい理想的な人工呼吸である[12]．

とっつきにくさがあるかもしれないが，その利点や簡便さを考えると積極的に使用を検討すべき人工呼吸の一つであると考える．

【文　献】

1) Linton DM. Cuirass ventilation: A review and update. Critical Care Resusc 2005; 7: 22-8.
2) Corrado A, Gorini M, De Paola, et al. Iron lung treatment of acute on chronic respiratory failure: 16 yrs of experience. Monaldi Arch Chest Dis 1994; 49: 552-5.
3) Spitzer SA, Fink G, Mittelman M. External high-frequency ventilation in severe chronic obstructive pulmonary disease. Chest 1993; 104: 1698-701.
4) Corrado A, Ginanni R, Villella G, et al. Iron lung versus conventional mechanical ventilation in acute exacerbation of COPD. Eur Respir J 2004; 23: 419-24.
5) Shekerdemian LS, Bush A, Shore DF, et al. Cardiopulmonary interactions after fontan operations: augmentation of cardiac output using negative pressure ventilation. Circulation 1997; 96: 3934-42.
6) Sideno B, Vaage J. Ventilation by external high-frequency oscillations improves cardiac function after coronary artery bypass grafting. Eur J Cardiothorac Surg 1997; 11: 248-57.
7) Shekerdemian LS, Schulze-Neick I, Redington AN, et al. Negative pressure ventilation as haemodynamic rescue following surgery for congenital heart disease. Intensive Care Med 2000; 26: 93-6.
8) Spitzer SA, Fink G, Mittelman M. External high-frequency ventilation in severe chronic obstructive pulmonary disease. Chest 1993; 104: 1698-701.

9) Gaitini L, Krimerman S, Smorgik Y, et al. External High Frequency Ventilation for Weaning from Mechanical Ventilation. Recent Advances in Anaesthesia, Pain, Intensive Care and Emergency 1990 ; 5 : 137-8.
10) Del Bufalo C, Fasano L, Quarta CC, et al. Use of extrathoracic negative pressure ventilation in weaning COPD and kyphoscoliotic patients from mechanical ventilation. Respir Care 1994 ; 39 : 21-9.
11) Sutcliffe N, Remington SA, Ramsay TM, et al. Severe tracheal stenosis and operative delivery. Anaesthesia 1995 ; 50 : 26-9.
12) Linton DM. Cuirass ventilation : A review and update. Crit Care Resusc 2005 ; 7 : 22-8.

〔丹羽　雄大, 長谷川　隆一〕

2. 高頻度振動換気（HFOV）

はじめに

本稿では，主に成人ARDSを対象とした高頻度振動換気（high-frequency oscillatory ventilation：HFOV）について解説する．

1 特徴[1〜3]

HFOVは小さな1回換気量（stroke volume：SV）を用い3-15 Hz程度の高頻度で換気する特殊な換気法である．SVが小さく肺胞内圧変動が少ない点が最大の特徴で，究極的な肺保護換気と期待されてきた．SVは解剖学的死腔量程度（2-3 mL/kg）としばしば表現されるが，振動数（frequency）によって異なり3-6 Hz程度では解剖学的死腔量よりも大きい．

HFOVの換気メカニズムは通常換気（conventional ventilation：CV）と異なり拡散の増強が重要になるが，解剖学的死腔量以下のSVでも直接換気される肺胞も存在する．CVでは呼気はpassiveに行われるが，HFOVでは呼気もactiveに行われる．新生児や小児用のピストン式HFOV呼吸器では回路内圧波形は正弦波であり，SVやfrequencyを変化させても平均気道内圧（mean airway pressure：MAP）は変化しない．そのため，MAPに大きく依存する酸素化とSVとfrequencyに依存する換気の調節は独立している．

2 概要

1）歴史

HFOVは1970年代に開発され，新生児の呼吸窮迫症候群（respiratory distress syndrome：RDS）に用いられた．1980年代後半のHIFI study[4]は有効性を示せなかったが，その後のstudyで有効性が示され[5,6]，新生児領域では広く普及し現在に至っている．

1990年代になって換気能力の高い呼吸器が開発され，小児や成人のARDSに対してHFOVが試みられてきた[7〜13]．現在，成人用のHFOV呼吸器は1990年代に米国で開発市販されたSensorMedics 3100Bと本邦で開発され2002年に市販されたMetran R100の2機種である．ウサギやブタを用いた動物実験では，CVの肺保護戦略よりも肺保護効果が優れている[14,15]．

2）ARDSに対する肺保護換気としての有効性

2010年のmeta-analysis[16]でARDSに対する肺保護換気としての有効性が示された．この報告は，SensorMedics 3100Aおよび3100Bを用いた小児と成人の6つの無作為化比較臨床試験（RCT）を解析して予後改善（死亡のrisk ratio = 0.77，P = 0.03，n = 365）を示したが，対照群（CV群）が肺保護戦略でないRCTも含まれている．

3）肺保護戦略とHFOVの優劣

ARDSにおいてCVの肺保護戦略とHFOVを比較する2つの大規模RCTが行われた．2012

表1　Results of OSCAR and OSCILLATE

Day 1	OSCAR[17] CV (n=397)	OSCAR[17] HFOV (n=398)	OSCILLATE[18] CV (n=273)	OSCILLATE[18] HFOV (n=275)
Frequency	—	7.8±1.8	—	5.5±1.0
Tidal volume or SV	8.3±2.9	213±72	6.1±1.3	—
P$_{plat}$（cmH$_2$O）	30.9±11.0	—	32.3±5.7	—
PEEP（cmH$_2$O）	11.4±3.6	—	18.0±3.2	—
MAP（cmH$_2$O）	—	26.9±6.2	24.0±4.0	31.0±2.6
P/F（mmHg）	154±61	192±77	—	—
28 day mortality	—	—	28.6%	40.4%
30 day mortality	41.1%	41.7%	—	—
ICU mortality	44.1%	42.1%	30.8%	44.7%
Hospital mortality	48.4%	50.1%	35.2%	46.9%

年7月に予定どおり終了した英国のOSCAR trial[17]とカナダなどで行われたOSCILLATE trial[18]である。3100Bを吸気呼気比（I:E）=1:2で用いたOSCILLATE trialは，中間解析で予後悪化が示され（表1），2012年8月に中止された。R100を用いたOSCAR trialもHFOVの有効性を示すに至らなかったが（表1），CV群の予後がやや悪いとの指摘もある。OSCAR trialではSV（パネル表示値）の平均値は約210 mL（1日目）-240 mL（3日目）であり，体重70 kgとして3-3.5 mL/kg程度であろう。OSCARよりもfrequencyが低いOSCILLATEではSVはより大きいと推測される。

一方，Recruitmentを主目的に間欠的なHFOVを行ったMentzelopoulosらのRCT[19]（n=125）は有効性を示している。CV群は1回換気量（tidal volume：TV）=6 mL/kg，吸気プラトー圧（plateau pressure：P$_{plat}$）≦30 cmH$_2$Oの肺保護戦略とし，HFOV群は3100Bを4 Hz，I:E=1:2で用い，換気効率改善目的にtracheal gas insufflation（TGI，約6 L/min）とカフリーク（3-5 cmH$_2$O）を併用した。さらに気管内圧（tracheal pressure：Ptr）を測定し，baseline Ptr+3 cmH$_2$OとなるMAPを設定した。HFOV群のPtrは設定MAPより約6 cmH$_2$O低く，baseline MAP約22 cmH$_2$Oに対し設定MAPは約30 cmH$_2$Oとなった。酸素化が改善すればMAPを下げてCVへ移行し，CV移行後に酸素化が悪化すればHFOVを再開するという作業をほぼ毎日繰り返し生存退院率が改善した（HFOV群62%，CV群36%；P=0.004）。Mentzelopoulosらは別の報告[20]でSV≦200 mLと推測しており，本報告ではSV≦3 mL/kg程度の可能性がある。

以上より，CVと同様にHFOVにも肺保護的な設定とそうでない設定がある可能性があり，4-8 HzのHFOVの優越性はTGI/カフリーク併用の有無や管理プロトコルに依存する可能性がある。今後は，SV≦3 mL/kg（できればSV≦2-2.5 mL/kg）でfrequency≧10 HzのHFOV（R100）の有効性を検証するtrialが必要で，そのためには換気効率を改善させる手段の併用が必須となろう。

3　適応と導入基準

急性期ARDSに対して肺保護換気の手段として適応がある。しかし，深い鎮静や筋弛緩を行うことが多いため，鎮静下にCVの肺保護戦略を先行して判断する。

酸素化不全の導入基準はoxygenation index（OI；MAP÷P/F ratio×100）を用いる。BollenらのRCT[12]（3100B，n=61）は対照群が肺保護戦略ではないが，OI>20で予後が改善した（OI>30で有意）。また，Davidらのcase series（3100B， n＝42)[11]では生存群のOIが18（median, 死亡群は33）である。そのため，OI≧15-20を導入基準としてきた[21]。OI＞20は一般的なCVの一定の限界であり，rescueとしての導入基準に近い。MentzelopoulosらのRCT[19]では，baseline OIはHFOV群26.4（平均値），CV群21.1（同）である。一方，日本呼吸療法医学会が計画したRCT（R100, 10 Hz）のプロトコル案[22]はF_{IO_2}≧0.8で24時間以上経過したものを対象外として早期導入を促し，OI≧12を導入基準とした。AmatoらのRCT[23]ではbaseline OIは平均10-13であるため，OI≧12は肺保護戦略を行う急性期ARDSの重症例約半数を意味する。しかし，早期導入の有用性は不明である。

HFOV（特にR100）は換気能力が高く，CVの肺保護戦略で換気不足（pH＜7.25-7.3）を来す症例や高二酸化炭素血症を避けたい症例にも有用である[9,24]。また，肺挫傷などの肺出血症例は肺胞の安静と高いMAPによる止血効果が期待できる[25]。

4 HFOV呼吸器の特徴

R100や3100Bは新生児・小児用のHummingシリーズ（Metran）などと異なり振動源（oscillator）が呼吸回路の吸気側にある[1]。R100はブロワーとロータリーバルブを組み合わせて陽圧・陰圧を一定時間（0.5 cycle分）ずつ交互に発生させ，ダイアフラムを振動させる。Frequencyを増すと圧力が作用する時間が短くなってダイアフラムの振幅が減少しSVが低下する。そのため，一定の出力で発生するSVはfrequencyにほぼ反比例する特性がある[24,26]。R100では，最大のSV（設定表示値）は5 Hz：350 mL, 8 Hz：205 mL, 10 Hz：160 mL, 15 Hz：100 mLである。出力最大時に回路内圧振幅（amplitude）は最大となるが，amplitudeは気道抵抗や回路内の結露などでも変化する（肺に到達する実質的なSVも変化する）。一方，3100Bはピストンに固定されたダイアフラムを電磁駆動で振動させるが，frequencyを増すとSVが低下する特性は同様である[24,26,27]。

5 HFOV呼吸器の設定と回路内圧モニタリング

R100と3100Bに共通の設定項目は，F_{IO_2}, MAP, frequency, 回路内定常流（base flow/bias flow：BF）である。R100ではSV設定ダイアルで出力を調節し，amplitudeの実測値が表示される。3100Bでは実測表示されたamplitudeを指標にして出力を調節する。また，R100は回路内圧波形をグラフィック表示し，ほぼ正弦波である。3100Bは波形を表示しないが，矩形波に近いといわれる[2]。われわれはY-piece部分で回路内圧を計測したが（モデル肺実験），どちらも正弦波ではなかった[24]。さらに，MAPやamplitudeも表示値と解離を認め，回路内圧計測精度の問題が示唆された[24]。

6 HFOVにおける換気の調節

HFOVでの換気はSV^2×frequencyに比例するため[1-3]，一定の換気を得るうえでfrequencyを増すほど必要なSVは減少する。しかし，frequencyにほぼ比例して呼吸器が発生するSVが減少（換気能力が低下）するため，一定の換気を得るうえで用いうるfrequencyに上限が生じる。呼吸器のパワー（SV発生能力）が大きいほどこの上限は高く，3100Bが5 Hz程度，R100が8-10 Hzで用いられる理由である。最も肺保護的と考えられる「SVが最小となる設定」は，出力最大（SV設定最大，amplitude最大）で換気が維持できる限り高いfrequencyとすることで達成できる[24,28]。そのため，換気に余裕があれば出力最大でfrequencyを増す（SVは減少する）。ただし，われわれは後述する肺内圧の問題からR100では10 Hzを上限とし，10 Hzで換気に余裕があれば出力（SV設定）を下げている。一方，換気不足（pH＜7.25-7.3）では出力最大のまま振動数を1 Hzずつ低下さ

せて再評価する。

BFはMAPの維持とCO_2 washoutに必須である。R100は10-40 L/min, 3100Bは0-65 L/minで設定できる。吸気側から振動させるR100や3100Bは，呼気相で呼気が主に吸気回路に引き出され，その呼気の一部が吸気相でBFとともに呼気回路に排出される。そのためBF増加は換気効率を改善するが，Nakaneら[29]はR100ではBFを増すと呼気弁が開いてSVが減少し（モデル肺実験），臨床的にBFは換気にあまり影響しないと報告した。われわれのモデル肺実験（R100, N_2 washout study）ではBFの換気改善効果にceilingを認めた[24]。Nakaneら[29]はR100でBF=20 L/minとし，OSCAR trialも同様である。また，3100B（5 Hz）では30-50 L/minでは換気に大差がないという[30]。そのため，自発呼吸やエアリークがない状況ではR100（8-10 Hz）は20 L/min, 3100B（5 Hz程度）は30 L/minで十分であろう[24]。

Inspiratory time（IT）は振動の1 cycleのうち吸気相の占める割合（%）であり，I:Eは吸気呼気比である。R100はIT=50%（I:E=1:1）の固定，3100BはIT=33-50%（I:E=1:1-2）で可変である。3100Bはair trappingを危惧して主にIT=33%で用いられてきた。しかし，IT=50%のSVはIT=33%よりも大きく[24)26)27]，換気能力も大きい。そのため，SVを最小にするにはIT=50%で高いfrequencyを目指す。また，3100Bにはダイアフラムが固定されたピストンの位置がモニター表示されるが，その位置によっても発生するSVが変化する[31]。

7　HFOVにおける酸素化の調節

ARDSの酸素化改善と肺保護には肺容量の確保（open lung approach/high volume strategy）が重要であり[32]，そのためにrecruitment maneuver（RM）とCVよりも高いMAPを用いる。

初期MAP設定はCVのMAP（MAPcv）+5 cmH_2Oとする方法がよく用いられ[21]，OSCAR trialも同様である[17]。前述のMentzelopoulosらのRCT[19]では肺内圧の指標となるPtrと設定MAPに解離を認め，Ptrを指標にMAPcv+8 cmH_2O程度の初期MAP設定とした。そのため，OSCILLATE[18]のMAP設定では肺内圧はCV群と同等である可能性がある。設定MAPと肺内圧の解離は重大な問題であり，肺内圧を意識したMAP設定が重要である。

回路内圧波形を矩形波としIT=33%としたシミュレーションではamplitudeに比例して肺内圧が低下し，amplitude=90 cmH_2Oで6-7 cmH_2O低い（3-5-7 Hz）[2]。われわれが行ったモデル肺実験（3100B；5 Hz, MAP=30 cmH_2O, IT=33%, amplitude最大, BF=30 L/min）では，モデル肺内圧（cmH_2O）は抵抗負荷時（20 cmH_2O/L/sec）24.2, 負荷抵抗なしで28.7であった[24]。一方，IT=50%では抵抗負荷時に28.9, 負荷抵抗なしで31.4であった[24]。また，R100（MAP=30 cmH_2O, SV最大, BF=30 L/min）では抵抗負荷時に8 Hz：30.8, 10 Hz：29.2, 12 Hz：29.5, 負荷抵抗なしでそれぞれ28.4, 27.3, 25.5であった[24]。そのため，IT=50%（R100, 3100B）でもair trappingは顕著でなく，IT=33%（3100B）では特に気道抵抗が高い場合に肺内圧が低下すると考えられる。R100（10 Hz）ではMAPcv+5 cmH_2Oではほぼ十分と考えられるが，12 Hzでは肺内圧低下が危惧されるため10 Hzを上限としている。FrequencyやSV（amplitude）の変更で肺内圧が変化すれば換気の調節が酸素化に影響する可能性がある。

また，HFOVのMAPがCVのP_{plat}よりも低い場合には経時的な再虚脱を生じる可能性があり[9]，P_{plat}程度（28-30 cmH_2O）の肺内圧を得る高めのMAP設定が望ましい。Fesslerら[28]は3100B（4-7 Hz, IT=33%）で34 cmH_2Oを推奨した。

いったん初期MAP設定が決まれば胸部X線で肺容量を評価し，過膨張の有無も確認する。また，高いMAPによる循環抑制に注意した循環管理を行う。背側瀰漫性無気肺が強固な場合や心拡大の影響を強く受けている場合には高いMAPによっても虚脱肺胞のrecruitmentが得

られず，換気領域が過膨張して肺血流をシフトし酸素化が悪化する。このような場合は腹臥位呼吸療法の併用を考慮する。

RMは振動を止めて35-45 cmH$_2$O，30-45secのCPAPとするが[22)28)]，低めの圧で短めの時間から行う[21)]。Mentzelopoulosら[19)]は45 cmH$_2$O，40 secとし毎日4回以上行った。このようにHFOV開始時だけでなく，MAPを下げていく離脱過程でも考慮する。

8 HFOVの離脱（ウィーニング）

HFOV開始後に虚脱肺胞のrecruitmentが得られて酸素化が改善すれば，速やかにF$_{IO_2}$をウィーニングする（目標は≦0.4-0.5）[33)]。酸素化の改善が不十分でF$_{IO_2}$の目標が達成できなければ，①MAP変更（+2～3 cmH$_2$O，上限は30～35 cmH$_2$O[22)]，②RMの追加実施，③体位呼吸療法の併用や水分管理の検討，などを行う。

目標のF$_{IO_2}$が達成されればMAPをゆっくり（3-12時間ごとに）2-3 cmH$_2$Oずつ下げる。MAPのウィーニングは病態の改善とパラレルに行う必要があり，酸素化だけでなく肺容量の継続的な評価が必要である。病態の改善に比べてMAPのウィーニングが早い場合は再虚脱を来して酸素化が悪化する。HFOV離脱の目安となるMAPは18-24 cmH$_2$O[33)]とされるが，特に3100B（5 Hz程度，IT=33%）では肺内圧の低下を考慮すべきである。OSCAR trialはF$_{IO_2}$<0.4，MAP<24 cmH$_2$Oで12時間待って離脱した。間欠的なHFOVを行ったMentzelopoulosら[19)]はより早くMAPを下げた。P/F>150 mmHg（F$_{IO_2}$=0.4でPa$_{O_2}$>60 mmHg）達成後にMAPを1-2 cmH$_2$O/hrで6 cmH$_2$O下げ（RM併用），P/F>150 mmHgが維持できればCVへ移行し，離脱成功率は2日目まで30%，4日目まで69%であった。また，初期MAPが約30 cmH$_2$O（平均値）であるため離脱時のMAPは約24 cmH$_2$O，肺内圧は約18 cmH$_2$Oと推定される。一方，BIPAPやAPRVでは20-25 cmH$_2$O程度のMAPを達成できる。われわれはR100（8-10 Hz）で26-30 cmH$_2$OのMAPからBIPAP（MAP=20-25 cmH$_2$O）へ問題なく移行した経験があり，R100でもMAP≦25 cmH$_2$Oを離脱の必須条件とは考えていない。

CV移行後に酸素化が悪化すればHFOV再開を考慮する。HFOV開始後はpHやPa$_{CO_2}$に応じてSV（amplitude）やfrequencyの調整を考慮するが，離脱に際してSVやamplitudeをウィーニングして自発呼吸へ移行することは考えない。

おわりに

基本的な原理と呼吸器の特性を理解し，いくつかの点に注意すればHFOVの実施は比較的容易である。今後は，換気効率を改善させる手段を併用してSVを極力小さくすることが重要であろう。

【文献】

1) 長野　修，五藤恵次，平川方久．HFV．救急医学1998；22：1274-8．
2) Pillow JJ. High-frequency oscillatory ventilation: Mechanisms of gas exchange and lung mechanics. Crit Care Med 2005；33：S135-41.
3) 中川　聡．High frequency oscillation (HFO) の基礎知識．人工呼吸 2012；29：182-5．
4) The HIFI Study Group. High-frequency oscillatory ventilation compared with conventional mechanical ventilation in the treatment of respiratory failure in preterm infants. N Engl J Med 1989；320：88-93.
5) Ogawa Y, Miyasaka K, Kawano T, et al. A multicenter randomized trial of high frequency oscillatory ventilation as compared with conventional mechanical ventilation in preterm infants with respiratory failure. Early Hum Dev 1993；32：1-10.
6) Courtney SE, Durand DJ, Asselin JM, et al. High-frequency oscillatory ventilation versus conventional mechanical ventilation for very-low-birth-weight infants. N Engl J Med 2002；347：643-52.
7) Arnold JH, Hanson JH, Toro-Figuero LO, et al. Prospective, randomized comparison of high-frequency oscillatory ventilation and conventional mechanical ventilation in pediatric respiratory failure. Crit Care Med 1994；22：1530-9.
8) Fort P, Farmer C, Westeman J, et al. High-frequency oscillatory ventilation for adult respiratory distress syndrome-a pilot study. Crit Care Med 1997；25：937-47.
9) Nagano O, Fujii H, Morimatsu H, et al. An adult with

pit fall

上気道の死腔と換気効率

SVが小さいHFOVは換気効率が悪く，上気道の死腔は換気に大きく影響する[21)24)]。Tracheal gas insufflation（TGI）[34)]やカフリーク[28)]は上気道の死腔を実質的に減少させ，より小さなSV（より高いfrequency）での使用を可能とする。この点はMentzelopoulosらのRCT[19)]でよい結果が得られた一因と考えられる。カフリークは3100Bを7-8 Hzで使用するために推奨されるが[28)]，VAPのリスクが危惧される。3100BではMAP低下の程度で定量的にカフリークを作成する。R100はリークに対応して呼気弁が作動してMAPを維持する。カフリークと同様の効果が期待されるtracheal gas aspirationも検討に値する。

死腔付加は換気効率を悪化させるため，無用なアングルなどは除去する。閉鎖式気管内吸引システムは死腔であるが，open lung approach実施上必要である。

自発呼吸温存の是非

肺保護の観点から経肺圧≦30 cmH$_2$Oが望ましいが，高いMAP設定では自発呼吸に伴う胸腔内陰圧によって容易に経肺圧>30 cmH$_2$Oとなる可能性がある。強い吸気努力は明らかに危険で，MAPが高い時期は自発呼吸を温存しないほうが安全であろう。そのため，深い鎮静は必須であり間欠的な筋弛緩薬投与も躊躇しない。

圧外傷のリスク

HFOV中の気胸の頻度はCVと同等であるが[16)]，常に気胸の発生には留意する。

HFOVの禁忌

一般的には気道狭窄のあるCOPDは禁忌とされてきた。われわれは喘息の既往のある患者でHFOV開始直後の発作を経験している。しかし，Otaら[35)]は著しい高二酸化炭素血症を呈した閉塞性気管支炎（bronchiolitis obliterance）症例にR100を用いてHFOVを施行し，迅速かつ安全に換気改善を得た。そのため，気道狭窄のあるCOPD症例にもHFOVは有用である可能性がある。

加湿不足

上気道を出入りするガス量が多いHFOVでは加湿不足の影響は大きい。R100では吸気回路に引き出された呼気（患者体温）が加温加湿器（HummaxⅡ；Metran）の作動に干渉して加湿不足をまねく可能性がある[36)]。R100に新しく装備されるHumiCare（Gründer medical）はこのような干渉を受けず加湿能力も高い。

その他

不測の事態に備えて常にCVモードに変更できる状況にしておく。R100はCVモードを搭載しており，定期的にCVとして肺野の聴診も容易である。

ARDS managed with high-frequency oscillatory ventilation and prone position. J Anesth 2002；16：75-8.
10) Derdak S, Mehta S, Stewart TE, et al. High-frequency oscillatory ventilation for acute respiratory distress syndrome in adults：a randomized, controlled trial. Am J Respir Crit Care Med 2002；166：801-8.
11) David M, Weiler N, Heinrichs W, et al. High-frequency oscillatory ventilation in adult acute respiratory distress syndrome. Intensive Care Med 2003；29：1656-65.
12) Bollen CW, van Well GTJ, Sherry T, et al. High frequency oscillatory ventilation compared with conventional mechanical ventilation in adult respiratory distress syndrome：a randomized controlled trial. Crit Care 2005；9：R430-9.
13) Niwa T, Hasegawa R, Ryuge M, et al. Benefits and risks associated with the R100 high frequency oscillatory ventilator for patients with severe hypoxaemic respiratory failure. Anaesth Intensive Care 2011；39：1111-9.
14) Imai Y, Nakagawa S, Ito Y, et al. Comparison of lung protection strategies using conventional and high-frequency oscillatory ventilation. J Appl Physiol 2001；91：1836-44.
15) Muellenbach RM, Kredel M, Said HM, et al. High-frequency oscillatory ventilation reduced lung inflammation, a large-animal 24-h model of respiratory distress. Intensive Care Med 2007；33：1423-33.
16) Sud S, Sud M, Friedrich JO, et al. High frequency oscillation in patients with acute lung injury and acute respiratory distress syndrome（ARDS）：systematic review and meta-analysis. BMJ 2010；340：c2327.
17) Young D, Lamb S, Shah S, et al. High-frequency oscillation for acute respiratory distress syndrome. New Engl J Med 2013；368：806-13.
18) Ferguson ND, Cook DJ, Guyatt GH, et al. High-frequency oscillation in early acute respiratory distress syndrome. New Engl J Med 2013；368：795-805.
19) Mentzelopoulos SD, Malachias S, Zintzaras E, et al. Intermittent recruitment with high-frequency oscillation/tracheal gas insufflation in acute respiratory distress syndrome. Eur Respir J 2012；39：635-47.
20) Mentzelopoulos SD, Malachias S, Kokkoris S, et al. Comparison of high-frequency oscillation and tracheal gas insufflation versus standard high-frequency oscillation at two levels of tracheal pressure. Intensive Care Med 2010；36：810-6.
21) 長野　修, 氏家良人. HFOV. 救急医学 2004；28：1317-23.
22) 日本呼吸療法医学会多施設共同研究委員会. HFO trial プロトコール（案）；高頻度振動型人工呼吸器による重症呼吸不全患者の呼吸管理. 人工呼吸 2000；17：92-6.
23) Amato MBP, Barbas CSV, Medeiros DM, et al. Effect of a protective-ventilation strategy on mortality in the acute respiratory distress syndrome. N Engl J Med 1998；338：347-54.
24) 長野　修, 平山敬浩, 芝　直基ほか. 成人ARDSに対するHFOV導入基準と初期設定. 人工呼吸 2012；29：186-92.
25) Funk DJ, Lujan E, Moretti EW, et al. A brief report：the use of high-frequency oscillatory ventilation for severe pulmonary contusion. J Trauma 2008；65：390-5.
26) Iguchi N, Hirao O, Uchiyama A, et al. Evaluation of performance of two high-frequency oscillatory ventilators using a model lung with position sensor. J Anesth 2010；24：888-92.
27) Sedeek KA, Takeuchi M, Suchodolski K, et al. Determinants of tidal volume during high-frequency oscillation. Crit Care Med 2003；31：227-31.
28) Fessler HE, Derdak S, Ferguson ND, et al. A protocol for high-frequency oscillatory ventilation in adults：Results from a roundtable discussion. Crit Care Med 2007；35：1649-54.
29) Nakane M, Murakawa M, Sasaki C, et al. Measurement of stroke volume and pressure amplitude during high-frequency oscillatory ventilation. Am J Respir Crit Care Med 2008；177：A375.
30) Mehta S, MacDonald R. Implementing and troubleshooting high-frequency oscillatory ventilation in adults in the intensive care unit. Respir Care Clin N Am 2001；7：683-95.
31) Hamel DS, Katz AL, Craig DM, et al. Carbon dioxide elimination and gas displacement vary with piston position during high-frequency oscillatory ventilation. Respir Care 2005；50：361-6.
32) Briel M, Meade M, Mercat A, et al. Higher vs lower positive end-expiratory pressure in patients with acute lung injury and acute respiratory distress syndrome. Systematic review and meta-analysis. JAMA 2010；303：865-73.
33) 関口幸男. HFOVの設定変更と併用療法, 離脱方法. 人工呼吸 2012；29：193-7.
34) Dolan S, Derdak S, Solomon D, et al. Tracheal gas insufflation combined with high-frequency oscillatory ventilation. Crit Care Med 1996；24：458-65.
35) Ota K, Ohshimo S, Kida Y, et al. Severe obstructive respiratory failure successfully treated with high-frequency oscillatory ventilation. 人工呼吸 2012；29：246-9.
36) Shiba N, Nagano O, Hirayama T, et al. Humidification of base flow gas during adult high-frequency oscillatory ventilation：an experimental study using a lung model. Acta Med Okayama 2012；66：335-41.

（長野　修）

3. 重症呼吸不全に対する体外膜型肺（ECMO）

はじめに

　長期間だが一時的（30日以内）に，心および肺，あるいは心肺を簡易型の人工心肺装置により，回復まで強力に補助する，という意味の包括的な用語がextracorporeal life support（ECLS）である[1]。通常，最大限の従来の治療法にもかかわらず，組織の酸素化または二酸化炭素除去を適切に行うことができないが，可逆性の病態の場合に選択される治療法である。

　ECLSに関連する用語はさまざまな用語が氾濫している。Extracorporeal membrane oxygenation（ECMO）は，体外循環に組み込まれた膜型人工肺を用いて酸素化の補助を行うという意味合いの用語であり，最も古くから使用されてきた。ECMOの臨床的な意義は，基礎疾患の治療と肺傷害を回復させるための時間稼ぎをしながら，人工呼吸関連肺傷害（ventilator-induced lung injury：VILI）を最小限にすることである。ECMOは複雑な技術であり，専門的なチーム，適切な設備を必要とする。出血などの重篤な合併症が発生する可能性は高いので，導入については死亡の危険性が高いと予測される急性期患者にのみ考慮すべきである。Extracorporeal CO_2 removal（$ECCO_2R$）という，二酸化炭素除去を強調した概念もある。近年，ポンプを使わず動静脈の圧格差のみで膜型人工肺を灌流し，主として二酸化炭素除去を行うという概念である，pumpless extracorporeal lung assist（pECLA）という概念も派生した[2]。本稿では，重症呼吸不全に対するECMOに特化して論述する。ECMOを理解するうえで，まずその歴史的展開を知っておくことが極めて重要である。

1　概　要

1）重症呼吸不全に対する体外膜型肺（ECMO）の歴史的展開

　体外膜型肺（extracorporeal membrane oxygenation：ECMO）は新生児・小児の呼吸不全や肺移植関連では標準的治療の地位を確立しているが，成人のARDSにはまだ幅広く使用されていない。1972年Hillらが，ECMOによる最初の救命例を報告した[3]。患者は外傷後4日目にARDSに陥った24歳の男性で，75時間のveno-arterial bypass（VAB）ECMOを行い救命された。Hillらの成功で成人重症呼吸不全へのECMO治療に関心が集まり，1974-1977年に，歴史上初のECMOの無作為化比較臨床試験（RCT）がNIH（national institutes of health）主導で行われた。急性呼吸不全（定義：F_{IO_2} 50％以上で陽圧換気）すべての患者が登録された。ECMO適応の重症呼吸不全患者（fast entry：F_{IO_2} 100％およびPEEP＞5 cmH₂OにてPaO₂＜50 mmHgが2時間，slow entry：F_{IO_2}＞60％，PEEP＞5 cmH₂OにてPaO₂＜50 mmHgが12時間以上，シャント率＞30％）が無作為にECMOか従来の人工呼吸療法に振り分けられた。しかし結果は両群とも生存率9％と，死亡率が高すぎて中止になった[4]。問題点は，①VAB方式（静脈→動脈バイパス）のため肺血流が低下し，剖検で肺の微小血管の血栓形成と線維化が顕著に認められた。VAB時には，肺胞血流の低下から肺組織局所のアルカローシスを生じ，その結果肺梗塞を誘発することが指摘されており，肺血流を保つveno-venous bypass（VVB）（静脈→静脈バイパス）モードの選択がARDSの場合には有効であるとされる[5]。②ECMO導入前の平均人

工呼吸日数が9日以上と長かった，などが指摘された一方，Bartlettらは1976年，新生児ECMOの最初の救命例を報告した[6]。その後，play-the-winnerという統計的手法を用いて，1例の従来型人工呼吸治療の死亡ののち，11例のECMOは全例生存し，統計学的に新生児呼吸不全に対するECMOの有用性を証明した[7]。その後，80年代後半から90年代前半にかけて，さまざまな新生児ECMOのRCTが成果を上げ，英国にてUK neonatal ECMO trial group[8]によるRCTの成功につながり，新生児領域においてECMOは重症呼吸不全における標準的治療法としての位置づけを確立した。

80年代後半，Gattinoniらは二酸化炭素除去を主目的としたlow frequency positive pressure ventilation with $ECCO_2R$（LFPPV-$ECCO_2R$）という概念を打ち立て，1970年代に米国で行われたRCTと同じエントリー基準の重症ARDSに対して，当時としては画期的な48.8％の生存率を報告した[9]。$ECCO_2R$中の人工呼吸器の設定は，PEEP 15-25 cmH_2O，呼吸回数設定3-5/min，最大吸気圧35-45 cmH_2Oの条件であった。酸素化は生体肺で，換気は体外の人工肺で行うガス交換分離のコンセプトにより，肺保護戦略に基づく人工呼吸管理が可能となり，人工呼吸による肺傷害を避けることができたと考えられた。この成功を受けてMorrisらはpressure-controlled inverse ratio ventilationと$ECCO_2R$の単一施設におけるRCTを行った[10]。1970年代の臨床治験と同じ導入基準で行ったが，結果はコントロール群との差はなく，40例で中止された。問題点としては，①低流量の$ECCO_2R$で二酸化炭素は除去でき，平均1回換気量3.0 mL/kgと肺胞壁の過伸展は回避できたが，酸素化を維持するために，平均最大吸気圧 45.4 cmH_2O と，高い気道内圧を必要とし，圧外傷の可能性があった。②抗凝固療法に問題があり，出血のために平均輸血量が1.76 L/dayと多かった。③コントロール群は吸気時間を長くとったプロトコルで予想生存率20％以下を超え，44％の生存率を示した。すなわち，全体の救命率としては過去のデータと比較して有意に高かったのである。

いずれにせよこれら2つの臨床試験の失敗で，成人重症呼吸不全に対するECMOへの興味は再度失われた。Bartlettらは新生児ECMOの成功のノウハウを成人に応用し成果をあげた[11]。高流量のVVB ECMOにより，体外でガス交換の十分な補助を行い，高圧，高濃度の酸素投与を避けて肺の安静化を確実に行う方法である。同様に欧州でも同じコンセプトで重症ARDSの高い治療成績の報告がみられるようになった。Lewandowskiらは，ARDSに対する治療アルゴリズムの中で最終手段としてECMOを位置づけており，これにより重症ARDS全体の救命率を75％とした[12]。ミシガンのBartlettらのグループもこのアルゴリズムの考え方を取り入れて高い救命率を挙げた[13]。1989年にExtracorporeal Life Support Organization（ELSO）が設立され，世界の活動的なECMOセンターからの症例を登録している。2013年1月のinternational summaryでは，致死的な重症呼吸不全全体の累積生存率は，新生児75％，小児56％，成人55％であった[14]（表1）。

その後，デバイスの進化による長期体外循環の技術的な進歩は著しく，ガス交換を安全に長期に継続することが可能になってきた。しかし，実際にはECMOはまだ侵襲的で，血球損傷，出血や血栓症などの致死的な合併症があること，コストと労働力が必要で，ECMOに精通した専門チームでなければ優れた成果を出すことは困難であった。Hemmilaらは，安定した治療成績に達するまで4-5年間，30-45例の経験が必要と述べている[13]。1986-2006年におけるELSOのデータの後向き研究で，1,473例の成人重症呼吸不全が解析された[5]。その結果，高齢者，ECMO導入前の動脈血 pH＜7.18，ECMO前の人工呼吸期間が長い，患者体重の減少，呼吸不全の原因疾患，ECMO中に発生した合併症などが救命率に負の影響を与えた。VVBの患者は，VABの患者より生存率が高かった。全患者の年齢中央値は34歳で，ECMO時間中央値は154時間であった。およそ9％の患者に画像上梗塞，出血，脳死を認めた。全体の生存率は50％であった[15]。ECMOセンターの一つである英国のグレンフィールド総合病院を中心にCESAR trialが行われた。ECMO適応基準

表1 Extracorporeal Life Support Organization (ELSO) Overall Patient Outcomes, January, 2013

		Total	Surv ECLS		Surv to DC	
Neonatal	Respiratory	26,205	22,145	85%	19,559	75%
	Cardiac	4,987	30,058	59%	2,010	40%
	ECPR	851	540	63%	331	39%
Pediatric	Respiratory	5,656	3,692	65%	3,183	56%
	Cardiac	6,225	4,034	65%	3,054	49%
	ECPR	1,745	948	54%	708	41%
Adult	Respiratory	3,761	2,400	64%	2,084	55%
	Cardiac	2,884	1,581	55%	1,132	39%
	ECPR	876	325	36%	241	28%
Total		53,190	38,723	73%	32,302	61%

ECPR：extracorporeal cardiopulmonary resuscitation

を満たした180例の成人ARDSの患者を無作為に振り分け，ECMO群90例の患者は，唯一の成人のECMOセンターであるグレンフィールド総合病院に搬送され，従来治療群90例の患者は，68か所の地域の三次センターに搬送あるいはそのまま継続して至適人工呼吸管理治療を行うというものである。エンドポイントは退院6ヶ月後の生存率であり，その結果は，従来治療群47％，ECMO群63％（P＝0.03）で有意にECMO群が良好であった[16]。この実用的なRCTのデザインは，機械的人工呼吸療法を含めたARDS治療内容が均一に標準化されていなかったこと，患者がECMOセンターに搬送されてもECMOの治療を受けなかった症例を解析から除くと，ECMOの有効性が消えてしまう，などの点から批判されている。いずれにせよ，CESAR trialは，英国において，重症ARDSの治療において，ECMOを取り入れたプロトコルによる治療を行うエキスパートのセンターに患者を転送することが，従来型治療法をそのまま継続することに比べて，高い生存率を得ることができたことを証明したのである。

2) 2009年インフルエンザA（H1N1）パンデミックにおけるECMO

2009年インフルエンザA（H1N1）に対するECMOの経験がthe Australia and New Zealand Extracorporeal Membrane Oxygenation (ANZ ECMO) Influenza Investigatorsにより報告された[17]。この後向き観察研究では，2009年6月1日から8月31日まで，重症呼吸不全のためにICUに入室した201例のインフルエンザ確定あるいは疑い患者に関する詳細報告である。68例がECMO治療を受けた。49例（72％）は搬送元の病院でECMOを導入してECMOセンターに搬送された。ECMO導入前の患者は極めて重症であり，Murray scoreは，中央値3.8，$Pa_{O_2}/F_{I_{O_2}}$ ratio 56, pH 7.2, PEEP 18 cm H_2O, peak airway pressure 36 cmH_2O であった。ECMO導入前の人工呼吸療法日数の中央値は2日であり，ECMO治療期間の中央値は10日間であった。他の救命治療手段（腹臥位，HFOV, iNO, プロスタサイクリンなど）は，5-32％に導入された。のべ計828日のECMO患者日数が68例の患者に費やされた。通常治療で改善した133例の患者と比べると，機械的人工呼吸日数の中央値はECMOでは18日，通常治療8日（P＝0.001）であった。集中治療室滞在日数の中央値はECMO治療群で22日，通常治療群で12日（P＝0.001）であった。また，集中治療室における死亡率はECMO治療群で高く23％，それに対して通常治療群9％（P＝0.01）であった。この研究期間修了時点で，48

例（71％）のECMO治療群の患者が集中治療室を生存退室し，14例（21％）が死亡，6例が集中治療室に残っていた。まだ在院している22例のうち，16例は集中治療室を生存退室した。結局，最終的な予後が明らかな46例のうち，70％が生存退院した。

2009年11月6日の時点において，ELSOのH1N1レジストリーでは91例のECMO治療を行った患者が登録され，その半分が成人，残りの半分が小児であった。65％の患者の治療結果が報告され，全体の救命率は64％であった。このレジストリーの解析結果から，ECMO導入が気管挿管してから機械的人工呼吸を行って7日間以内であれば，生存率は75％であったが，7日を超えた場合には30％と低かった。気管挿管してから2週間後にECMOを導入し生存した症例もあった。

Noahら[18]は，英国の4か所のECMOセンターを含めた基幹病院にて集中治療を受けた，80症例のH1N1インフルエンザ関連ARDSの症例を，ECMOセンターに紹介して搬送された群と，ECMO治療を受けずに基幹病院にて従来の方法で治療を受けた群について，3種類のマッチング法による後向きコホートの詳細な解析を行った。どの方法においても，ECMOセンターに紹介・搬送した患者の死亡率は，ECMO治療を受けていない患者の死亡率のほぼ1/2であり（propensity scoreマッチングにより，24.0％ vs 46.7％），H1N1インフルエンザによる重症呼吸不全症例を，ECMOセンターに搬送することの有効性を裏付けた。

Phamら[19]は，2009年から2011年までに，Réseau européen de recherché en Ventilation Artificielle（REVA）レジストリーに前向き登録された，フランスの集中治療室において治療を受けたH1N1インフルエンザに関連したARDSの患者のデータを解析した。Propensity-score matched（1:1）コホート分析を行い，ECMO治療を行った123症例のICU死亡に関連した因子と，ECMOの潜在的な恩恵について解析した。多変量解析によると，年齢，乳酸値，ECMO下における第1日目のプラトー圧が，死亡との関連性が認められた。機械的人工呼吸を開始して1週間以内にECMO治療を開始した103症例のうち，52症例が非ECMO治療症例と，重症度において1:1のpropensity scoreマッチングがなされ，コントロールとして1度だけ使用された。死亡率は2つのマッチした集団間で差はなかった（OR＝1.48；95％ CI［0.68-3.23］, P＝0.32）。英国の報告と結果が異なった理由の一つにマッチング方法の相違を指摘している。また，ECMO下での吸気プラトー圧を最小限（例えば25 cmH$_2$O未満）にする超保護的人工呼吸戦略をいかに早期に達成できるかが良い結果を得るのに必要であることが示唆されている。

興味深いことに，ECMO治療を受けた患者でマッチングされなかった51症例は，より若く（38歳 vs 45歳, P＜0.01），Pao$_2$/Fio$_2$がより低く（54 vs 70, P＜0.01），プラトー圧がより高く（33 vs 31, P＝0.03），ECMO前のステロイド使用率が低かった（16％ vs 46％, P＜0.01）。このサブグループのICU死亡率はマッチしたECMO群に比較して有意に低かった（22％ vs 50％, P＝0.005）。実は，このサブグループが，ECMOの恩恵を最も受けると考えられるが，コントロール群がないので明確な答えは出せない。英国には成人重症呼吸不全が治療できるECMOセンターが4施設（2009年当時）に限られていたが，フランスでは，30施設でECMO治療が行われており，ECMOセンターが集約されていない本邦の状況と似ている。ECMO治療を受けた全体の患者死亡率の結果をみると，フランスのほうが高い傾向にあった（36％ ICU死亡 vs 27.5％ 退院時死亡）。すなわち，ECMOセンターが集約されているほうが，結果的にはECMO治療成績を上げることができると考えられる。

これに対して，残念ながら本邦における2010年4月-2011年3月までにH1N1による重症呼吸不全に対してECMO治療を受けた患者14例の後向き観察研究では，わずか5例（35.7％）の救命率であった。ECMO先進諸国からの報告に比べて救命率が低かった原因として，デバイス，診療体制，治療のノウハウを含め，適切な戦略でECMO治療がなされていなかったことが指摘された[20]。

表2 新生児ECMOの適応基準

一般的な適応および除外基準	・在胎週数≧34週または出生体重≧2000 g
	・明らかな凝固障害または活動性出血がない
	・治療の必要な頭蓋内出血がない
	・人工呼吸器装着期間＜10-14日であり，可逆性の肺疾患である
	・根治術不能な先天性心疾患がない
	・致死的な先天異常がない
	・不可逆的な脳障害がない
呼吸に関する導入基準*	・A-aDO$_2$ ＞605-620 mmHg[‡]が4-12時間持続
	・oxygenation index（OI）[§] ＞35-60が0.5-6時間持続
	・PaO$_2$ PaO$_2$＜35-60 mmHgが2-12時間持続
	・アシドーシスおよびショック pH＜7.25が2時間あるいは低血圧を伴う
	・急性増悪 PaO$_2$＜30-40 mmHg

*：ELSOに属する50％のECMOセンターが複数のパラメータを使用している．
[‡]：F$_{IO_2}$ 1.0のとき．
[§]：(MAP×F$_{IO_2}$×100)/PaO$_2$

2 適 応

ECMOの適応の原則は，最大限の従来の人工呼吸療法では予測致死率80％以上と考えられ，かつ，可逆性の病態であり，絶対的禁忌事項がない，というものである．呼吸管理アルゴリズムで適応基準を定め，それを満たせば遅延することなく導入することが重要である．ミシガン大学の成人ARDSに対するECMO症例の検討では，ECMO導入前に7日間を超えて保護的人工呼吸療法からはずれた人工呼吸を続けると，肺傷害は不可逆性になると報告した[11)13)]．おおむね7-14日間のECMOのサポートで乗り切れる可能性のある超急性期の病態がよい適応と考えてよい．詳細については，ELSOホームページの"Guidelines"を参照されたい（http://www.elsonet.org/index.php/resources/guidelines.htmL）．

1) 新生児呼吸ECMOの適応

新生児（生後1ヶ月以下）呼吸不全に共通する病態は，新生児持続性肺高血圧〔症〕（persistent pulmonary hypertension of newborn: PPHN）である．この悪循環を断つことができる最も強力な手段はECMOである．新生児ECMOの適応基準を表2に示す[1)]．

2) 小児呼吸不全に対するECMOの適応

頻度の高い疾患は，細菌性肺炎，非定型性あるいはウィルス性（RSウィルス，最近ではH1N1新型インフルエンザA型）肺炎，敗血症や大量輸血や気道熱傷や外傷などに伴うARDSである．適応基準は，一定したものはなく施設によりさまざまであるが，新生児ECMOおよび成人ECMOの適応基準に準じると考えればよい．参考のため，ミシガン大学の適応基準を示す．

■人工呼吸の日数

2歳未満：＜10日，2-8歳：＜8日，8歳より大：＜6日

■呼吸不全の程度

・PEEP＞8 cmH$_2$Oが12時間持続
・F$_{IO_2}$＞80％が12時間持続
・PaO$_2$/F$_{IO_2}$＜150
・A-aDO$_2$＞450 mmHg

■呼吸性アシドーシス

・pH＜7.28および最高気道内圧40 cmH$_2$Oを要

表3 成人重症呼吸不全に対するECMOの適応基準（CESAR trial）

CESAR trial導入基準	・成人（18-65歳） ・重症だが潜在的に可逆性の呼吸不全である ・Murray score≧3.0 ・pH<7.2である高二酸化炭素血症
CESAR trial除外基準	・高圧，高F_{IO_2}の人工呼吸器による換気日数>7日 　（定義：F_{IO_2}>80%またはプラトー圧>30 cmH$_2$O） ・受傷して24時間以内の重症外傷，頭蓋内出血，ヘパリンが禁忌になるすべての病態 　（24時間以内の受傷または手術，すでに止血されているか，止血可能な状態であれば絶対的禁忌ではない） ・致死的な重症患者，積極的な治療の継続が禁忌と考えられる状態

するかまたはエアーリークがある．
・エアートラッピングなしに最大分時換気が得られる．

3）成人呼吸不全に対するECMOの適応

重症ウィルス性・細菌性肺炎，誤嚥性肺炎，ARDS（術後，外傷，敗血症），肺移植後の再灌流障害，喘息重積発作などが主な適応疾患である．CESAR trialの適応基準を表3に示す．また，pECLAについては，通常の人工呼吸療法と高流量VVB ECMOの間に位置する[21]．注意すべき点は，P/F<80のような重篤な低酸素血症では，酸素化を強力にサポートできる高流量のVVB ECMOを選択する[16]．

3 方　法

1）ブラッドアクセス（カニュレーション）

血管へのアクセスは，ECMOのABCのAであり，最も重要な要素である．新生児～幼児は，内頸動静脈よりカニュレーションする．体重6 kgまでなら，内頸静脈より1本のダブルルーメンカテーテル（14, 15 Fr）を挿入してVVBを行うことが可能となり，頸動脈が温存できるようになった．大きい小児または成人の場合は，通常脱血カニューレ1本，送血カニューレ1本が必要になり，基本的には右房脱血を行う（図1）．VVBの場合，再灌流現象のために酸素化効率が悪いので，大腿静脈経由下大静脈脱血→右内頸静脈経由右房送血を行う施設も多くなってきたが，下大静脈の容量に限界があるため，流量が十分に取れない場合もある．著者の経験では，脱血を内頸静脈経由右房＋下部下大腿静脈の2本脱血とし，送血を上部下大静脈にして，酸素化を改善させることができた[22]．ブラッドアクセスはECMOにおいて最も重要であり，流量は，内径の4乗に比例し，長さに反比例する．生体のガス交換をすべて代行できることを想定（新生児120 mL/kg/min，成人60-80 mL/kg/min）し，可能な限り大口径の脱血カニューレ（成人では21-28 Fr）を用いる．

2）ECMO装置

ポンプ，膜型人工肺＋熱交換器，血液回路からなり，3週間以上の連続使用に耐えられる必要があり，耐久性の実績のないデバイス，例えば本邦で汎用されているemergency cardio-pulmonary resuscitation（ECPR）用を，長期呼吸補助用としても使用するべきではない．ポンプはローラーポンプと遠心ポンプがあり，遠心ポンプは，溶血や軸周囲の血栓形成などの解決すべき課題があるが，管理の容易さから主流になりつつある．本邦でECMOとして使用可

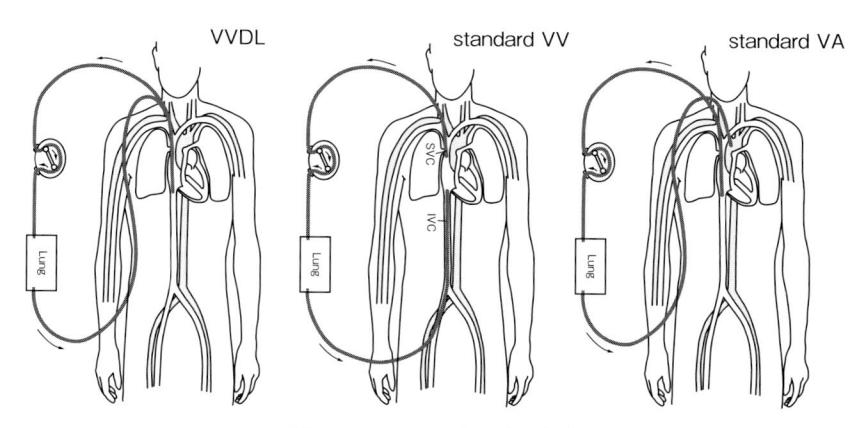

図1 ECMOのバイパス方式
VVA：veno-arterial + venous, modified VV（2本脱血）
VVDL：veno-venous bypass with double lumen cannula

能な遠心ポンプは，ロータフロー（マッケ・ジャパン），ジャイロポンプ（京セラメディカル），メラ遠心ポンプHCF-MP23（泉工医科工業），レボルーション（ソーリン）などがある。膜型人工肺は，外部灌流ホローファイバー型で，poly-methyl-pentene（PMP）系のポリオレフィンで多孔質膜に緻密層の表面処理を施した非対称膜であるバイオキューブシリーズ（ニプロ）や，シリコン薄膜をポリプロピレンの多孔質膜表面にコーティングした複合膜であるメラNHPエクセランプライム（泉工医科工業）などが長期型として使用可能である。ヘパリンコーティング処理はほとんどのECMO回路内表面に施されているが，抗凝固療法が不要な段階までには至っていない。人工肺の酸素化は血流量に依存し，二酸化炭素除去は膜面積と人工肺への吹送ガス流量に依存する。体格の大きい症例や，長期間のサポートが必要と予測される場合には，2基並列に組み込むことも可能である。回路内圧（ポンプ前と人工肺前）のモニタリングと，脱血回路の酸素飽和度のモニタリングは必要である。図2に，岡山大学病院およびグレンフィールド病院で使用しているECMO装置を示す。岡山大学病院では，遠心ポンプはジャイロポンプ，人工肺はヘパリンコーティングのメラNHPエクセランプライムが使われている。グレンフィールド病院では，遠心ポンプはCentriMag（Thoratec, USA），人工肺はヘパリンコーティングのHilite 7000（Medos, Germany）が使われている。

3）ECMOの管理

呼吸不全の場合には通常3-14日間装着する必要がある。人工肺への酸素は100％でV/Q比1.0の設定より開始して必要に応じて調節する。遠心ポンプの場合，血流量は回転数で調節されるが，流量が落ちる原因として，体血圧上昇，脱血不良，送血側回路やカニューレの閉塞，ポンプ・モーター自体の問題，流量計の故障，などが考えられ，ベッドサイドで管理するスタッフは，原因を迅速に解明し対処する訓練が必要である。エアの回路内への引き込みを防ぐためには，人工肺における血液層の圧＞気体層の圧となるようにし，人工肺は患者の心臓の高さより下に配置する。

ECMO中の酸素運搬量は，膜型人工肺における酸素化能とポンプ流量，生体肺における酸素取り込みと心拍出量，により決定される。

酸素運搬量：O_2 delivery（D_{O_2}）
　　　＝酸素含量（ml/dL）×血流量（L/min）

酸素消費量（V_{O_2}）は組織の代謝により制御される。例えば，正常新生児の酸素消費量は4-6 mL/kg/minである。重症の新生児では，例えば敗血症，低酸素血症や，ストレスによる刺激などにより10-12 mL/kg/minあるいはそれ以上に増加している。酸素消費量は人為的な操作ができないが，体温コントロール，鎮静，栄

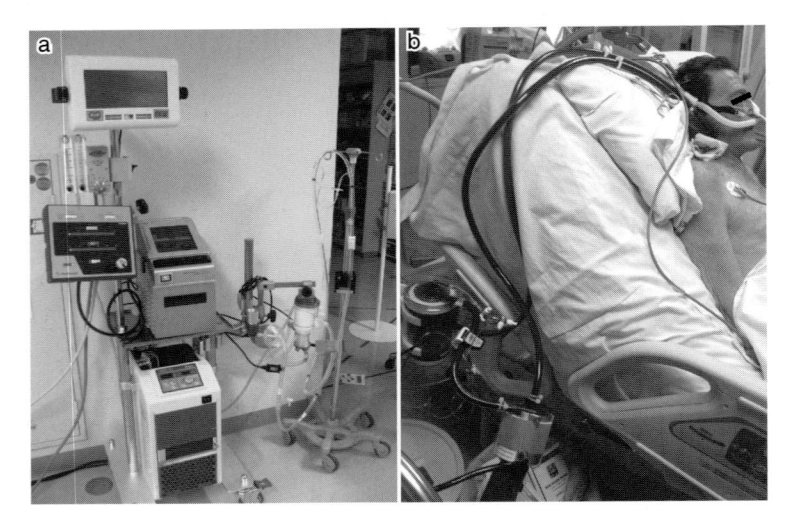

図2 成人重症呼吸不全に対するECMOで使用されているデバイス
（a）岡山大学病院救急集中治療部
（b）グレンフィールド病院ECMO Centre

養，敗血症や基礎疾患の治療などにより消費量を最小限に抑えることは可能である。

D_{O_2}とV_{O_2}の収支関係は，混合静脈血酸素飽和度$S\bar{v}_{O_2}$に反映され，例外はあるが重症患者管理のうえで最も重要な指標である。正常の$S\bar{v}_{O_2}$は65-80％であり，この数値を指標にECLS患者の管理を行う。VABでは，脱血側の$S\bar{v}_{O_2}$が65％以上に，VVBでは，再灌流現象のため混合静脈血の$S\bar{v}_{O_2}$が70％以上に保たれるように流量や十分なHgb量を保つための輸血を行う。表4に，VABとVVBの比較を示し，図3に典型的なVVBの経過を示す。

抗凝固療法はECMO回路の維持に必要不可欠である。カニュレーション直前にヘパリン50-100u/kgを投与，維持はヘパリン30-50u/kg/hrで持続投与して，ACTが150-200秒，あるいはaPTTが正常の1.5倍（40-70秒）程度となるように微量コントロールする。ECMOの最も頻度の高い合併症である出血に対しては，積極的なアプローチが必要で，活動性出血に対しては迅速な外科的止血処置が基本である。出血傾向のある症例にはナファモスタット・メシレートを単独投与（1 mg/kg/hr），またはヘパリンと適宜併用する。

呼吸不全に対するECMOの目的は，障害肺を休ませることであり，人工呼吸は最小限の設定にする。具体例としては，圧制御モードで，最大吸気圧20 cmH$_2$O，PEEP10 cmH$_2$O，呼吸回数10/min，F$_{IO_2}$ 60％以下を目標にする。安全性の確保と酸素消費量を減らすため，超急性期には，深い鎮静や筋弛緩を行う。時にはSp$_{O_2}$が70％台でも許容する必要がある。肺に対しては積極的な理学療法を行う。利尿薬や血液浄化法を積極的に使用し，厳密な水分出納の管理を行う。患者の肺機能が改善されれば，ポンプ流量を減らしても目標値を維持できるようになる。VAの場合，流量を最低限に保ち，オン・オフテストを行う。VVの場合には，流量を最低限に保ちながら，人工肺への酸素吹送を止めて生体の肺機能を評価する[1]。

4 重症呼吸不全に対するECMOの将来への展望

理論的には，現代のECMOの技術によって，ほぼ完全な肺の安静化を達成できるが，まだまだ侵襲的な治療法であるECMOによる完全な肺の安静化が，通常の機械的人工呼吸療法に比べて生存率を高めるであろうという仮説は，まだ科学的に証明されているわけではない。しかし，世界的にはECMO治療の経験は着実に重

表4　VABおよびVVBの比較

	Venoarterial（VA）	Venovenous（VV）
カニュレーション部位	V：IJ, FV, RA A：RCCA, Ax, FA, Ao	IJ, FV, saphenous v, RA
Pa_{O_2}	60-150 mmHg（採血部位による）	45-80 mmHg
酸素化の指標	Sv_{O_2}, Sin_{O_2}	Pa_{O_2}, Sj_{O_2}, D_{MOO_2}, Sv_{O_2}の経時的変化
心臓への影響	前負荷↓, 後負荷↑, 脈波↓, 冠動脈への酸素化↓, cardiac stun	・直接影響なし ・冠動脈の酸素化↑ ・肺動脈抵抗の低下に伴う右心負荷軽減の可能性
酸素運搬能	高い	中等度
循環補助	部分的～完全補助	・直接効果なし ・冠動脈の酸素化改善による心拍出量の増加の可能性
肺循環への影響	中等度～著明に負荷を軽減	・直接影響なし ・酸素化↑に伴う二次的な改善効果が期待
右→左シャントの影響	大動脈におけるSa_{O_2}↓	大動脈におけるSa_{O_2}↑
左→右シャント（PDA）の影響	肺うっ血と, 全身系灌流の可能性	肺うっ血と, 全身低灌流の可能性
再灌流（recirculation）	なし	酸素運搬能に影響あり
二酸化炭素除去能	膜面積と吹送ガス流量に依存	膜面積と吹送ガス流量に依存

Ao：aorta, Ax：axillary artery, D_{MOO_2}：人工肺酸素付加量, FA：femoral artery, FV：femoral vein, IJ：internal jugular vein, RA：right atrium, RCCA：right common carotid artery, Sin_{O_2}：人工肺流入部酸素飽和度, Sj_{O_2}：頸静脈酸素飽和度

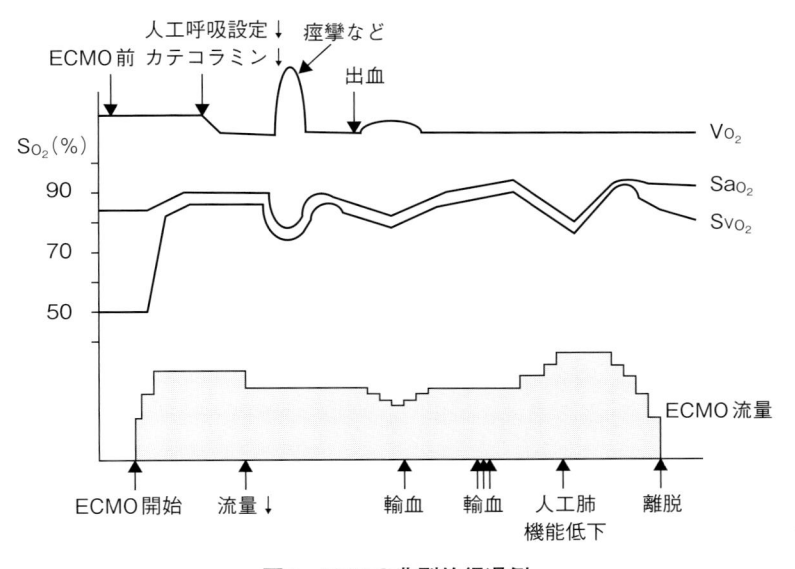

図3　VVBの典型的経過例

> **pit fall**
>
> 重症呼吸不全においてECMO治療で成功するために，最も重要なことは，
> ①ECMOは，適切な患者に導入すべきである。
> ②ECMOは，適切なタイミングで導入するべきである。
> ③ECMOは，経験のあるエキスパートの施設で行われるべきである。
>
> 　つまり，To the right patient, on the right time, and in the right placeである。そのためにも，地域ごとにECMOができる施設を中心にネットワークを構築しておくことが重要である。また，ECMOを行う施設は，教育コースに積極的に参加したり，院内で定期的なシミュレーション訓練を行って，安全性の高いECMO治療を提供できるようにしておく必要がある。

ねられており，近年の報告では救命率は50-70%と報告されている。集中治療全体における治療技術，特に機械的人工呼吸療法が進歩してきたこと，新たに開発されたダブルルーメンカニューレ（Avalon Elite Bi-Caval Dual Lumen Cannula, Maquet）[23]や，より生体適合性の高い材料の開発による新しいECMOデバイスや技術的進歩が生存率の向上に貢献していると考えられる。CESAR trialまでは，ローラーポンプとコロボー型シリコン膜人工肺が世界的には主流であったが，以降は，ほとんどのECMOセンターで長期耐久型の遠心ポンプとホローファイバー型外部灌流型人工肺によるECMOシステム（ECMO Ⅱ）に変更された。旧システムで行ったRCTで，現代のECMOの是非について議論することは適切ではなくなってきたといえる。

　そこで，現在新たに進行中の新しいRCTが，フランスのCombesらが中心となって2011年10月から開始された，ECMO to Rescue Lung Injury in Severe ARDS（EOLIA）である（Clinical Trials. gov Identifier：NCT01470703）。このRCTの目的は，最重症のARDSに対して，VVB ECMOの早期導入の有効性を，REVA（Reseau europeen de recherché en Ventilation Artificialle）に所属する多施設共同の前向き研究にて評価するものである。ECMOデバイスには，コンパクトなCardiohelp system（Maquet, Germany）が使われる。機械的人工呼吸器に装着されて気管挿管から7日未満の成人ARDS患者で，$F_{IO_2} \geq 0.8$において，至適機械的人工呼吸療法と通常の補助療法にもかかわらず，①Pa_{O_2}/F_{IO_2} ratio＜50が3時間以上継続する，②Pa_{O_2}/F_{IO_2} ratio＜80が6時間以上継続する，③pH＜7.25が6時間以上（呼吸回数＜35/min），の3つの選択肢のうちのどれかに相当した場合にRCTに入る。Primary outcomeは，60日生存率である。

おわりに

　ECMO治療の進歩は，サイエンスの進歩に伴うデバイスの進化の影響を受けてきた。生体適合性，耐久性，安全性能の向上，人工呼吸器並みの自動制御能を付加させるなど，改良点は多々ある。しかしどんなに進化してもデバイスは自ら故障を修正することはできない。ECMO治療を成功させるためには，ベッドサイドで患者とデバイスを24時間体制で離脱までの7-14日間，安全に管理できる体制が不可欠であり，そのための専門的な教育とトレーニングが欠かせない。当然であるが，大切なことは，熱意をもった医療チームが，信頼できるECMOデバイスを適切に駆使してはじめて患者を治癒に導くのである。

【文献】

1) Annich GM, Lynch WR, MacLaren G, et al. ECMO Extracorporeal cardiopulmonary support in critical care 4th ed. Extracorporeal Life Support Organization, 2012.
2) Bein T, Weber F, Philipp A, et al. A new pumpless extracorporeal interventional lung assist in critical hypoxemia/hypercapnia. Crit Care Med 2006；34：1372-7.
3) Hill JD, O'Brien TG, Murray JJ, et al. Prolonged extracorporeal oxygenation for acute post-traumatic respiratory failure (shock-lung syndrome). Use of the Bramson Membrane Lung. N Eng J Med 1972；286：629-34.
4) Zapol WM, Snider MT, Hill JD, et al. Extracorporeal membrane oxygenation in severe acute respiratory failure. A randomized prospective study. JAMA 1979；242：2193-6.
5) Kolobow T, Spragg RG, Pierce JE. Massive pulmonary infarction during total cardiopulmonary bypass in unanesthetized spontaneously breathing lambs. Int J Artif Organs 1981；4：76-81.
6) Bartlett RH, Gazzaniga AB, Jefferies MR, et al. Extracorpreal membrane oxygenation (ECMO) cardiopulmonary support in infancy. Trans Am Soc Artif Intern Organs 1976；22：80-93.
7) Bartlett RH, Roloff DW, Cornell RG, et al. Extracorporeal circulation in neonatal respiratory failure：a prospective randomized study. Pediatrics 1985；76：479-87.
8) UK neonatal ECMO trial group. UK collaborative randomized trial of neonatal extracorporeal membrane oxygenation. Lancet 1996；348：75-82.
9) Gattinoni L, Pesenti A, Mascheroni D, et al. Low-frequency positive pressure ventilation with extracorporeal CO_2 removal in severe acute respiratory failure. JAMA 1986；256：881-6.
10) Morris AH, Wallace CJ, Menlove RL, et al. Randomized clinical trial of pressure-controlled inverse ratio ventilation and extracorporeal CO_2 removal for adult respiratory distress syndrome. Am J Respir Crit Care Med 1994；149：295-305.
11) Kolla S, Awad SS, Rich PB, et al. Extracorporeal life support for 100 adult patients with severe respiratory failure. Ann Surg 1997；226：544-64.
12) Lewandowski K, Rossaint R, Pappert D, et al. High survival rate in 122 ARDS patients managed according to a clinical algorithm including extracorporeal membrane oxygenation. Intensive Care Med 1997；23：819-35.
13) Hemmila MR, Rowe SA, Boules TN, et al. Extracorporeal life support for severe acute respiratory distress syndrome in adults. Ann Surg 2004；240：595-607.
14) Extracorporeal Life Support Organization (ELSO), International summary report. January 2013.
15) Brogan TV, Thiagarajan RR, Rycus PT, et al. Extracorporeal membrane oxygenation in adults with severe respiratory failure：A multi-center database. Intensive Care Med 2009；35：2105-14.
16) Peek GJ, Mugford M, Tiruvoipati R, et al. Efficacy and economic assessment of conventional ventilatory support versus extracorporeal membrane oxygenation for severe adult respiratory failure (CESAR)：a multicentre randomised controlled trial. Lancet 2009；374：1351-63.
17) Australia and New Zealand Extracorporeal Membrane Oxygenation (ANZ ECMO) Influenza Investigators, Davies A, Jones D, et al. Extracorporeal membrane oxygenation for 2009 influenza A (H1N1) acute respiratory distress syndrome. JAMA 2009；302：1888-95.
18) Noah MA, Peek GJ, Finney SJ, et al. Referral to an extracorporeal membrane oxygenation center and mortality among patients with severe 2009 influenza A (H1N1). JAMA 2011；306：1659-68.
19) Pham T, Combes A, Rozé H, et al. Extracorporeal membrane oxygenation for pandemic influenza A (H1N1) induced acute respiratory distress syndrome. A cohort study and propensity-matched Analysis. Am J Respir Crit Care Med 2013；187：276-85.
20) Takeda S, Kotani T, Nakagawa S, Ichiba S, et al. Extracorporeal membrane oxygenation for 2009 influenza A (H1N1) severe respiratory failure in Japan. J Anesth 2012；26：650-7.
21) Bein T. Recent advances in extracorporeal lung assist. International Journal of Intensive Care. 2007；Autum：19-22.
22) Ichiba S, Peek GJ, Sosnowski AW, et al. Modifying a venovenous extracorporeal membrane oxygenation circuit to reduce recirculation. Ann Thorac Surg 2000；69：298-9.
23) Bermudez CA, Rocha RV, Sappington PL, et al. Initial experience with single cannulation for venovenous extracorporeal oxygenation in adults. Ann Thorac Surg 2010；90：991-5.

（市場　晋吾）

4. 腹臥位呼吸管理

はじめに

呼吸不全の管理においては体位変換を用いた呼吸理学療法は重要な位置を占めている。腹臥位への体位変換は非生理的な状態である人工呼吸の欠点を補う目的で行われる。

1 特徴

仰臥位での人工呼吸（陽圧換気）では重力や腹部臓器の圧力により本来血流が多い下側・背側肺の換気量が減少する。腹臥位とすることで同部位の換気量を増大させ，換気血流比不均等分布を改善し，障害された酸素化の改善につながる。腹臥位人工呼吸管理で最も重要なのは体位変換が有効となる肺病変を的確に把握することと腹臥位から仰臥位へと体位を戻した後も改善した酸素化が維持されることである。

2 概要

1）重症呼吸不全に対する腹臥位人工呼吸の効果

表1に2000年以降の腹臥位人工呼吸に関する検討をまとめた。近年の無作為化比較臨床試験（RCT）ではALI/ARDSに対する腹臥位人工呼吸では生命予後は改善しないものの，障害された酸素化の改善には有効であることが報告されている[1)2)]。また重症例では腹臥位人工呼吸が予後の改善と関連する可能性がメタアナリシスで示されている[3)]。

2）腹臥位人工呼吸による酸素化改善機序

腹臥位人工呼吸が酸素化を改善する機序として以下のことが推測されている。
①腹臥位による横隔膜運動の改善
②換気血流比不均等分布の改善
③背側無気肺に貯留する分泌物のドレナージ
④重力性に増加していた血管静水圧の軽減
⑤腹圧や増加した肺重量により低下していたtrans-pulmonary pressureの改善

3）腹臥位人工呼吸の適応

これまでの多くの腹臥位人工呼吸に関する検討ではAmerican-European Consensus Conference（AECC）の基準[4)]に従ってALI/ARDSの診断が行われている。この診断基準では胸部X線による両側浸潤影の存在が必要であるが，CTで検討したところスリガラス様の陰影や肺胞性陰影，背側無気肺などさまざまな病態が含まれていることが明らかとなっている[5)]。腹臥位人工呼吸が酸素化を改善する上記機序から考えると，びまん性浸潤影を有する場合よりも背側浸潤影を有する症例では腹臥位が有効であり，Gainnierら[6)]も同様の報告をしている。したがって，胸部X線による診断のみではなく，肺CTを行ったうえで背側無気肺を主体とする症例が最もよい適応となる。

3 具体的な処置・管理法

気管挿管され人工呼吸管理中の患者を腹臥位へと体位変換する手順や注意点を具体的に示す。

表1　急性呼吸不全に対する腹臥位人工呼吸の効果に関する検討

	Gattinoni (2001)[1]	Guerin (2004)[2]	Voggenreiter (2005)[7]	Papazian (2005)[8]	Mancebo (2006)[9]
症例数（人）	304	791	40	39	136
腹臥位時間（hr）	7	8.6	11	12	20
回数（期間）	7日	4日	7回	1回	10.3日
ICU死亡率	PP＝SP	－	－	PP＝SP	PP＝SP
28 or 30日死亡率	PP＝SP	PP＝SP	－	－	PP＝SP
90日死亡率	PP＝SP	PP＝SP	PP＝SP	－	PP＝SP
重症患者死亡率	PP＜SP	－	－	－	PP＝SP
早期の酸素化改善	－	PP＞SP	PP＞SP	PP＞SP	PP＞SP
晩期の酸素化改善	PP＞SP	PP＞SP	PP＞SP	－	PP＞SP
褥瘡の発生頻度	PP＞SP	PP＞SP	PP＝SP	－	－
カテーテル・チューブ異常	0.5%	PP＞SP	PP＝SP	PP＝SP	PP＞SP

PP：prone position，SP：supine position
（Alsaghir AH, Martin CM. Effect of prone positioning in patients with acute respiratory distress syndrome：A meta-analysis. Crit Care Med 2008；36：603-9より改変引用）

1）ベッドの選択と腹臥位方法

　最初に重要なのはベッドの選択である。通常のベッドを用いて腹臥位を行う場合には，図1-aにあるようにベッドのどちらかに上半身を寄せて，寄せた側に椅子の座面にクッションや枕を置いて，そこに手をのせ，腋窩部の圧迫を防ぐようにする（反対側の上肢は特に制限はない）。その際，下半身はベッド中央側とするため一見上からみるとベッドの対角線に腹臥位で患者が寝るような体位となる。手を下ろした側と反対の上半身（胸郭），腸骨部には柔らかい枕を入れやや高くなるようにする。したがって完全な180°の腹臥位ではなく，150°くらいになる。これを数時間行ったのちに再度反対側への体位変換を行う。一方，熱傷患者管理用のair-floating bedを用いる場合には，体圧が分散されるため図1-bにあるように完全に180°の腹臥位とする。通常のベッドを用いる場合には腸骨部に入れた枕やまとめたタオルがずれて腹部を圧迫しないように気をつけなければならないが，air-floating bedの場合には必要ない。

2）各種カテーテル・チューブの監視

　体位変換時に生じる合併症としては留置されているカテーテル類の事故抜去などの位置異常の可能性が最も高い。CVカテーテルは頸部，鎖骨下，大腿静脈から留置されている場合が多いが，いずれにしろ体幹を中心に一回転するためにルートを延長しておく必要がある。通常の長さに加え約1m延長し，体位変換時に引っ張られないよう余裕を作る。尿道カテーテルは体幹の回転軸と平行であるため，体位変換する方向とは反対側の大腿外側にバッグを逃がしておく。胸腔ドレーンや腹部のドレーンに関してはいったんクランプを行い，排液が逆流しないように気をつける。また血液浄化療法施行中であればいったん回路をはずして，バスキュラーアクセスには接続しない状態にしてから体位変換し，その後あらためて接続する。

3）人員の確保

　人工呼吸管理のため鎮静されている患者を腹臥位へ安全に体位変換するためには多くの人数が必要である。特に気管チューブの事故抜去は非常に危険を伴うため，1人は完全に頭部の

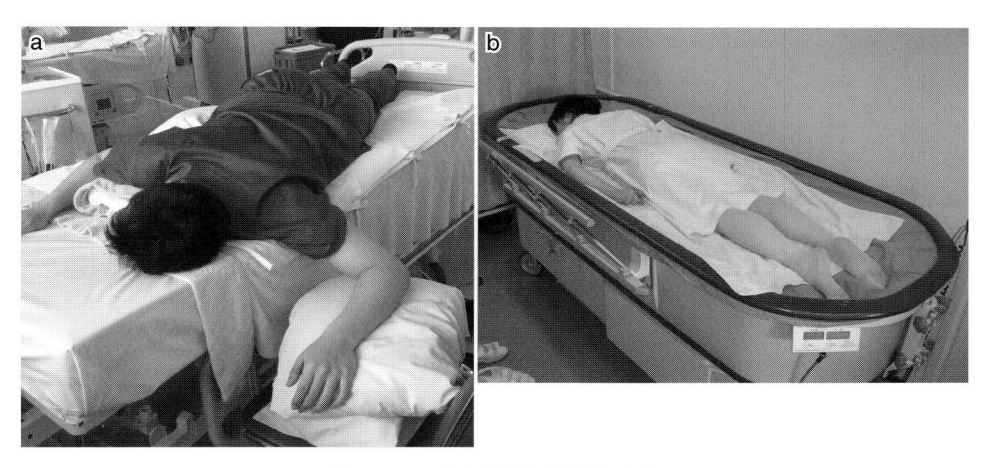

図1　ベッドの選択と腹臥位方法

チューブ類の支えと監視を行い，さらに各種カテーテル類を監視する役目が1人必要である。患者を支えて実際に体位変換にあずかるためにはさらに最低3-4名は必要であるので合計5-6名の医療従事者（医師，看護師，臨床工学士，理学療法士など）を必要とする。体位変換する場合には各勤務帯の間は両勤務の看護師が居るため，その時間帯で行うことも人数を集める方法として考えられる。また人数が足りない場合には患者をシーツで巻き，少ない人数で腹臥位へと体位変換する方法も報告されている[7]。

4）腹臥位での気管チューブの管理

上記通常ベッド上での腹臥位では，ベッド上から下に降ろした側と反対側に顔を向け挿管チューブがキンクしないようにする。また顔を向ける側と同側の口角にチューブを固定するほうがやりやすい。挿管チューブのキンクを防ぐため馬蹄型の円座を顔に当てる方法もある。Air-floating bedを用いる場合の顔は正中でも構わないが，挿管チューブがキンクしないようにやはり，やや軽くどちらかに向ける。

5）褥瘡の予防

一般的なベッドを用いる場合には頬骨，肋骨，腸骨稜，膝などの解剖学的な骨突出部に体重がかかるためあらかじめ皮膚保護材（フィルムタイプやクッションタイプ）を貼付しさらに柔らかいクッションを充て褥瘡を予防する。しかし，腹臥位時間が長時間となれば実際には多少の皮膚発赤や表皮の剥離は避けられない。一方，air-floating bedを用いる場合には解剖学的骨突出部の圧迫も少なく褥瘡が問題となることは少ない。

4　腹臥位人工呼吸中の管理

腹臥位人工呼吸管理には体位変換に伴う合併症に対する対応と腹臥位後の気道の管理に分けることができる。

1）体位変換直後の管理

腹臥位への体位変換後は，体内に留置されているカテーテル，チューブ類の位置異常がないことを目視で確認する。特に挿管チューブの位置異常に関する確認が重要であり，体位変換後は用手的換気を行い，事故抜去の有無を確認するとともに，挿管チューブのキンクや分泌物による気道抵抗の増大がないか確認する。各種カテーテル特にCVカテーテルの閉塞や抵抗の増大などがないことを確認する。

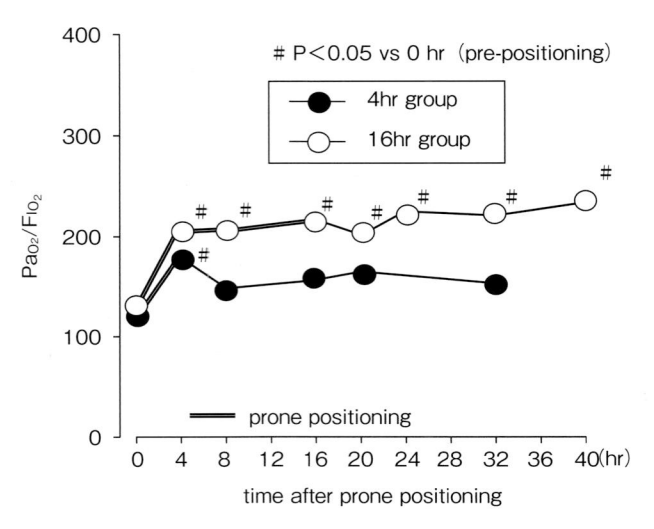

図2　腹臥位施行時間と酸素化改善との関係

2）腹臥位後の気道管理（人工呼吸）

時間経過とともに末梢に貯留していた分泌物が中枢側に移動し，大量の喀痰が吸引できるようになることがある。体位変換後2-3時間の間は聴診を頻回に行い，気道への分泌物の移動を確認すべきである。

3）腹臥位施行時間

腹臥位施行時間については表1にあるように7-20時間と大きく異なる。腹臥位施行1-2時間で酸素化能が有意に改善することがある。このような症例では換気血流比の不均等分布が体位変換により改善した場合が多い。したがって，酸素化が改善したからといって短時間で仰臥位とすると元の酸素化へ戻ってしまう可能性がある。背側無気肺などの肺胞内分泌物のドレナージ効果を期待する場合にはさらに長時間の腹臥位施行が必要である。図2に背側無気肺を有する急性呼吸不全症例での腹臥位施行時間が4時間と16時間での酸素化改善に関して比較検討した結果を示した。いずれも2時間以内に有意に PaO_2/FIO_2 は改善している。4時間の施行後に仰臥位へ戻した群では酸素化の改善は一過性で結局24時間後の PaO_2/FIO_2 は開始時に比べ改善していない。最初に述べたとおり腹臥位人工呼吸の目的は障害された酸素化が仰臥位に戻しても継続することが重要なポイントである。したがって，酸素化が改善したからといってすぐに仰臥位とはせずに，10時間以上の腹臥位施行時間とすれば本来の腹臥位人工呼吸の目的を達せられる。

おわりに

急性呼吸不全に対する腹臥位人工呼吸に関する大規模なRCTでは予後の改善はみられないものの酸素化の改善は明らかに認められている。胸部X線のみではなく胸部CTなどの画像診断に基づいて適応を決めることが酸素化の改善のみならず，予後の改善につながる可能性がある。腹臥位への体位変換では挿管チューブなどの事故抜去や位置異常などが懸念されるが，十分な人員の確保と監視を行うことで致命的な合併症を引き起こさずに安全に行うことができる。

【文　献】

1) Gattinoni L, Tognoni G, Pesenti A, et al. Effect of prone positioning on the survival of patients with acute respiratory failure. N Engl J Med 2001 ; 345 : 568-73.
2) Guerin C, Gaillard S, Lemasson S, et al. Effects of systematic prone positioning in hypoxemic acute respiratory failure a randomized controlled trial. JAMA 2004 ;

> **pit fall**
>
> **ECMO下での腹臥位人工呼吸**
>
> 　近年重症呼吸不全に対する体外膜型肺（extracorporeal membrane oxygenation：ECMO）による酸素化が積極的に行われるようになってきた。ECMOの目的は障害された肺の安静による治癒までの時間稼ぎである。ECMO施行中であっても腹臥位人工呼吸の適応となる症例がある。ECMO下での腹臥位への体位変換は，体外循環に必要なカニューレの位置異常や事故抜去が生じると患者の生命に直接関連するため慎重にならざるをえない。しかし，実際にはECMO下での腹臥位体位変換は安全に行われており，重篤な合併症が生じるリスクは低いことが報告されている[10]。ECMO下であっても腹臥位などへの積極的な体位変換は禁忌ではなく十分に考慮すべき治療法である。

292：2379-87.
3）Alsaghir AH, Martin CM. Effect of prone positioning in patients with acute respiratory distress syndrome：A meta-analysis. Crit Care Med 2008；36：603-9.
4）Bernard GR, Artigas A, Brigham KL, et al. The American-European Consensus Conference on ARDS：Definitions, mechanisms, relevant outcomes, and clinical trial coordination. Am J Respir Critcal Care Med 1994；151：818-24.
5）Gattinoni L, Pelosi P, Vitale G, et al. Body position changes redistribute lung computed tomographic density in patients with acute respiratory failure. Anesthesiology 1991；74：15-23.
6）Gainnier M, Michelet P, Thirion X, et al. Prone position and positive end-expiratory pressure in acute respiratory distress syndrome. Crit Care Med 2003；31：2719-26.
7）Voggenreiter G, Aufmkolk M, Stiletto RJ, et al. Prone positioning improves oxygenation in post-traumatic lung injury—A prospective randomized trial. J Trauma 2005；59：333-41.
8）Papazian L, Gainnier M, Marin V, et al. Comparison of prone positioning and high-frequency oscillatory ventilation in patients with acute respiratory distress syndrome. Crit Care Med 2005；33：2162-71.
9）Mancebo J, Fernández R, Blanch L, et al. A multicenter trial of prolonged prone ventilation in severe acute respiratory distress syndrome. Am J Respir Crit Care Med 2006；173：1233-9.
10）Goettler CE, Pryor JP, Hoey BA, et al. Prone positioning does not affect cannula function during extracorporeal membrane oxygenation or continuous renal replacement therapy. Critical Care 2002；6：452-5.

〈升田　好樹，今泉　均〉

V

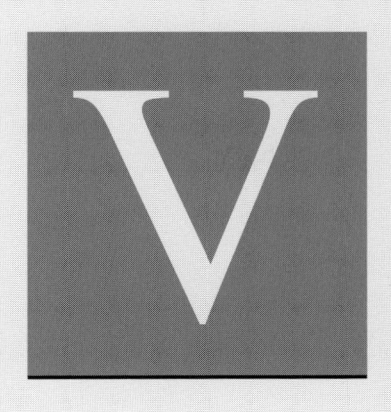

呼吸不全と人工呼吸管理の実際

1. 急性呼吸窮迫症候群（ARDS）
    A　症例：東京女子医科大学病院
    B　症例：旭川医科大学病院
2. 気管支喘息重積発作
    A　症例：名古屋大学医学部附属病院
    B　症例：東京医科歯科大学医学部附属病院
3. 神経筋疾患，術後換気不全
    A　症例：国立病院機構八雲病院
    B　症例：札幌医科大学附属病院
4. 慢性呼吸不全増悪
    A　症例：京都大学医学部附属病院
    B　症例：信州大学医学部附属病院

1. 急性呼吸窮迫症候群（ARDS）

A 症例：東京女子医科大学病院

1 概要

　急性呼吸窮迫症候群（acute respiratory distress syndrome：ARDS）の治療では，診断の確定，重症度の認識，背景・併存疾患を含む病態の把握，ARDSの原因治療，重要臓器・機能への対症療法，という5つの要素がある。提示した症例は癌化学療法中に発症したARDSである。判断に迷う諸問題があったが，十分な情報を入手する時間的猶予はなく，治療時期を失わないよう方針決定する必要に迫られた。たとえそのような状況でも適切な治療のためには，病態の把握とそれに基づく治療方針の決定が大切であるという点を理解していただきたいので，5つの要素についての思考プロセスや意思決定の流れを解説した。なお，文中ガイドラインの推奨度の低い治療手段が登場するが，治療手段を使用した是非ではなく，なぜその手段を用いたかに思考の主眼を置いて読んでいただければ幸いである。

2 症例

　〈症例〉69歳，女性。身長158 cm，体重49 kg（BMI 19.6）。
　〈既往歴・家族歴〉特記すべきことなし。機会飲酒。喫煙歴なし。
　〈現病歴〉腹腔内の癌の再発に対し5日前に外来化学療法が開始された。抗癌薬投与4日後に便秘，腹部膨満感，嘔気を訴え受診。大腸イレウスの疑いで緊急入院となった。ICU入室当日朝，造影CT検査を施行し，拡張した小腸，大腸を認めS状結腸の狭窄を疑った。大腸穿孔の所見はなかった。イレウス管を留置する前に数回嘔吐し，血圧低下を認めるとともに酸素療法抵抗性の低酸素血症が出現した。急性呼吸不全とショックに対する治療目的でICU入室となった。

　〈入室時所見〉到着時意識レベルはGCSでE3V3M5であったが，徐々に呼びかけに反応しなくなる傾向があり，最終的にE1V1M1まで悪化した。血圧60/40 mmHg，心拍数125回/min，体温36.7℃，呼吸回数32回/min，酸素10 L/min投与下でSpO_2は78％。口唇チアノーゼと四肢冷感あり浮腫はなし。腹部膨隆あり。入室直後にも1 L以上の嘔吐あり。入室6時間前から無尿であった。

　〈血液検査所見（異常値のみ）〉WBC 430/mm³（桿状球15％），RBC 2.87×10⁴/μL，Hct 24.9％，血小板8.4×10⁴/μL，PT-INR 3.57，Alb 1.2 g/dL，AMY 266 U/L，CK 203 U/L，BUN 61.1 mg/dL，Cr 1.16 mg/dL，eGFR 34.8 mL/min/1.73m²，Na 134 mEq/L，K 3.2 mEq/L，Ca 5.9 mg/dL，CRP 11.80 mg/dL，BS 165 mg/dL

　動脈血液ガス（気管挿管後，F_{IO_2} 1.0）pH 7.192，PaO_2 48 mmHg，$PaCO_2$ 55.0 mmHg，HCO_3 21.3 mmol/L，BE −5.9 mmol/L，乳酸8.8 mmol/L

　入室前の胸部X線（図1）ならびにCT（図3）と入室後気管挿管時の胸部X線（図2）を図1-3に示す。

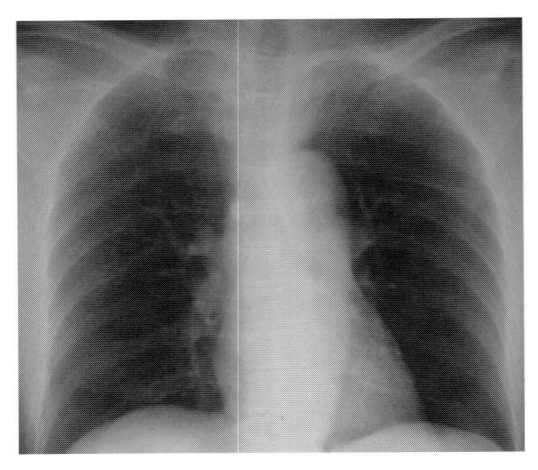

図1　入院時の胸部X線像

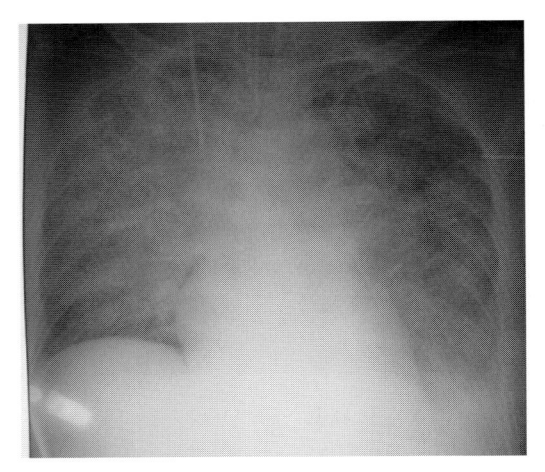

図2　ICUにて気管挿管後の胸部X線像
ほぼ全肺野に浸潤陰影を認め，大動脈シルエットサイン陽性である．

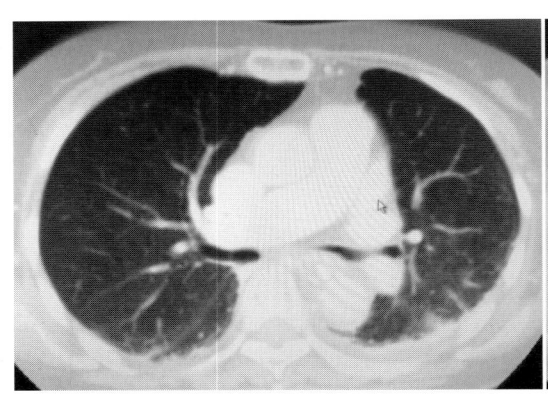

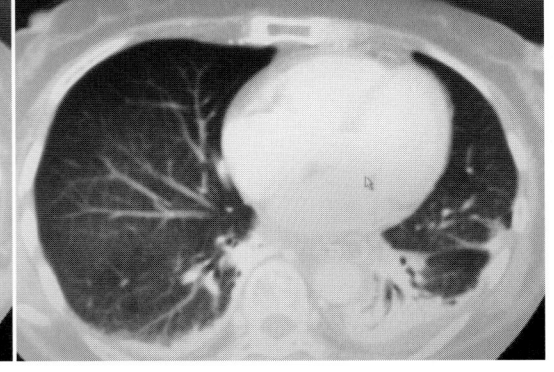

図3　ICU入室前の胸部CT像
左肺に強い浸潤陰影，左肺荷重側虚脱，肺血管陰影の増強，心陰影拡大を認める．

3　具体的な処置・管理法

1）ARDSを診断し，重症度を認識する

　数時間でほぼ全肺野に浸潤影を認めるほど急速に進行した。Pa_{O_2}/F_{IO_2}値が48という著明な低酸素血症があった。経胸壁心エコー（transthoracic echocardiography：TTE）上は左右心室の壁運動良好で明らかな弁の逆流はなかった。肺動脈楔入圧は測定しなかったが，臨床的に心原性肺水腫（cardiogenic pulmonary edema：CPE）では病態を説明できず，従来のARDS定義を満たすと結論した。

　ARDSを疑う症例においてCPEの否定は極めて重要な診断プロセスであるが，臨床的にはARDS患者のCPE合併は少なくない。CPEの診断では心機能評価が欠かせず主としてTTEが用いられているが，胸部X線上の肺うっ血像と超音波診断時の左室壁運動所見はしばしば一致しない。検査時点で継続する壁運動異常がなくても過去においてうっ血性心不全を起こした可能性までは否定できない。左室壁運動が正常だからといってCPEを否定しARDSにすべての原因を求めたり，CPEの存在により即座にARDSを除外したりすることのないよう注

意したい。

　2011年にARDSの新定義としてBerlin Definitionが提唱された。その中で5 cmH₂O以上のPEEPを使用して測定したPaO₂からPaO₂/FIO₂（P/F）値を算出しARDSの重症度を評価している。P/Fの測定はNPPVでも可能であるが，本症例ではイレウスによりNPPVは禁忌であった。循環動態も進行性に不安定となったためただちに気管挿管した。P/F値は48でありBerlin Definitionでは最重症のsevere群（平均死亡率45％）に属し，ECMOの適応も推奨される重症度であった。なお，入室24時間後でのSOFA scoreは14点，APACHE Ⅱ scoreは44点で推定死亡率は94.8％であった。

2）対症療法により病態を安定させる

　入室後ただちに右内頸静脈より中心静脈ライン，右橈骨動脈に動脈圧ラインを確保し，early goal-directed therapy（EGDT）に基づき急速輸液療法を行ったが，反応が乏しいため血管収縮薬持続投与と少量ステロイド療法（200 mg/day）を施行した。気管挿管し，FIO₂ 1.0，Assist/Control（A/C）モード，換気回数12回/min，吸気圧28 cmH₂O，PEEP 14 cmH₂OのPCVで開始した。培養検査のため血液，喀痰，尿検体を提出後，感染源不明の重症感染症への対応としてMEPM 1 g×2，AMK 600 mg，VCM 1 gを腎機能を参考に1日量として投与した。循環動態維持のために膠質輸液を含む大量輸液とノルアドレナリン（0.4 µg/kg/min），ピトレッシン（2 U/hr）を持続静注した。またpH維持のため重炭酸ナトリウムの投与も行った。体温は入室後34.5℃まで低下した。

3）病態のシナリオを作る

　対症療法で全身状態を立て直しながら，集められた情報から病態のシナリオを作り治療戦略を立案する。シナリオが間違っていれば期待どおりの治療効果が得られないので，再度検討し修正できる。ある臓器が障害から回復すれば次の治療臓器を決定するために治療戦略を再検討する。ARDSでは複数臓器が同時に障害されていることが多く，ある臓器への治療法が他の臓器に無視できない影響を与えることもある。例えば，重症感染症に対する強力な抗菌療法は腎機能障害の危険性を高めるため，感染症治療をとるか，腎機能温存を優先するか，といった臓器治療のトリアージを迫られる。このような優先順位も治療戦略の立案上重要な要素となる。シナリオなしに行き当たりばったりの治療を重ねていくと，どの治療が奏功したのか判断が困難であるし，治療戦略の修正も容易でなくなる。呼吸管理は継続した医療行為であり，スタッフの交代のたびに方針が変更されることは絶対に避けなければならない。方針決定においてはスタッフ間で十分に議論し結果を共有することで治療の継続性が保たれる。

　本症例では，臨床症状ならびに血液検査結果から敗血症（感染症によるSIRS病態）の診断基準を満たし，輸液療法抵抗性の低血圧に加え乳酸アシドーシス，乏尿，意識混濁を伴うことから敗血症性ショックと診断される。併存疾患として腹腔内悪性腫瘍の再発がありS状結腸に狭窄所見を認めたことから，大腸イレウスの存在が疑わしい。感染源は特定できないが，イレウスからのbacterial translocationや嘔吐に伴う誤嚥性肺炎が考えられ，重症度からも抗菌薬による広域カバーを要する。進行性の低酸素血症は消化管内容物の誤嚥による誤嚥性肺炎や敗血症による二次性ARDSが考えられ，イレウスが腹部コンパートメント症候群（abdominal compartment syndrome：ACS）を引き起こし換気困難や血圧低下，高乳酸血症などの循環動態の破綻に関与したと考えられる。腎機能は6時間以上の無尿と血清Crの上昇から急性腎障害（acute kidney injury：AKI）と考えられ，ACSはその悪化因子となる。白血球減少は化学療法による可能性も否定できないが，低体温があり抗癌薬投与後4日目であったので，重症感染症によるものを第一に考えた。

4）病態（シナリオ）に基づき具体的処置と管理戦略を組み立てる

治療の全体像：根本的治療は感染症のコントロールであるが、抗菌薬投与後は効果発現を待つしかない。循環動態の破綻は致死的であり他臓器への影響も大きく、その改善が当面の最優先事項である。以下に重要臓器別の治療戦略を提示する。

■中枢神経

臓器保護の順位として再優先であるが、現在の症状は敗血症の治療で改善が期待できる。

■循環動態

本来優先順位2位であるが、現状では優先度1位となった。敗血症性ショックに対する輸液療法ならびに血管収縮薬の投与は行われている。TTEからは敗血症性心不全を示唆する所見はなく、心収縮力補助は現時点では不要。ACSの診断のための膀胱内圧測定は時間的猶予がなく行えていないが、画像や理学所見から強く疑った。ACSの解除により循環動態の一部改善が期待できる。

■呼吸管理

入室前の胸部CTでは浸潤影は両側肺背側に限局していたが、ARDSは急速に進行するため診断に必要であれば繰り返し画像検索を行う。前述の人工呼吸器設定では呼気1回換気量は測定値で370-400 mLであり、理想体重は**表1**の式から61.5 kgと計算されるので6.0-6.5 mL/kgとなる。吸気時間はグラフィックモニター上で吸気終末に流量がゼロとなる最短の時間を選び1.1秒と設定したのでプラトー圧は設定吸気圧である28 cmH$_2$Oとなった。以上から肺保護換気戦略が実行されていることを確認した。しかし、進行性に低酸素血症が悪化し、A/CではPEEP 15 cmH$_2$Oまで上昇させても、プラトー圧30 cmH$_2$O、F$_{IO_2}$ 0.6の条件ではSpO$_2$ 90％かつpH 7.25を維持できなかったため、rescue therapyとして換気モードをAPRVに変更した。初期設定としてP high/P low 35/0 cmH$_2$O、T high/T low 4.5/0.5秒で開始し、SpO$_2$を維持できた。本症例ではこのような緊急時対応としての呼吸管理を行わなければ対処できなかった。

表1　理想体重の計算式

男性；50＋0.91×（身長cm－152.4）
女性；45.5＋0.91×（身長cm－152.4）

(The ARDS Network. Ventilation with lower tidal volumes as compared with traditional tidal volumes for acute lung injury and the acute respiratory distress syndrome. The Acute Respiratory Distress Syndrome Network. N Engl J Med 2000；342：1301-8より引用)

■腎機能

AKIでありEGDTの効果を見ながら腎代替療法の開始時期を検討する。高乳酸血症を引き続き監視。

■感染

ARDSの原因が誤嚥性肺炎でもbacterial translocationでも十分に広域をカバーし投与量も腎機能の合わせた極量であるので、監視培養と経過観察のみとした。好中球減少に対しては顆粒球コロニー刺激因子（G-CSF）を投与しながら経過を観察する。

5）初期治療後の経過と戦略の修正

入室2時間後に腹部膨満が顕著となり、再度血圧が低下し乳酸値は10 mmol/Lを超えるようになった。同時に換気困難となり腹腔内圧の急激な上昇が疑われた。ECMOは抗凝固薬の使用によりその後の治療戦略への影響が大きすぎるため、カテコラミンの増量で対処し、緊急開腹によるACSの解除をただちに行った。筋弛緩薬とフェンタニルを投与し、換気モードは腹腔内圧上昇に対抗して平均気道内圧を維持しやすいinversed ratio ventilation（IRV）に移行して圧設定40/25 cmH$_2$O、時間設定0.9/0.45秒から開始し、換気圧を徐々に増加させた。外科医が腸管内容物とガスを排出させたところ、循環動態はやや回復し、換気圧も低下させることができた。横行結腸に人工肛門を造設し手術は終了した。手術終了後、膀胱内圧（腹腔内圧）を測定したところ23 mmHgでACS grade IIIであった。血圧は上昇傾向であったため、ピトレッシンから離脱し、アドレナリン、ノルアドレナリンの

表2　熱希釈式カテーテルによる循環動態ならびに肺血管透過性係数の推移

	第1病日*	第2病日	第3病日	第4病日	第5病日	第6病日
PCCI	2.13	1.91	2.64	3.49	2.78	3.82
GEDI	763	663	633	673	679	674
SVI	21	20	25	34	29	36
SVV	11	6	18	9	13	15
SVRI	2500	2343	1887	1856	1730	1714
ELWI	17	12	10	9	9	8
PVPI	3.0	2.5	2.1	1.7	1.8	1.6

＊：イレウス解除後

PCCI：PiCCO continuous cardiac index（L/min/m^2），GEDI：global end-diastolic volume index，SVI：stroke volume index（mL/m^2），SVV：stroke volume variation，SVRI：systemic vascular resistance index（dyn・s・cm^{-5}・m^2），ELWI：extravascular lung water index（mL/kg），PVPI：pulmonary vascular permeability index

投与で維持できた．0.4 mL/kg/hr程度の尿量流出も認めた．入室初日の総バランスは＋11 L，術中の換気圧は最大65/35 cmH$_2$Oまで上昇したが，手術終了時には34/19 cmH$_2$O（平均気道内圧30 cmH$_2$O）に低下した．この条件（F$_{IO_2}$ 1.0）でBGAは，pH 7.504，Pa$_{O_2}$ 244.8 mmHg，Pa$_{CO_2}$ 27.0 mmHg，HCO$_3$ 21.5 mmol/L，BE －0.5 mmol/L，乳酸13.0 mmol/L，ノルアドレナリン0.55 μg/kg/min，アドレナリン0.13 μg/kg/min投与下に血圧117/70 mmHg，心拍数101であった．熱希釈式動脈カテーテル（PiCCO Ⅱ）を用い測定した心係数は2.13 L/min/m^2，1回拍出量変動（stroke volume variation：SVV）11％，肺血管外水分係数（extravascular lung water index：ELWI）は17 mL/kgであった．最近ではARDSの診断補助として肺血管透過性係数（pulmonary vascular permeability index：PVPI）が用いられており，2.5-2.8以上であればARDSを疑う．本症例では3.0と増加していた（表2）．以後，定期的に測定しPVPIを監視した．

第2病日の胸部X線を提示した（図4）．アセスメントでは好中球数がさらに減少していること（260/mm^3），ショック状態が持続しカテコラミンが減量しきれずにいること，酸素化はやや改善しているが換気圧が低下できないことが問題であった．好中球減少は重症感染症の結果

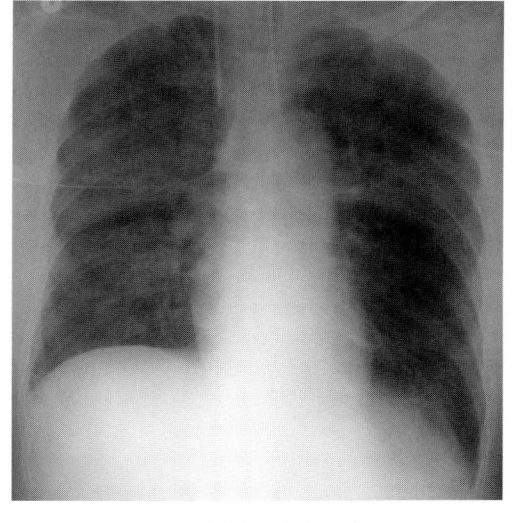

図4　第2病日胸部X線像
肺野の透過性は著明に改善したが，両側浸潤陰影は依然として残存している．心胸比の改善を認める．

と考えていたが，イレウス解除によりいったん改善傾向を示した血小板数も再度減少し，抗癌薬の影響も考慮する必要があった．抗菌薬は第1病日の組み合わせで投与量のみ腎機能に合わせ継続，G-CSFを3日間投与するとともに，好中球の絶対数不足を補助するためにPMX-DHPを48時間行った．その結果，血圧は徐々に上昇傾向となり第4病日にはアドレナリンから離

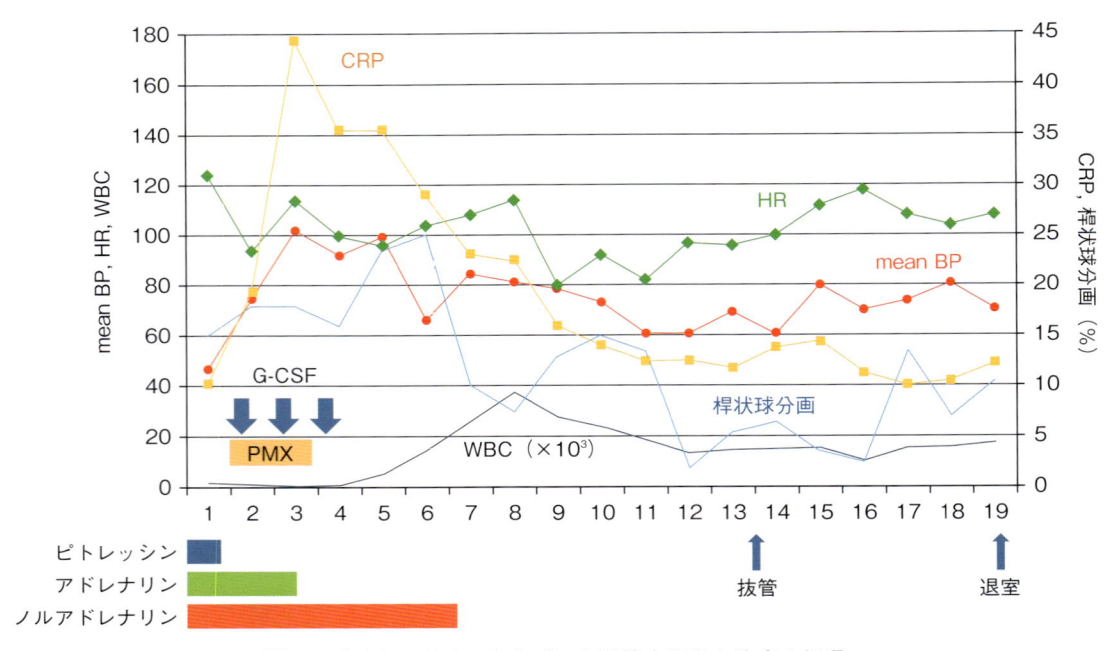

図5 バイタルサインならびに各種検査所見と治療の経過
HR：心拍数, mean BP：平均動脈圧, WBC：白血球数, CRP：c-reactive protein, G-CSF：顆粒球コロニー刺激因子, PMX：PMX-DHP

脱できた. 好中球数は第5病日に増加しはじめ, CRPも第3病日にピークとなった後は順調に低下した(図5). 動脈圧波形, 中心静脈圧, 心係数, 下大静脈径, SVVなど複数の指標で血管内容量の不足が否定できたため輸液を制限し, 利尿薬によりマイナスバランスになるよう調整した. 呼吸管理は好材料がなく現状維持とした.

6) その後の経過─呼吸管理を中心に─

循環動態や血管透過性の改善(表2)とともにF_{IO_2}は低下できた. 第3病日にはP/Fが300を超え自発呼吸運動も見られたため, 段階的にP highを低下, T highを延長させ, IRVを離脱しAPRVに変更した. P high/P low＝28/0, T high/T low＝12.0/0.7秒とし, 平均気道内圧を27 cmH₂Oで維持した. 高圧相での自発呼吸補助のためautomatic tube compensation(ATC)を併用した. この設定で分時換気量(MV)は5-7 L/min, 総呼吸回数15-25回/min, 圧解放時の換気量は500-600 mLで, BGAはpH 7.417, Pa_{O_2} 77.4 mmHg, Pa_{CO_2} 40.9 mmHg, HCO₃ 26.7 mmol/L, BE 2.5 mmol/L, 乳酸3.9 mmol/Lであった. 膀胱内圧は第5病日には正常化した.

入室当初はACSのため循環動態が不安定で, 鎮静はフェンタニルと筋弛緩薬のボーラス投与で対処した. イレウス解除後, 腹腔内圧低下を確認し筋弛緩薬は中止した. 鎮静薬も中断していたが, 呼びかけに反応した時点でデクスメデトミジン10 μg/hrを開始し, 第3病日より苦痛様表情がみられたためフェンタニル250 μgを1日量として再開した. 以後Richmond agitation-sedation scale(RASS)が0～-2となるよう看護師が両薬物の投与量を調整し, 毎日の鎮静中断は行わなかった. 呼吸循環器系に抑制作用の強いプロポフォールは使用しなかった. またせん妄がないか注意深く観察し, 疑わしい場合はCAM-ICUにより評価した. 抜管後は夜間のみデクスメデトミジン10-25 μg/hrを投与し, 精神科リエゾンチームと連携し経腸栄養開始後から内服薬(クエチアピンやアリピプラゾール)に変更した. ベンゾジアゼピン系薬剤はせん妄誘発のリスクが高いので極力使用を避けた.

第4病日には1日の輸液バランスがマイナスに転じ(図6)胸部X線や血管外水分量推定値

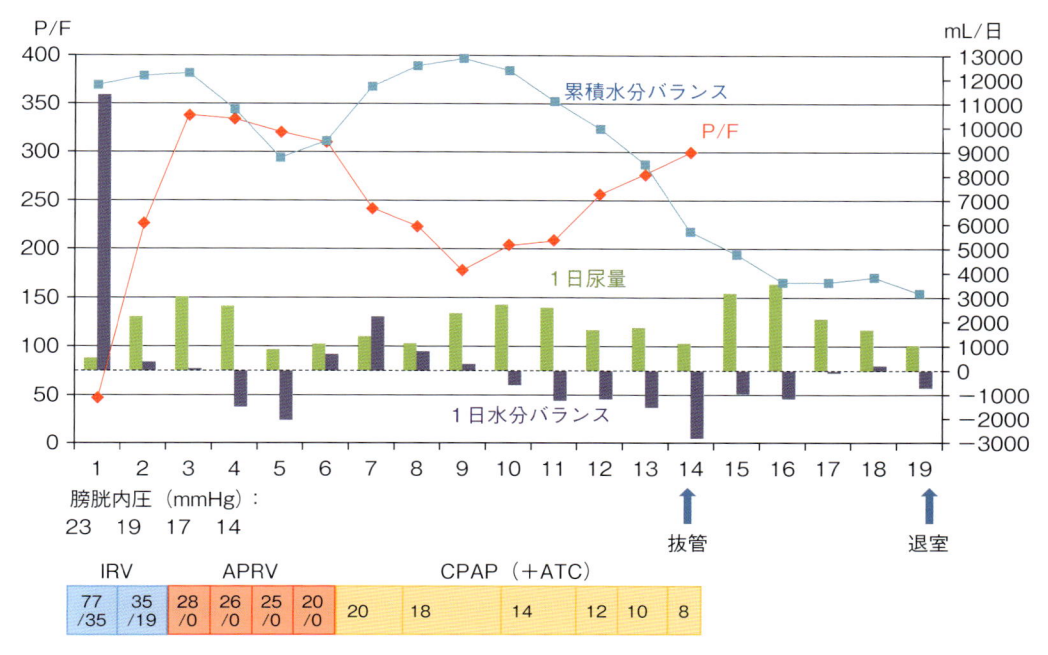

図6 水分バランス，酸素化能，換気条件の経過

pit fall

　入室後，ACSによる急激な臓器障害の出現において慌てないことが重要であった．Severe ARDSであることを認識し，病態に応じタイミングよく人工呼吸器の設定を変更していくこと，安易にECMOに移行するのではなく適応や合併症を見極めることは肝に銘じたい．病態評価では1種類のモニターを使用し解析すると間違いを起こしやすい．また，1時点の評価も大切ではあるが，病態全体の流れも考慮する必要がある．処置をする場合はどのくらい緊急度があるのか，他の処置や薬物との相互関係はどうか，など考え優先順位を決めて施行すべきである．本症例では抗癌薬による骨髄抑制か重症感染症かの判断においては治療内容にさほど影響がなかったため経過観察とした．近年，ARDSの救命率成績が向上するにつれ，長期予後への関心が高まっている．治療中から早期離床や退院後ADLの早期回復，完全な社会復帰を見据えて，早期リハビリテーションの実施による離床支援を開始することも重要なポイントであった．

（表2）のいずれでも肺水腫が改善傾向にあったため，高圧による合併症を回避するために積極的なP highの低下とT highの延長を開始した．また，早期離床を進めるために通常の人工呼吸器バンドルよりも頭高位を強化し坐位訓練を開始した．第6病日にはP high 20 cmH$_2$O, T high 14秒でP/F＞300 mmHgが維持できたので第7病日にCPAP 20 cmH$_2$O＋ATC 100％に変更した．第8病日から一時的に利尿が滞り，第9病日にP/Fは再び200 mmHg以下となったためPEEPは18 cmH$_2$Oで維持した．カテーテル関連血流感染やVAPを疑ったがいずれも確定できる証拠がなく否定した．第10病日からは安定して利尿が得られたため1日に2 cmH$_2$O程度を目標に低下させた．またチェアポジションとしても姿勢保持に問題なく，ノルアドレナリンからも離脱できたため，第11病日から立位訓練を開始した．第13病日には人工呼吸補助下に立位歩行が可能となった．第14病日にPEEP 8 cmH$_2$Oまで低下できたので抜管した．第4病日から自発呼吸を温存し，呼吸回数は20回/min前後，分時換気量は5-7 L/minで安定し，呼吸アセスメントにより異常な呼吸パターンがないことを確認していたためSBTは行わなかった．抜管後の評価で咳嗽反射は維持されていたが咳嗽そのものが弱く聴診上雑音を認めた．気管支鏡を施行したところ，声帯は浮腫を認めたが可動性良好であった．超音波検査にて下大静脈径が16 mmと増大していたため利尿を強化した．

栄養療法は第2病日から経静脈的に500 kcal/dayから開始し，血糖値を180-200 mg/dLで維持しながらカロリーアップを図った．経腸栄養はACS後で人工肛門の粘膜浮腫が顕著であったため，アドレナリンを離脱した翌日からGFOのみ投与した．第9病日に粘膜浮腫は改善傾向となり総投与カロリーが1,200 kcalに達したため成分栄養の経管持続投与を開始した．3日間で経腸栄養に完全移行し，第12病日に低浸透圧性栄養剤40 mL/hrに変更した．

その後経過良好のため第19病日に車椅子でICUを退室し，入院後96日目に独歩退院した．

（小谷　透）

B 症例：旭川医科大学病院

1 症例1

〈症例〉36歳，男性。身長168 cm，体重95 kg。
〈既往歴〉なし。
〈現病歴〉作業中に誤って左上腕を負傷。不全切断状態となり当院救命救急センターに搬入された。緊急手術となり，上腕動脈の断裂に対して大伏在静脈を用いたグラフトバイパス術，さらに正中神経の縫合術，筋の縫合術が施行された。術中に赤血球濃厚液10単位を輸血した。術後の胸部X線（図1）で両側の浸潤影を認め，またPaO$_2$/FIO$_2$（P/F）比が100台であった。外傷および輸血に伴うARDSの診断でICU入室となった。

2 症例1：具体的な処置・管理法

〈臨床経過〉ARDS networkのプロトコル（表1）[1]に従い，予測体重を計算した。予測体重は50.0＋0.91×（身長−152.4）＝64.2 kgとなる。人工呼吸器は従圧制御のアシストコントロール（A/C）15回とし，1回換気量が8 mL/kg予測体重となるように吸気圧を25 cmH$_2$O，吸気時間は1.5秒に設定した。FIO$_2$は0.6から開始し，PEEPは12 cmH$_2$Oとした[1]。入室時のPO$_2$は80 mmHg，P/F比は130であった。呼吸器設定の経過を図2に示す。吸気圧は6 mL/kg予測体重となるように23 cmH$_2$Oまで漸減させた。鎮静はミダゾラム0.7 mg/kg/hr，フェンタニル0.07 μg/kg/hr，デクスメデトミジン0.5 μg/kg/hrとした。Richmond agitation sedation scale（RASS）は−3であった。血圧はドパミン5 μg/kg/minを持続投与し収縮期血圧が100 mmHg前後であった。第2病日，経鼻胃管より水分を注入したが逆流がみられなかったため，経腸栄養を開始した[2)3)]。日中は鎮静をできるだけ下げることとし，苦痛が生じない程度のデクスメデトミジン0.5 μg/kg/hrとフェンタニル0.05 μg/kg/hrで鎮静を行った。第5病日，P/F比が200まで改善し，FIO$_2$が0.4まで下げられたため，プレッシャーサポートモードとしPEEP 5 cmH$_2$O，サポート圧5 cmH$_2$Oにて自発呼吸試験（spontaneous breathing trial：SBT）を施行した。しかし呼吸回数が30回/min以上となり，P/F比も120と悪化，rapid shallow breathing index（RSBI）も120を超えていたため抜管は見送った。連日水分バランスが正に傾いており，ベッドサイドのエコー検査で下大静脈径が30 mmと前日より増大していたため，フロセミドの間欠的静脈内投与，さらにカルペリチドの持続静脈内投与を開始した[4)]。第5病日の胸部X線（図3）。第6病日，X線（図4）上も浸潤影が改善し，SBTでも酸素化が保たれ，また循環動態も安定し，PSBIも60と改善していたため抜管し人工呼吸器から離脱した[5)]。抜管後，呼吸努力が強かったためNPPVを装着しCPAP 5 cmH$_2$Oで管理した。翌第7病日にはNPPVからも離脱，食事の経口摂取を開始した。第8病日に一般病棟へ転棟，第13病日リハビリ目的に転院となった。

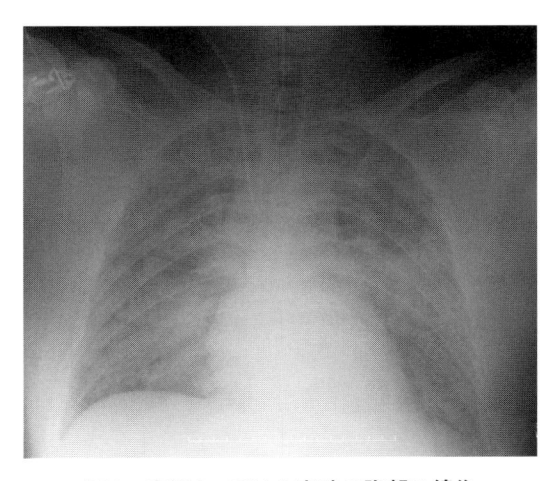

図1 症例1：ICU入室時の胸部X線像

表1 NIH NHLBI ARDS Clinical Network Mechanical Ventilation Protocol Summary

INCLUSION CRITERIA : Acute onset of
1. $Pa_{O_2}/F_{IO_2} \leq 300$ (corrected for altitude)
2. Bilateral (patchy, diffuse, or homogenecus) infiltrates consistent with pulmonary edema
3. No clinical evidence of left atrial hypertension

PART I : VENTILATOR SETUP AND ADJUSTMENT
1. Calculate predicted body weight (PBW)
   Males=50+2.3 [height (inches)−60]
   Females=45.5+2.3 [height (inches)−60]
2. Select any ventilator mode
3. Set ventilator settings to achieve initial V_T=8 ml/kg PBW
4. Reduce V_T by 1 ml/kg at intervals ≤2 hours until V_T=6 ml/kg PBW.
5. Set initial rate to approximate baseline minute ventilation (not>35 bpm).
6. Adjust V_T and RR to achieve pH and plateau pressure goals below.

OXYGENATION GOAL : Pa_{O_2} 55-80 mmHg or Sp_{O_2} 88-95%
Use a minimum PEEP of 5 cmH$_2$O. Consider use of incremental F_{IO_2}/PEEP combinations such as shown below (not required) to achieve goal.

Lower PEEP/higher F_{IO_2}

F_{IO_2}	0.3	0.4	0.4	0.5	0.5	0.6	0.7	0.7
PEEP	5	5	8	8	10	10	10	12

F_{IO_2}	0.7	0.8	0.9	0.9	0.9	1.0
PEEP	14	14	14	16	18	18-24

Higher PEEP/lower F_{IO_2}

F_{IO_2}	0.3	0.3	0.3	0.3	0.3	0.4	0.4	0.5
PEEP	5	8	10	12	14	14	16	16

F_{IO_2}	0.5	0.5-0.8	0.8	0.9	1.0	1.0
PEEP	18	20	22	22	22	24

PLATEAU PRESSURE GOAL : ≤30 cmH$_2$O
Check Pplat (0.5 second inspiratory pause), at least q 4h and after each change in PEEP or V_T.
If Pplat>30 cmH$_2$O : decrease V_T by 1 ml/kg steps (minimum=4 ml/kg).
If Pplat<25 cmH$_2$O and V_T<6 ml/kg, increase V_T by 1 ml/kg until Pplat>25 cmH$_2$O or V_T=6 ml/kg.
If Pplat<30 and breath stacking or dys-synchrony occurs : may increase V_T in 1 ml/kg increments to 7 or 8 ml/kg if Pplat remains ≤30 cmH$_2$O.

pH GOAL : 7.30-7.45
Acidosis Management : (pH<7.30)
If pH 7.15-7.30 : Increase RR until pH>7.30 or Pa_{CO_2}<25 (Maximum set RR=35).
If pH<7.15 : Increase RR to 35.
If pH remains<7.15, V_T may be increased in 1 ml/kg steps until pH>7.15 (Pplat target of 30 may be exceeded).
May give NaHCO$_3$.
Alkalosis Management : (pH>7.45) Decrease vent rate if possible.

I : E RATIO GOAL : Recommend that duration of inspiration be ≤duration of expiration.

PART II : WEANING
A. Conduct a SPONTANEOUS BREATHING TRIAL daily when :
1. F_{IO_2}≤0.40 and PEEP≤8.
2. PEEP and F_{IO_2}≤values of previous day.
3. Patient has acceptable spontaneous breathing efforts. (May decrease vent rate by 50% for 5 minutes to detect effort.)
4. Systolic BP≥90 mmHg without vasopressor support.
5. No neuromuscular blocking agents or blockade.

B. **SPONTANEOUS BREATHING TRIAL (SBT) :**
If all above criteria are met and subject has been in the study for at least 12 hours, initiate a trial of UP TO 120 minutes of spontaneous breathing with F_{IO_2}≤0.5 and PEEP≤5 :
1. Place on T-piece, trach collar, or CPAP ≤5 cm H$_2$O with PS≤5
2. Assess for tolerance as below for up to two hours.
   a. Sp_{O_2}≥90 : and/or Pa_{O_2}≥60 mmHg
   b. Spontaneous V_T≥4 ml/kg PBW
   c. RR≤35/min
   d. pH≥7.3
   e. No respiratory distress (distress=2 or more)
      ➤ HR>120% of baseline
      ➤ Marked accessory muscle use
      ➤ Abdominal paradox
      ➤ Diaphoresis
      ➤ Marked dyspnea
3. If tolerated for at least 30 minutes, consider extubation.
4. If not tolerated resume pre-weaning settings.

Definition of **UNASSISTED BREATHING**
(Different from the spontaneous breathing criteria as PS is not allowed)
1. Extubated with face mask, nasal prong oxygen, or room air, OR
2. T-tube breathing, OR
3. Tracheostomy mask breathing, OR
4. CPAP less than or equal to 5 cmH$_2$O without pressure support or IMV assistance.

〔http://www.ardsnet.org/system/files/Ventilator%20Protocol%20Card.pdf（2013年6月閲覧）より引用〕

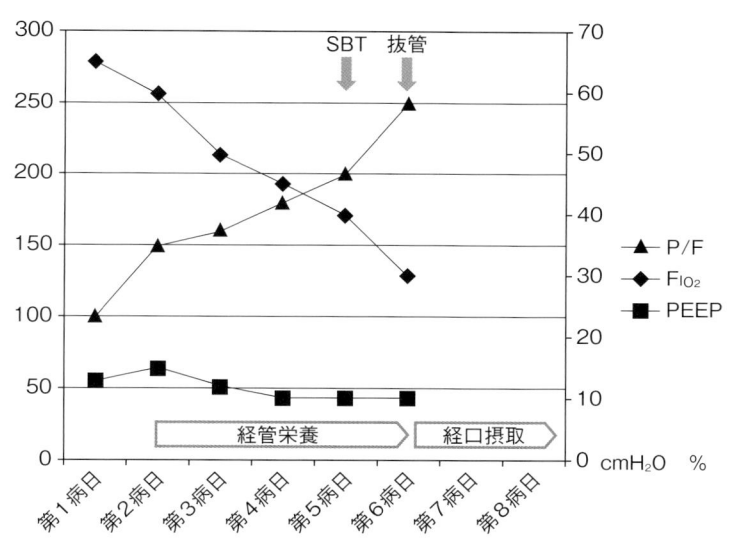

図2　呼吸器設定の経過

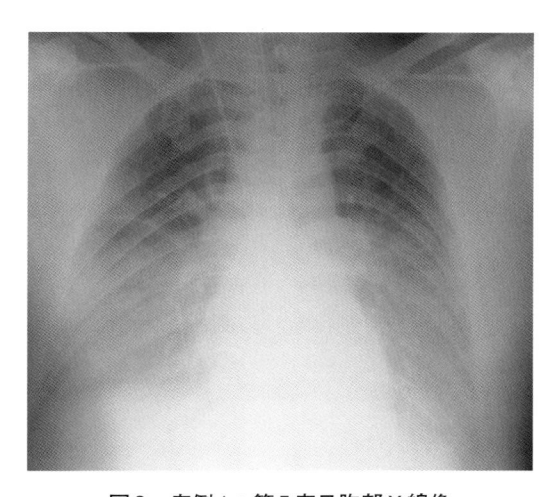

図3　症例1：第5病日胸部X線像

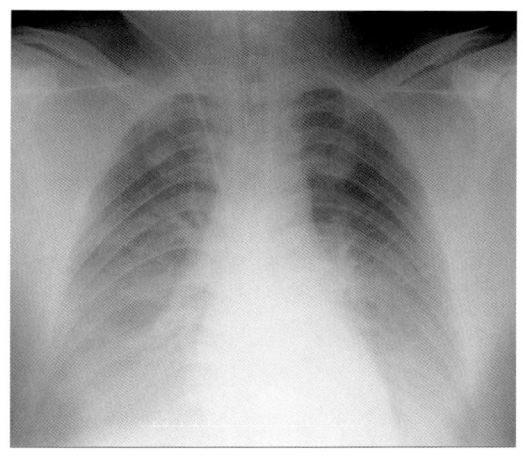

図4　症例1：第6病日胸部X線像

3　症例2

〈症例〉67歳，男性。身長162 cm，体重51 kg。
〈既往歴〉陳旧性心筋梗塞，高血圧，心房細動，アスベスト肺，褐色細胞腫
〈現病歴〉褐色細胞腫に対して腹腔鏡下副腎摘出術を施行され術後10日で退院した。2週間後全身倦怠感および下痢を主訴に内科を受診。偽膜性腸炎と診断された。胸部X線および胸部CT（図5）所見にて肺炎も合併しており内科病棟に入院となった。

4　症例2：具体的な処置・管理法

ドリペネム0.5 g/dayの点滴静注とバンコマイシン2 g/dayの内服が開始された。第2病日より呼吸状態が悪化し酸素マスクを装着。第3病日リザーバ付き酸素マスク10 Lでも経皮的酸素飽和度が80％を切るような状態となり，人工呼吸器管理目的にICU入室となった。胸部X線

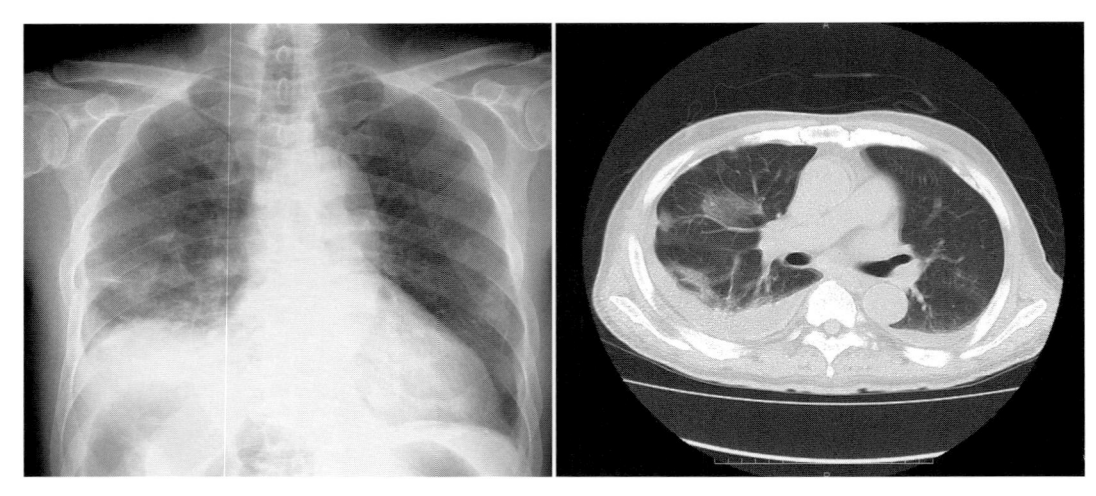

図5　症例2：入院時の胸部X線像，CT像

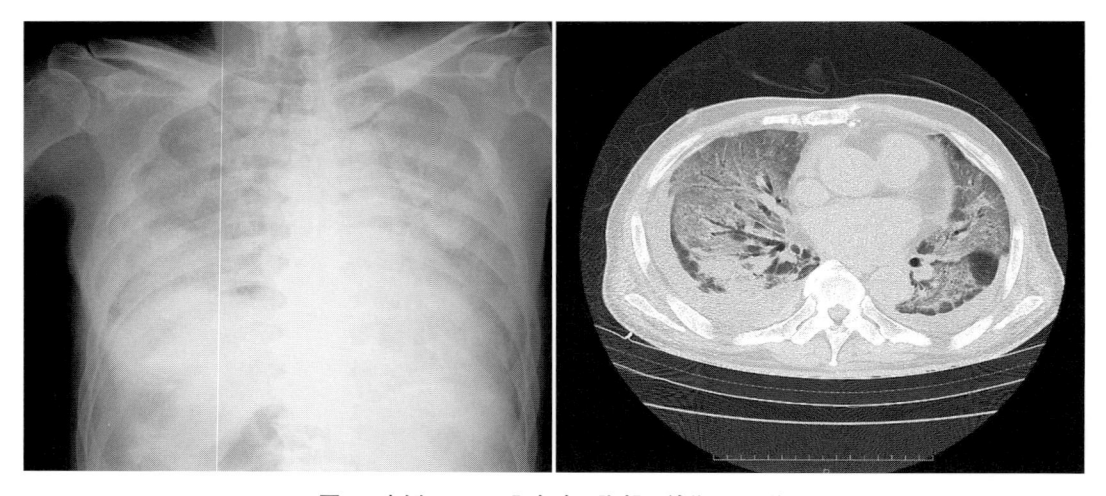

図6　症例2：ICU入室時の胸部X線像，CT像

および胸部CTの所見を図6に示す。心臓エコー検査で心不全の所見がみられず，肺炎に伴うARDSと診断された。当科には気管挿管および人工呼吸器管理が依頼された。同日より内科の判断でメチルプレドニゾロン1,000 mg/dayのステロイドパルス療法およびシベレスタットナトリウムの投与が開始された。ARDS networkのプロトコルに従い人工呼吸器はA/Cモード，PIP 30 cmH$_2$O，PEEP 15 cmH$_2$O，F$_{IO_2}$ 0.7で開始した[1]。しかしP/F比は100を切るような状態であり，人工呼吸器のモードをAPRV，Hi PEEP 22，に変更した。酸素化は徐々に改善を認め，第6病日にはA/Cモード，PIP 30 cmH$_2$O，PEEP 8 cmH$_2$Oまでウィーニングすることがで

き，P/F比も300まで改善した。第7病日に抜管して人工呼吸器から離脱した。しかし抜管後徐々に酸素化が悪化。NPPV（CPAP 5 cmH$_2$O）で管理した。第9病日，胸部X線（図7）上も透過性が著しく低下し，P/F比も200以下となったため再度気管挿管，人工呼吸器管理 A/Cモード，PIP 28 cmH$_2$O，PEEP 8 cmH$_2$Oとなった。この時点で，当科に転科となった。ARDSに至った原因が肺炎以外にあるのではと考え，各種検索を行ったが原因となるような病態は不明であった。

第11病日，短期間での人工呼吸器からの離脱は困難と判断し，リハビリを進めるために気管切開術を施行。術後は鎮静も減量でき意思疎

> **pit fall**
> - 何よりも発症早期の肺保護戦略開始が重要である。そのためには，早期の気管挿管，人工呼吸管理を含む集中治療開始が望まれる。
> - リザーバ付き酸素マスクなどにより，見ための酸素化を改善させることで人工呼吸器管理が遅れることがあってはならない。
> - ステロイドパルスよりも肺保護戦略を優先するべきである。
> - 上記達成のためには，rapid response systemなどにより，重症患者に対して早期に集中治療を開始できるような体制の構築が望まれる。

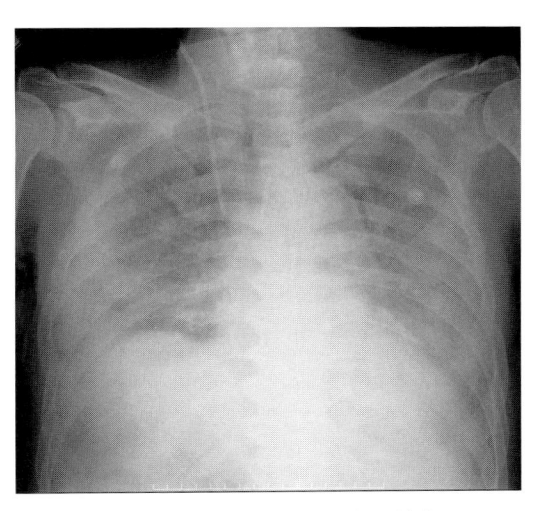

図7 症例2：第9病日胸部X線像

通も可能となった。経腸栄養を開始し，リハビリ科による呼吸筋リハビリが開始された。しかし第15病日より酸素化がさらに悪化しP/F比も100前後となった。第19病日気胸を発症し，胸腔ドレナージを施行。呼吸苦が著しく，第20病日より家族，本人の希望により鎮静を開始。第26病日死亡退院となった。

5 まとめ

症例1と症例2では，年齢も病態も異なるため，単純に比較することはできないが，症例1ではICU入室の決断も速やかであり，早期の肺保護戦略を行うことができた。栄養やリハビリも早期に開始することができ，良好な経過となったと思われる[6)7)]。症例2では呼吸状態が悪化してからICUでの人工呼吸管理を行うまでに24時間以上が経過していた。剖検はできなかったが，肺線維化の進行により死亡したものと推察される[8)]。当院のICUはいわゆるオープン型となっており，症例2では当該科の治療にうまく介入することができなかった。当院でもある程度クローズ型のICUを目指しており，今後は院内のrapid response systemなど，重症患者を早期に治療できるような体制の構築を目標としている。

【文 献】

1) http://www.ardsnet.org/system/files/Ventilator%20Protocol%20Card.pdf（2013年6月閲覧）.
2) Simpson F, Doig GS. Parenteral vs enteral nutrition in the critically ill patient：a meta-analysis of trials using the intention to treat principle. Intensive Care Med 2005；31：12-23.
3) Heyland D, Dhaliwal R, Drover JW, et al. Canadian clinical practice guidelines for nutrition support in mechanically ventilated, cliticaly ill adult patients. JPEN J parenter Enternal Nutr 2003；27：355-73.
4) National Heart, Lung, and Blood Institute Acute Respiratory Distress Syndrome (ARDS) Clinical Trials Network. Wiedemann HP, Wheeler AP, Bernard GR, et al. Comparison of two fluid-management strategies in acute lung injury. N Engl J Med 2006；354：2564-75.
5) Girard TD, Kress JP, Fuchs BD, et al. Effficacy and safety of a paired sedation and ventilator weaning protocol for mechanically ventilated patients in intensive care：a randomised controlled trial. Lancet 2008；371：126-34.
6) 藤谷茂樹，讃井將満．ARDS. Intensivist 2009；1.

7) 日本呼吸器学会ARDSガイドライン作成委員会編. ALI/ARDS診療のためのガイドライン（第2版）. 東京：社団法人日本呼吸器学会；2010.
8) Marshall R, Bellingan G, Laurent G. The acute respiratory distress syndrome：fibrosis in the fast lane. Thorax 1998；53：815-7.

〔川田　大輔，藤田　智〕

2. 気管支喘息重積発作

A 症例：名古屋大学医学部附属病院

1 はじめに

　気管支喘息は気道の慢性アレルギー性炎症に伴う気道過敏性の亢進と可逆性の気道閉塞を特徴とする。組織学的には，好酸球，Tリンパ球，肥満細胞などの浸潤と，気道上皮の剥離を伴う慢性の気道炎症が特徴である。一方，COPDはタバコ煙を主とする有害物質を長期に吸入曝露することで生じた肺の炎症性疾患とされる。しかし気管支喘息とCOPDの鑑別は必ずしも容易でなく，救急受診する症例の中には両疾患の病態が混在したCOPD with asthmatic componentとしてとらえられる症例が多く存在する。特に高齢者喘息の場合はその25％にCOPDを合併している。

　本邦では気管支喘息の罹患数は増加しており年間100万人の患者がERを受診している。吸入ステロイド薬をはじめとする抗炎症治療によって喘息のコントロールは可能になってきたが，安定期には症状はほとんど消失するため，治療を中断する患者が少なくない。2009年の喘息死亡者は年間2,139名まで減少したが，その88％が65歳以上の高齢者であり，高齢者の喘息罹患率は増加の一途をたどっている。したがって，高齢者喘息治療は救急医療の喘息治療現場の中で最も重要な領域であるといえる〔ここでは日本老年医学会の定義に従って，①前期（65歳以上75歳未満），②後期（75歳以上85歳未満），③超高齢者（85歳以上）に細分化する〕。

　喘息治療においてICU管理症例の詳細は別に詳述されているので，今回は，COPDを合併した超高齢者喘息患者の外来での長期管理と急性増悪症例を特に紹介する。本症例は著者の最近の経験に基づいてはいるが，個人情報をできるだけ削除し，かつモデルケースとなるように病歴，経過を一部改変している。

2 症例

〈症例〉90歳，男性。身長164 cm，体重58 kg。
〈喫煙歴〉20本×40年間
　東北地方で20歳ごろより建設業に従事していたが現在は引退。50歳ごろより冬季の特に夜間，早朝に喘鳴があり気管支喘息と診断されていた。30年前より動くと息切れあり，近医にて喘鳴時のテルシガン・エロゾル®吸入の処方がされていた。15年前に当地方に転居した。13年前に肺結核で近医2ヶ月入院している。10年前に膀胱癌でTUR-Btを施行している。
　8年前に，発熱，呼気時に喘鳴あり，救急外来受診。胸部CTで右上葉に浸潤影があり肺炎の診断で入院した。
　6年前，早朝2時ごろから喘息発作，起座呼吸あり，入院。このとき点滴自己抜去し，夜間不穏となりハロペリドールを投与された。胸部CTで気管支拡張像と粒状影あり，喀痰からインフルエンザ菌が培養された。喘鳴がひどく，経鼻酸素1 L/minを投与された。喀痰細胞診では好酸球の増加が主体であった。1週間入院ののち退院。自宅では軽度難聴があったがパチンコ，グランドゴルフを続けていた。発作時にはストメリンD®吸入，メプチン®吸入を適宜行っていた。

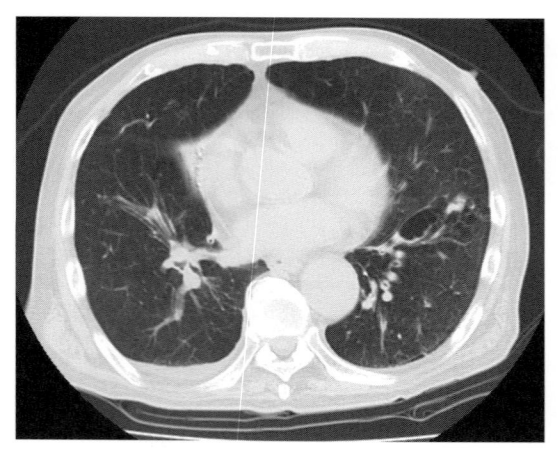

図1　3年前，ICU入室時の胸部CT像
左肺にブラを認める．

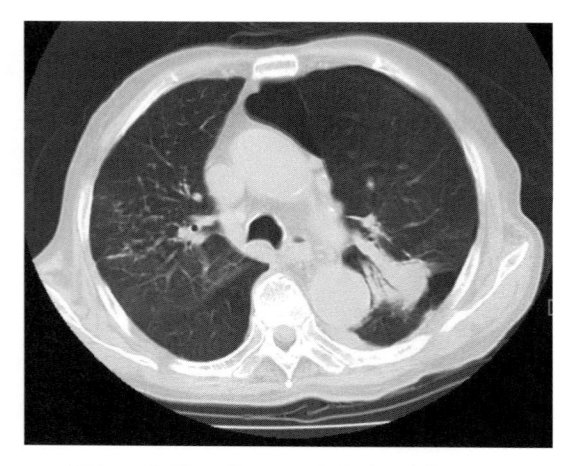

図2　1年前11月，ICU入室時の胸部CT像
左気胸を併発した．

　5年前，スピリーバ®吸入も開始した。
　4年前，喘息発作で深夜にER受診。メプチン®吸入にていったん帰宅するも翌朝にER再受診した。ソルメドロール®125 mg点滴静注でやや軽快するも喘鳴続き，ICU入室となった。喀痰細胞診では好酸球主体であり，血培からクレブシラが培養され，下気道感染からの気管支喘息の増悪と診断，ユナシン®が投与された。10日後に退院。その後フルタイド100ロタディスク®1日2回（1回1吸入）開始した。ホクナリンテープ®2 mg（1枚貼付/day），ユニフィルLA®200 mg（1錠/day）の内服とした。この後フルタイド100ロタディスク®から，より操作が簡便なフルタイド200ディスカス®1日2回（1回2吸入）に変更した。またムコダイン®500 mg（3錠/day），ホクナリンテープ®2 mg（1枚貼付/day），ユニフィルLA錠®200 mg（1錠/day），イソバールP®10 mg（2 cap/day）に加え高血圧に対してノルバスクOD®5 mg（1錠/day），認知症に対してアリセプト®5 mg（1錠/day）を処方した。
　3年前の5月，喘息発作でER受診。経鼻酸素2 L/minでSpO₂ 97％，メプチン®吸入，ソルメドロール®40 mgを4時間ごとに4回静注したが喘息重積発作が遷延しICU入室となった。CTで左ブラあり（図1），肺炎併発の診断でユナシン®1.5 g点滴静注（3回/day），ソルメドロール®160 mg静注（2回/day）にて症状寛解し

ICUは1日で退室，退院となった。
　2年前の7月，喘鳴発作で救急外来受診，酸素投与，メプチン®吸入，ソルコーテフ®200 mg投与し，帰宅したが，帰宅後，再び喘鳴増強し再受診となり，ソルメドロール®40 mgを4時間ごとに静注，ネオフィリン®250 mgを30分かけて点滴静注し，ICU入室した。NTproBNPが上昇，心不全を合併したがラシックス®静注で改善した。退室後，吸入器の正しい使い方ができないことが判明した。このころは，通常の足並みでは歩行時に家族についていけず，自分のペースなら1 km歩行可能という状態であった。
　1年前の11月，朝方より喘鳴ありER受診。酸素5 L/min投与でもSpO₂ 78％で，ボスミン®0.3 mL皮下注し，緊急にICU入室となった。左上葉浸潤影があり肺炎併発の診断でメロペン®1 g点滴静注（2回/day），ソルメドロール®80 mg静注（2回/day）で改善傾向となり退院準備だったが，左気胸を併発したため（図2）胸腔ドレナージを施行し入院継続した。12月中旬，全身性間代性痙攣が生じセルシン®10 mgを静注した。ミオクローヌス発作が疑われた。12月下旬，左気胸を再発し，縦隔右方偏位（図3）した。癒着があったためCTガイド下でアスピレーションキット®8Fを挿入した（図4, 5）。
　本年1月初旬になり，左肺膨張良好となったが喘鳴が続き，NPPV装着しメプチン®吸入を行った（図6）。1月中旬に，継続するミオクロー

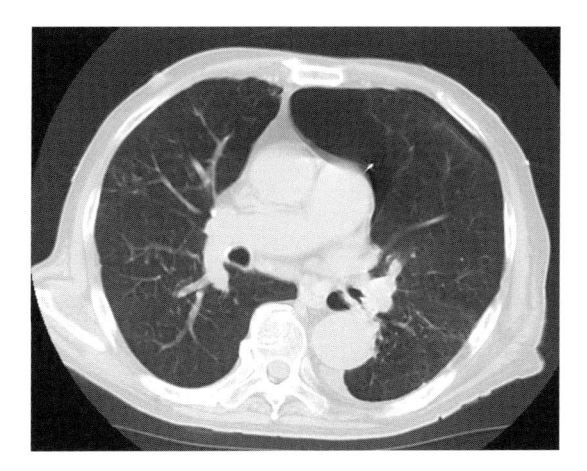

図3　1年前12月，ICU入室時の胸部CT像
左気胸再発，縦隔右方偏位を来した．

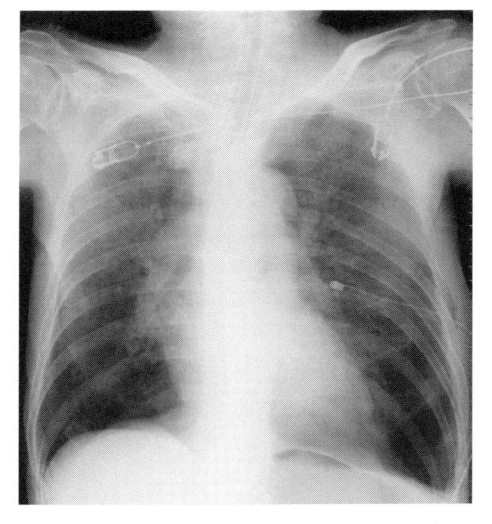

図4　1年前12月，ICU入室時の胸部X線像
左胸腔ドレナージ後．

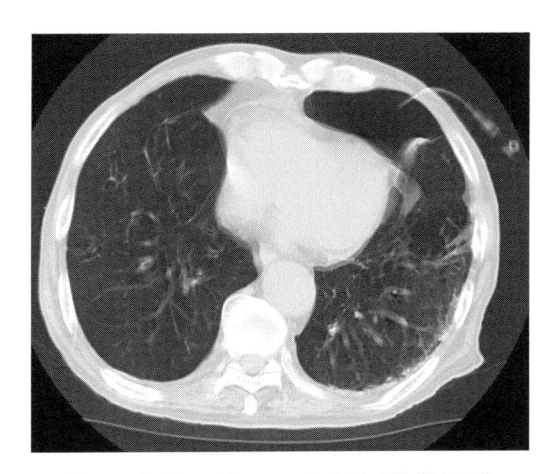

図5　1年前12月，ICU入室時の胸部CT像
左胸腔ドレナージ後．

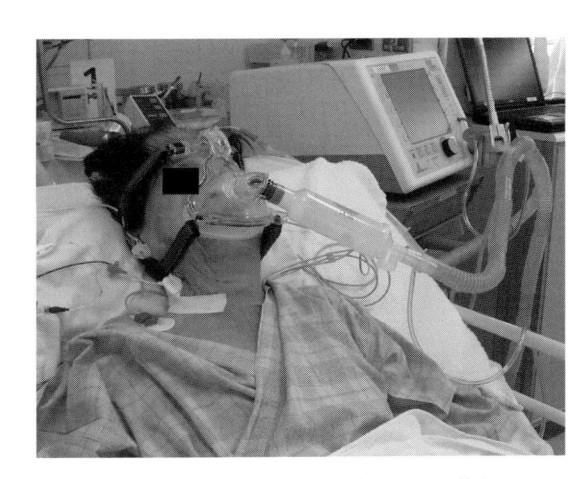

図6　NPPV装着し，メプチン吸入施行

ヌス発作に対しバルプロ酸を内服したが効果なくフェニトイン投与となった。ICU退室後，一般病棟で胃瘻造設を予定したが，家族より「いずれ植物状態になるようならしてほしくない」との申し出があり中止した。2月初旬に嘔吐，大量誤嚥しSpO₂低下，気管挿管し，ICU入室となった。この時点で「呼吸器にはつながないで」との家族の強い希望があった。この後，誤嚥性肺炎からARDSとなり，急激な低酸素血症からCPAとなり23時に人工呼吸器に乗せないまま死亡となった。

3　具体的な処置・管理法

1）本症例の経過とガイドラインに基づいた治療

　本症例は，後期〜超高齢者のCOPD合併重症気管支喘息症例として直接死因となった誤嚥性肺炎，ARDSを除いては，おおよそ典型的な経過をたどっていると考えられる。
　気管支喘息のガイドラインは国際指針としてはGINA（Global Initiative for Asthma）ガイ

表1 喘息治療ステップ

		治療ステップ1	治療ステップ2	治療ステップ3	治療ステップ4
長期管理薬	基本治療	吸入ステロイド薬（低用量） 上記が使用できない場合以下のいずれかを用いる LTRA テオフィリン徐放製剤 （症状がまれであれば必要なし）	吸入ステロイド薬（低～中用量） 上記で不十分な場合に以下のいずれか1剤を併用 LABA （配合剤の使用可） LTRA テオフィリン徐放製剤	吸入ステロイド薬（中～高用量） 上記に下記のいずれか1剤，あるいは複数を併用 LABA （配合剤の使用可） LTRA テオフィリン徐放製剤	吸入ステロイド薬（高用量） 上記に下記の複数を併用 LABA （配合剤の使用可） LTRA テオフィリン徐放製剤 上記のすべてでも管理不良の場合は下記のいずれかあるいは両方を追加 抗IgE抗体 経口ステロイド薬
	追加治療	LTRA以外の抗アレルギー薬	LTRA以外の抗アレルギー薬	LTRA以外の抗アレルギー薬	LTRA以外の抗アレルギー薬
発作治療		吸入SABA	吸入SABA	吸入SABA	吸入SABA

LTRA：ロイコトリエン受容体拮抗薬，LABA：長時間作用性β_2刺激薬，SABA：短時間作用性β_2刺激薬
（太田 健．成人喘息のガイドライン．日臨麻会誌2013；33：1-9より引用）

ドライン[1]があり，本邦では成人の喘息予防・管理ガイドライン（JGL）[2]と小児気管支喘息治療・管理ガイドライン（JPGL）[3]がある．2009年のJGLは，従来の「重症度に応じた治療（ステップ1-4）」から「治療レベルによる治療法（治療ステップ1-4）」に改訂されている．JGLは2012年に改訂されたが，段階的薬物療法プランとしては，2009年のガイドラインとほとんど変わっていない．今回，JGLにそって，気管支喘息の長期管理および急性増悪時の治療に関して，本症例を参照しながら記述する（以下，本症例で使用したものはアンダーライン）．

長期管理では慢性の気道炎症を主な標的としており，喘息の症状の有無にかかわらず，基本薬として抗炎症効果のある長期管理薬（コントローラー）を用いる．治療ステップ4では高用量の吸入ステロイド薬がベースとなり，長時間作用性β_2刺激薬（LABA），ロイコトリエン受容体拮抗薬，テオフィリン徐放製剤の中から複数を追加する．追加薬の中では，LABAが効果や副作用の点から勝っており，高用量吸入ステロイド薬＋LABA（配合剤の使用可）＋αの投与がよい．成人喘息は治癒しないことを前提に，症状発現時には吸入SABA（短時間作用性β_2刺激薬）を投与しつつ段階的薬物療法を行う（表1）．

a．吸入ステロイド薬

①エアゾル（MDI）：シクレソニド（オルベスコ®），ベクロメタゾン（キュバール®），フルチカゾン（フルタイドエアゾール®）
②粉末吸入剤（DPI）：フルチカゾン（フルタイドロタディスク®，フルタイドディスカス®），ブデゾニド（パルミコート®），モメタゾン（アズマネックス®）
③吸入液：ブデゾニド吸入用懸濁液（BIS）（パルミコート吸入液®）
④吸入ステロイド薬＋LABA：フルチカゾン/サルメテロール（アドエアディスカス®，アドエアエアゾール®），ブデゾニド/ホルモテロール（シムビコート®）

表2　初療時に確認しておくべき事項

- 過去の入院，救急外来受診の有無
- 過去の人工呼吸管理，ICU入室の有無
- 喘息発作の発症時期，トリガー（感冒，抗原曝露，NSAIDsやβ遮断薬などの薬物）
- アスピリン喘息，薬物アレルギーの有無
- 治療歴（薬物の中断が多いため，注意深く問診）
- 併存疾患（慢性心不全）の有無

（堀江健夫．気管支喘息の急性増悪．救急医学2011；35：32-7より引用）

b. 長時間作用性$β_2$刺激薬（LABA）

$β_2$刺激薬のうち作用時間が12時間を超えるもの。
① 吸入薬：サロメテール（セレベント®）
② 経口薬：プロカテロール（メプチン®），クレンブテロール（スピロペント®），ホルモテロール（アトック®），ツロブテロール（ホクナリン®），マブテロール（ブロンコリン®）
③ 貼付薬：ツロブテロールテープ（ホクナリンテープ®）

c. ロイコトリエン受容体拮抗薬（LTRA）

プランルカスト水和物（オノン®），ザフィルルカスト（アコレート®），モンテルカストナトリウム（シングレア®，キプレス®）

d. テオフィリン徐放製剤

テオフィリン（テオドール®，テオロング®，ユニフィル®）

e. 経口ステロイド薬

難治性気管支喘息において非常に不安定な症状が持続する場合，経口ステロイド薬の併用がしばしば必要となる。これは短期間の間欠的投与を原則とし，可能なかぎり連用を避ける。具体的には，プレドニゾロン0.5 mg/kg程度を短期間（通常1週間以内）投与する。その後，高用量吸入ステロイド薬で維持するが，コントロール不十分な場合はプレドニゾロンを用いて維持量が最小量（5 mg）になるように，1日1回ないし隔日に投与する。

f. アレルギー性難治性気管支喘息（最重症持続型）に対するヒト化IgE抗体（オマリズマブ；ゾレア®）治療[4]

抗IgE抗体は，IgEのCε3と結合することにより，IgEがマスト細胞や好塩基球の表面にある高親和性IgE受容体に結合することを阻止する。その結果，感作抗原への曝露が起こっても，IgEを介した反応が阻止されて，アレルギー反応による喘息症状の発現を抑制する。通年性アレルゲンに対するIgE抗体が陽性，血清総IgEが30-700 IU/mLが適応となる。

2）気管支喘息の急性増悪評価

救急外来での急性増悪治療のポイントは以下の4点（a-d）である。

a. 重症度評価と治療

意識レベル，バイタルサイン，SpO_2，呼吸困難の程度，動作（横になれなければ中等度），会話（困難なら高度），胸部聴診（重篤では喘鳴が低下する：サイレントチェスト），呼吸パターン（呼気延長，呼吸補助筋の使用），ピークフロー〔ピークフローメータは救急外来には常備すべきツールである。3回測定した最高値を測定値とし，患者の過去の最善値（ベストPEF）と比較する（%PEF）〕。自己ベストPEFが不明の場合は，年齢，性別，身長から算出される標準値で参考値として評価する治療前の%PEF＜25%ないし治療後の%PEF＜40%は入院の適応である。表2に初療時に確認しておくべき事項を挙げた。

ルチンの検査のほかに急性心不全を疑えば，

表3 喘息発作（急性増悪）の強度に応じた管理法（成人）

発作強度	呼吸困難	動作	検査値 PEF	検査値 SpO_2	検査値 PaO_2	検査値 PaCO_2	治療	自宅治療可, 救急外来入院, ICU管理
喘鳴/胸苦しい	急ぐと苦しい 動くと苦しい	ほぼ普通	>80%	96%以上	正常	45 mmHg未満	β_2刺激薬吸入, 頓用 テオフィリン薬頓用	自宅治療可
軽度（小発作）	苦しいが横になれる	やや困難					β_2刺激薬吸入, 頓用 テオフィリン薬頓用	自宅治療可
中等度（中発作）	苦しくて横になれない	かなり困難 かろうじて歩ける	60-80%	91-95%	60 mmHg超	45 mmHg未満	β_2刺激薬ネブライザー吸入反復 ボスミン®（0.1%アドレナリン）皮下注 アミノフィリン点滴静注 ステロイド点滴静注 酸素 抗コリン薬吸入考慮	救急外来 ・1時間で症状が改善すれば帰宅 ・2-4時間で反応不十分 ・1-2時間で反応なし 入院治療→高度喘息症状治療へ
高度（大発作）	苦しくて動けない	歩行不能 会話困難	60%未満	90%以下	60 mmHg以下	45 mmHg以上	ボスミン®（0.1%アドレナリン）皮下注 アミノフィリン持続点滴 ステロイド点滴静注反復 酸素 β_2刺激薬ネブライザー吸入反復	救急外来 1時間以内に反応なければ入院治療 悪化すれば重篤症状の治療へ
重篤	呼吸減弱 チアノーゼ 呼吸停止	会話不能 体動不能 錯乱 意識障害 失禁	測定不能	90%以下	60 mmHg以下	45 mmHg以上	上記治療継続 症状, 呼吸機能悪化で挿管 酸素吸入にもかかわらずPaO_2 50 mmHg以下および/または意識障害を伴う急激なPaCO_2の上昇 人工呼吸 気管支洗浄 全身麻酔（イソフルラン・セボフルラン・エンフルランによる）を考慮	ただちに入院, ICU管理

（太田　健. 成人喘息のガイドライン. 日臨麻会誌2013；33：1-9より引用）

心エコー，喉頭蓋炎を疑えば喉頭軟部側面X線，扁桃周囲膿瘍を疑えば頸部CTが必要となる。BNP検査は心原性と非心原性を鑑別するのに有用であるが，COPDでの肺高血圧症に伴う右心系負荷の場合があるのでBNP単独では，COPD増悪と左心不全を鑑別できない[5]。

重症度の判定として，頻呼吸，発汗，起座呼吸，チアノーゼの各症状は視診により繰り返し観察することができるため，特に重要である。また血液ガスにおいて，低酸素，高二酸化炭素血症以外に，組織低酸素血症を反映するBEの低下，乳酸値の上昇に注意すべきである[6]。

b. 初期治療後の評価・入院の判断

SABA吸入後10-15分で再評価を行う。帰宅基準に合致しない場合はSABAの追加吸入とステロイド点滴を実施し，1時間後に再評価する。この時点で改善が得られていない高度発作患者は入院とする。表3に喘息発作（急性増悪）の強度に応じた管理法（成人）を示した。

c. 帰宅患者のフォローアップ体制

帰宅基準としてJGL2009では自己ベストPEFの80％以上を推奨している。ステロイド内服が最増悪のリスクを減らす目的で，帰宅時にプレドニゾロン換算で0.5 mg/kg/dayの投与とSABAの処方が推奨される。急性増悪は従来の治療プランの見直し，アドヒアランス改善のための介入を行うよい機会であることを心得る[7]。

d. 重症喘息発作

重症喘息発作は時に，意識障害を生じ，死亡することもある緊急事態である。リリーバーによって改善がみられないためERに受診するというのが典型的である。初期治療としては酸素投与とリリーバー投与となるが，呼吸困難，喘鳴の原因が心疾患など喘息発作以外の可能性があるために注意が必要である。喘息発作の程度は呼吸困難はあるが横になれる小発作，呼吸困難で横になれないが動ける中発作，呼吸困難で動けない大発作に分類される。

3）気管支喘息急性増悪時の治療薬（リリーバー）

気管支喘息発作に対して用いる。

① SABA吸入：急性増悪時の第一選択。吸入による効果は数分で発現し4-6時間程度持続する。プロカテロール（メプチン®），サルブタモール（サルタノール®，ベネトリン®）など，急性増悪時は最初の1時間は20分ごとに，以後1時間ごとに改善するまで吸入する。JGL2012ではシムビコートが即効性と長時間作用性の理由から追加された[2]。

② 抗コリン薬吸入：イプラトピウム（アトロベント®），オキシトロピウム（テルシガン®），チオトロピウム（スピリーバ®）など。

③ アドレナリン0.1％皮下注射：エピネフリン（ボスミン®）0.1-0.3 mL皮下注，20-30分ごとに反復投与可能。なお，動脈硬化症，甲状腺機能亢進症，糖尿病，重症不整脈，精神神経症，虚血性心疾患，緑内障（開放性隅角緑内障を除く）では原則禁忌である。

④ テオフィリン薬：アミノフィリン（ネオフィリン®）6 mg/kgを，最初の半量を15分で，残りの半量を45分で投与する。治療前にテオフィリン薬を600 mg/day以上使用している場合や血中濃度が8 μg/mL以上の場合，クリアランスが低下している場合は半量以下とする。点滴の途中で，副作用と考えられる，頭痛，悪心，嘔吐，動悸，不整脈などが出現したら投与を中止する。

⑤ ステロイド点滴静注：ヒドロコルチゾン（ハイドロコートン®，ソルコーテフ®）200-500 mg，メチルプレドニゾロン（ソルメドロール®）40-125 mg，デキサメサゾン（デカドロン®）あるいはベタメサゾン（リンデロン®）3-8 mg。アスピリン喘息患者ではデキサメサゾンあるいはベタメサゾンを点滴で1時間以上かけて投与する。

⑥ 硫酸マグネシウム（マグネゾール®など）：1.2-2 gを20分以上かけて静注する。ただし，保険適応はない。

4）喘息発作時の呼吸管理

最も重要なことは十分な酸素投与を行い，酸素飽和度を成人では90％以上，小児では95％以上に保つことである。喘息発作での低換気は，気道抵抗の上昇による「窒息」状態であり，いわゆるCO_2ナルコーシスとは病態を異にするので，いたずらに酸素投与量を少なくするのは勧められない。$Paco_2$が45 torrを超えて上昇傾向にあればNPPVあるいは気管挿管を準備する。気管支喘息発作では気管挿管下でも呼気の延長ばかりでなく吸気も入りにくい。

人工呼吸器を装着しても気道内圧は上昇するが有効な換気が得られない。まずは用手的人工呼吸で患者の呼吸パターンを安定化させる。用手換気の際には，バッグバルブマスクは患者の呼気時には自動膨張して呼気の排出を得るしくみのため，呼気が延長している患者では呼気流速に合わせることができない。ジャクソンリースは加湿に難点がある。麻酔器は患者の呼気流速や呼気量を直接手に感じ取ることができ，加湿も可能であるため，呼吸状態が安定するまでは麻酔器を用いた用手的人工呼吸を行うことが

勧められる。「熟練した手」は，わずかな流速の変化や肺コンプライアンスの変化を察知できる。同時に，換気に合わせて体外からsqueezingを併用して排痰を促す[8]。

Squeezingは痰のある胸郭を呼気時に圧迫する（呼気終末に軽い圧をかけて絞り出す）ことにより，呼気流速を高め痰の移動を促進させ，受動的に吸気を行いエアーエントリーを改善させる方法である。人工呼吸中ではPSV，CPAPやSIMV時の自発呼吸時に行うと有効である。Squeezingによりトリガーがかかり，1回換気量が増え呼気流速を高めることにより痰の移動を促す[9]。

5）気管支喘息発作時のNPPV

NPPVの喘息発作に対する有用性に明らかなエビデンスはないが，有効性を示唆する報告が集積されている。日本呼吸器学会NPPVガイドライン[10]では，NPPVを十分習熟した施設で適応を吟味して行えば，呼吸困難や高二酸化炭素血症を改善し，気管挿管を回避したり，本症例のように吸入療法を効率よく行うことができる。NPPVは気管挿管と異なり早期に導入可能で，気管チューブによる気管支攣縮の心配もなく，内因性PEEPを減らし，呼吸仕事量を減少させ，気道を拡張し，無気肺部分を拡張して分泌物の除去を容易にすることが期待される。NPPVの経験が豊富な施設では有効であり，本症例のように回路から吸入療法を行うこともできる。

6）気管支喘息発作時の気管挿管

気管挿管を早めに実施することは比較的安定化した条件で実施できるという利点があるが，気管チューブによる気管支攣縮の危険があり，その後の深鎮静，時に筋弛緩薬を必要とする。気管挿管を行う絶対的基準は，呼吸音消失，チアノーゼ，呼吸停止，心停止，意識喪失などである。そこまでに至っていない患者に対する相対的適応は，その施設や個人の力量によって判断される。

7）気管支喘息発作時の人工呼吸器設定について

人工呼吸器の設定は，①1回換気量5-8 mL/kg，I:E比1:3以上，気道内圧は最大50 cmH$_2$O未満，平均値20-25 cmH$_2$O未満に保つ，②Paco$_2$の上昇は最大90 mmHgまでは許容する，③できれば，自発呼吸を残した換気モードとする，などに留意する。

吸入麻酔薬について：内科的治療の限界としてICUに送られてくる例で気管支攣縮の強い症例では，投与から数十分で攣縮の寛解ないしは不完全寛解をみることができる。しかし，その後は浮腫を主体とした重積発作の病態で長期に用いる適応はなく，超急性期に限定した使用が望ましい[11]。

8）COPDを合併した高齢者喘息

高齢者喘息では50歳代から60歳代に発症する症例が65.8％との報告[12]があり本症例も50歳ごろからの発症と考えられる。

本症例のように，高齢者では喫煙者（受動喫煙を含む）が多く，約25％にCOPDを合併している特徴がある。合併例では気管支喘息の長期経過中に肺気腫を合併してきた例と，肺気腫の発症に引き続き喘息様呼吸困難発作が生じるようになった例があるが，前者は比較的少ないと考えられている。肺気腫は環境汚染が減少してきた現在，喫煙に関連した疾患との考えが一般的であり[13]，本症例も長期喫煙による肺気腫からの気管支喘息合併例と考えられる。現在，気管支喘息は慢性好酸球性気管支炎という概念でとらえられており，本症例も各喀痰細胞診は好酸球主体であった。肺気腫およびなんらかの気道の炎症または喫煙の既往を有する例では気道過敏性が高いため，喘息様症状の発現の重要な要因となる。

COPD合併例では吸入抗コリン薬（アトロベント®，テルシガン®，スピリーバ®など）がβ$_2$刺激薬以上の気管支拡張作用を示すことがあり[14]，本症例でも早期から投与されている。

心不全の合併が多いことにも留意する。エ

コー，BNP 検査を用いるが，心不全でも気道壁の肥厚や c-神経線維を介して気道過敏性がみられることに留意する．

認知症を合併する場合，MDI＋スペーサーの使用でもタイミングが合わず，BIS によるジェット式ネブライザーを用いた吸入になることが多い．

高齢者における吸入ステロイド治療での注意を以下に述べる[15]．

① 吸入スピード低下→インチェックによる吸入スピードが 60 L/sec なら DPI，60-30 L/sec なら MDI，30 L/sec 未満なら BIS（パルミコート吸入液）を用いたネブライザーによる吸入を行う．
② 指の筋力低下→吸入補助器の使用を行う．
③ 視力低下（老眼，白内障）→カウンターの数字が読めない→介護者・家族に読んでもらう．虫眼鏡の使用を考える．
④ 聴力低下→カチッという音が聞こえない→回転させなければならない吸入器を避ける．
⑤ 短期記憶の低下→吸入の記憶があいまい→介護者の管理が必要である．

本症例でも吸入器の正しい使い方ができなかったことが入院後に判明しており，ER 段階でのきめ細かな指導が望まれる．

9）細菌性肺炎，気胸，および誤嚥性肺炎の合併について

本症例では 8 年前，6 年前，4 年前，3 年前，1 年前の 5 回，急性下気道感染が契機となる喘息発作で入院している．一般に COPD 急性増悪の約半数は急性下気道感染とされる．40-50％が細菌，30％はウイルス，5-10％は異型細菌とされ[16]，細菌としてはインフルエンザ菌，肺炎球菌，*Moraxella catarrhalis* が三大菌種とされる．本症例でもインフルエンザ菌，クレブシラが別の入院時期に培養されている．呼吸困難の増悪，痰膿性度，痰量の増加を伴う COPD 急性増悪時の抗菌薬の短期投与はピークフローを改善し，再発率を減少させるとされている[17]．本症例は肺気腫，ブラから気胸を併発したと考えられる．

COPD 合併喘息では，その可能性を常に念頭に置き，早期のドレナージを行い緊張性気胸の進展を未然に防ぐ必要がある．また誤嚥性肺炎は高齢，認知症の進展，嚥下機能の低下から潜在的リスクは大きい．本症例では誤嚥性肺炎から ARDS に至り救命できなかった．当 ICU では現在，入室高齢者に対する早期の嚥下機能の評価，嚥下訓練プロトコルの実施を進めている．

10）呼吸器をつけないことの問題について

繰り返す COPD の急性増悪，超高齢者，誤嚥性肺炎，ARDS などの要因が重なり，低酸素血症となる例では，本症例のように，家族から「呼吸器をつけないでほしい」，または，「挿管しないでほしい」との要望がしばしばみられる．本症例では終末期医療の提言やガイドライン（日本救急医学会の提言[18] など）にそって多職種で ICU でのカンファレンスを行い，家族の了解のもとに呼吸器の装着を見送った．終末期と判断される場合は，個々の症例に合わせて，時には家族も交えたカンファレンスでの十分な合意にもとづいた治療を行い，経過と合意事項についてカルテに詳細な記載を行うことが必要である．

（本稿執筆に当たっては，本院救急・内科系集中治療部の松田直之先生からもご示唆，ご助言をいただいた．ここに記して感謝申し上げる次第である．）

【文 献】

1) The GINA reports 2010. Global strategy for asthma management and prevention. http://www.ginasthma.com/ （2012 年 8 月閲覧）．
2) 社団法人日本アレルギー学会喘息ガイドライン専門部監．喘息予防・管理ガイドライン 2012．東京：協和企画；2012．
3) 濱崎雄平，河野陽一，海老澤元宏監．小児喘息予防・管理ガイドライン 2012．東京：協和企画；2012．
4) 太田 健．成人喘息のガイドライン．日臨麻会誌 2013；33：1-9．
5) 藤谷茂樹．喘鳴．救急医学 2008；32：262-3．
6) 鈴木幸一郎，植田明徳，青木光広ほか．救急外来におけ

pit fall

- 喘息死亡者は減少しているが，喘息死の88％が65歳以上の高齢者である。
- 吸入ステロイド薬によって喘息のコントロールは可能になり安定期には症状はほとんど消失するため，治療を中断してしまい，ER受診となる患者が多い。
- 発作時の重症度の判定としての血液ガスにおいて，低酸素，高二酸化炭素血症以外に，組織低酸素血症を反映するBEの低下，乳酸値の上昇に注意すべきである。
- 発作時の初期診療では，原因が心疾患など喘息発作以外の可能性を考慮する。
- 発作時の低換気は，気道抵抗の上昇による「窒息」状態であり，いわゆるCO_2ナルコーシスとは病態を異にするので，いたずらに酸素投与量を少なくしない。
- 重症喘息発作時は，麻酔器に装着したバッグによる「熟練した手」による用手的人工呼吸で，患者の呼吸パターンを安定化させる。
- Squeezingは痰のある胸郭を呼気時に圧迫する。人工呼吸中では自発呼吸時に行うと，1回換気量が増え呼気流速を高めることにより痰の移動を促す。
- NPPVは早期に導入可能で，呼吸仕事量を減少させ，気道を拡張し，無気肺部分を拡張して分泌物の除去を容易にすることが期待される。
- COPD合併例では，吸入抗コリン薬が$β_2$刺激薬以上の気管支拡張作用を示すことがある。
- 高齢者における吸入ステロイド治療では，吸入器の正しい使い方ができないことが多く，ER段階でのきめ細かな指導が望まれる。
- 細菌感染が疑われるCOPD急性増悪時の抗菌薬の短期投与は，ピークフローを改善し，再発率を減少させる。
- COPD合併喘息では，気胸の可能性を常に念頭に置き，早期のドレナージを行い，緊張性気胸の進展を未然に防ぐ必要がある。
- 高齢者では誤嚥性肺炎の潜在的リスクが大きいため，早期の嚥下機能の評価，嚥下訓練プロトコルの実施が必要である。

る重症気管支喘息—とくに気管内挿管下に人工呼吸を必要とする症例の臨床的検討．日救急医学会誌 1996；8：237-46.
7) 堀江健夫．気管支喘息の急性増悪．救急医学 2011；35：32-7.
8) 岡林清司，山野上敬夫．喘息発作；気管内挿管と人工呼吸の適応．救急医学 2000；24：1647-50.
9) 宮川哲夫．呼吸管理における呼吸理学療法の意義．救急医学 2002；26：1577-83.
10) 日本呼吸器学会NPPVガイドライン作成委員会．NPPV（非侵襲的陽圧換気療法）ガイドライン．東京：南江堂；2006.
11) 片山 浩，長野 修，平川方久ほか．喘息発作：吸入麻酔の適応．救急医学 2011；24：1651-4.
12) 谷崎勝朗，光延文裕，保崎泰弘ほか．高齢者気管支喘息の病態と治療．日内会誌 2003；92：448-52.
13) 下地克佳，斎藤 厚．慢性閉塞性肺疾患における気管支喘息要因と喫煙との関連性に関する研究．日胸疾会誌 1995；33：132-9.
14) 長瀬隆英．高齢者呼吸器疾患の現在と未来．日老医誌 2005；42：523-5.
15) 田中裕士．高齢者喘息の管理．救急医学 2011；35：551-5.
16) Sethi S. Infectious etiology of acute exacerbation of chronic bronchitis. Chest 2000；117：380S-5S.
17) Anthonisen NR, Manfreda J, Warren CP, et al. Antibiotic therapy in exacerbations of chronic obstructive pulmonary disease. Ann Intern Med 1987；106：196-204.
18) 日本救急医学会．救急医療における終末期医療に関する提言（ガイドライン）．http://www.jaam.jp/html/info/info-20071116.pdf（2012年8月閲覧）．

（貝沼　関志）

B 症例：東京医科歯科大学医学部附属病院

1 症例

〈症例〉27歳，男性。

小児喘息あるも，発作時に救急外来を受診するのみで，定期加療はしていなかった。朝4時ごろ喘息発作出現，呼吸困難が続くため同日7時ごろ自宅近くの病院の救急外来を受診した。喘鳴著明で，動脈血液ガス分析では，空気呼吸下でpH 7.125，Pa_{CO_2} 89.7 mmHgと高二酸化炭素血症による呼吸性アシドーシス状態であった（表1）。救急外来にてメチルプレドニゾロン80 mgの点滴を受けるも改善せず，同院に入院した。入院後はメチルプレドニゾロン80 mg，ハイドロコルチゾン500 mg，アミノフィリン250 mgを2回点滴投与するも，昼より呼吸状態が不安定となった。そのときの動脈血液ガス分析は，酸素6 L/minマスクにてpH 7.117，Pa_{CO_2} 90.5 mmHgで，高二酸化炭素血症による呼吸性アシドーシスが改善しないため12時30分に気管挿管を施行した（表1）。挿管後，分時換気量を維持できず16時の動脈血液ガス分析ではF_{IO_2} 0.5にてpH 7.037，Pa_{CO_2} 122.1 mmHgと高二酸化炭素血症の状態は変わらず著明な呼吸性アシードシスを呈していた（表1）。人工呼吸器の設定をVCVにしたが換気不良が続いた。合併症として気管挿管前から縦隔気腫があり，夕方からは皮下気腫も進行してきた。コントロール困難な気管支喘息重積発作であるため，救命目的にて当院へ午後9時に転院搬送された。

当院ICU入室時のバイタルサインは，心拍数126/min，血圧157/83 mmHg，呼吸回数31回/min，体温36.5℃，Sp_{O_2} 99％であった。胸部聴診では両肺野での吸気流入弱く（右＜左），喘鳴をかろうじて聴取した。頸部，前胸部は皮下気腫のための握雪感があった。腹部は柔らかく，四肢浮腫はなかった。

〈検査所見〉

血算：WBC 30.5×10^3/μL，RBC 615×10^4/μL，Hb 17.5 g/dL，Ht 51.7％，Plt 20.3×10^4/μL

血液凝固系：PT 11.1 sec，PT％ 82％，PT-INR 1.14，APTT 25.6 sec，Fbg 411 mg/dL，FDP 3.8 μg/mL

生化学：TP 9.2 g/dL，Alb 4.9 g/dL，BUN 23.1 mg/dL，Cre 0.94 mg/dL，UA 7.5 mg/dL，Na 137 mEq/L，K 6.5 mEq/L，Cl 97 mEq/L，Ca 9.0 mg/dL，AST 39 U/L，ALT 87 U/L，γGTP 87 U/L，T-Bil 0.9 mg/dL，Glu 158 mg/dL，CK 291 U/L，CRP 5.5 mg/dL

炎症反応が上昇し，呼吸性アシドーシスに伴う高K血症，脱水の所見が認められた。

血中テオフィリン濃度：5.5 μg/mL（有効血中濃度10-20 μg/mL）

動脈血液ガス：高二酸化炭素血症による呼吸

表1 他院での動脈血液ガス分析所見

時 刻	7：00	12：00	13：00	16：00
F_{IO_2}	0.21	O_2 6 L/min マスク	気管挿管 0.5	気管挿管 0.5
pH	7.125	7.117	7.034	7.037
Pa_{CO_2} (mmHg)	89.7	90.5	114.2	122.1
Pa_{O_2} (mmHg)	94.3	130.9	147.1	90.0
HCO_3^- (mmol/L)	28.2	27.9	29	31.3

表2 当院ICUにおける人工呼吸設定，動脈血液ガス分析，血漿乳酸値所見

ICU日	1		2			3			4	
時刻	21：46	22：22	0：39	9：45	16：17	5：26	12：06	14：03	5：56	8：30
F_{IO_2}	1.0	0.5	0.5	0.4	0.4	0.4	0.4	0.35	0.35	0.5
設定	BIPAP	PSV	PSV	PSV	PSV	PSV	PSV	PSV	PSV	マスク
吸気圧	25									
PS	25	25	25	20	16	16	8	5	5	
PEEP	0	0	0	0	0	0	2	3	3	
pH	7.035	7.067	7.109	7.405	7.468	7.462	7.398	7.423	7.403	7.415
Pa_{CO_2}	126	115	102	45.4	38.9	39.3	46.7	44	48.4	47
Pa_{O_2}	303	96.6	103	112	86	87.8	128	103	126	171
HCO_3^-	32	31.5	31.9	27.8	27.8	27.7	28.2	28.2	29.5	29.6
BE	−6.1	−4.8	−3.1	3.0	4.3	4.1	3.2	3.7	4.4	4.7
乳酸値	1.5	1.4	2.1	2.5	3.8	1.9	1.5	1.5	1.6	1.4

PS, PEEP（cmH₂O），Pa_{CO_2}, Pa_{O_2}（mmHg），HCO_3^-, BE, 乳酸値（mmol/L）

性アシドーシスが認められた（**表2**）。

胸部X線（図1）：著明な皮下気腫，両肺野スリガラス状陰影，縦隔気腫を認めた。右肺気胸が疑われるがはっきりしない。

胸部CT（図2-4）：右気胸，頸部から前胸部にかけて連続する皮下気腫，縦隔気腫を認めた。

アレルギー検査：翌日提出した免疫グロブリンE（IgE）総量は4,720 IU/mLと非常に高く，特異的IgE抗体も上昇していた（**表3**）。

2 具体的な処置・管理法

橈骨動脈に動脈ラインを確保し，血圧をモニターした。右気胸のため胸腔ドレーンを挿入した。右胸部第3肋間鎖骨中線からトロッカー（20 F）を挿入し，−10 cmH₂Oの陰圧で引いた。右大腿静脈よりダブルルーメンの中心静脈カテーテルを挿入した。中心静脈圧は9 mmHgであった。輸液は高K血症のため，グルコース・インスリン療法を開始し，Kフリーの開始液（1号液）を250 mL/hrの速度で投与開始した。喘息重積発作の治療薬を以下に示す。

①抗炎症薬
　ステロイド：ハイドロコルチゾン500 mg×4回/dayを点滴
②抗アレルギー薬
　抗ロイコトリエン薬：プランルカストドライシロップ225 mg×2回/day（胃管より注入）
③気管支拡張薬
　キサンチン類：アミノフィリン250 mg×3（750 mg）/dayを持続点滴
　中時間型β₂刺激薬：ツロブテロールテープ2 mgを貼付
　短時間型β₂刺激薬：サルブタモール吸入液0.3 mg/生理食塩液3 mL，ネブライザー6回/day

また，消化管出血予防に対してプロトン・ポンプ阻害薬のオメプラゾール20 mg×2回/dayを点滴投与した。

人工呼吸は，初めはBIPAPにてF_{IO_2} 1.0, 吸気圧25 cmH₂O，PS 25 cmH₂O，PEEP 0 cmH₂O，呼吸回数30回/minとしたところ，1回換気量は250-300 mLであり，高二酸化炭素血症によ

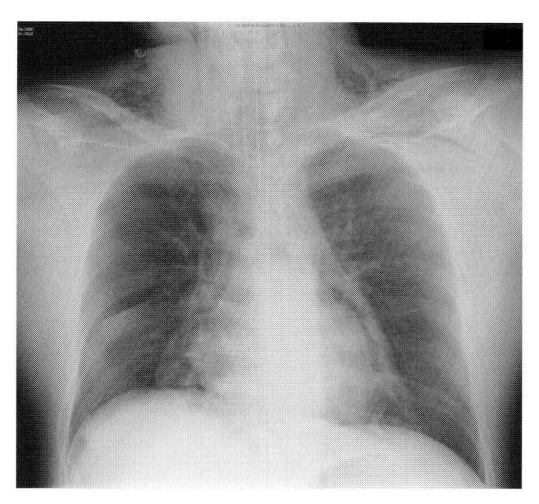

図1 ICU入室時の胸部X線像
頸部皮下気腫, 縦隔気腫が認められる. 右気胸の存在ははっきりしない.

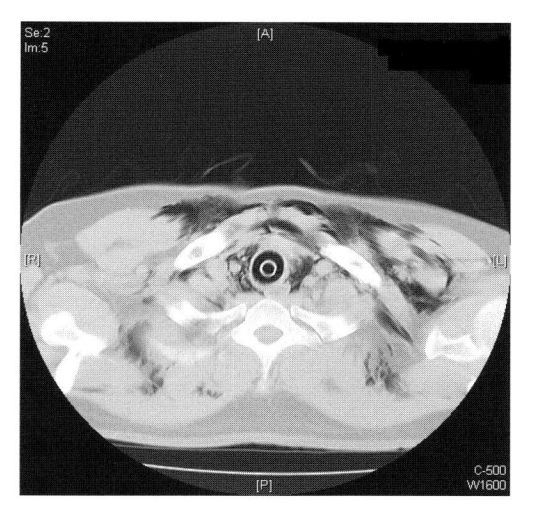

図2 ICU入室時の胸部CT像
頸部～前胸部～背部にかけて広範な皮下気腫が認められる.

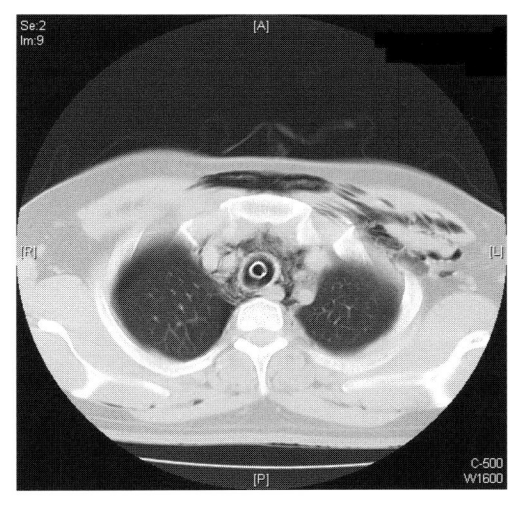

図3 ICU入室時の胸部CT像
前胸部に皮下気腫, 右気胸が認められる.

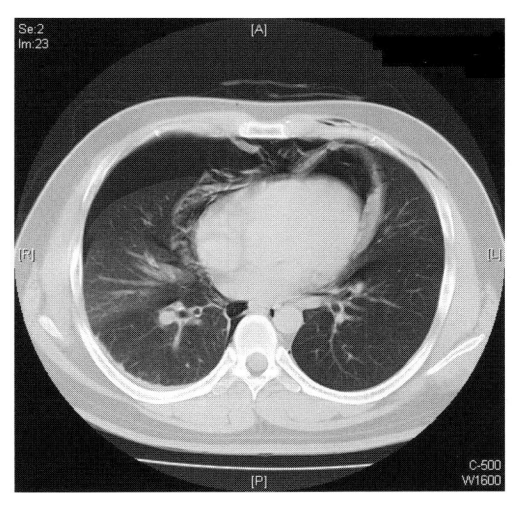

図4 ICU入室時の胸部CT像
前胸部皮下気腫, 右気胸と縦隔気腫が認められる.

る呼吸性アシドーシスであった（**表2**）. 自発呼吸があるため, PSVに変更し, F_{IO_2} 0.5, PS 25 cmH$_2$O, PEEP 0 cmH$_2$Oとした. 1回換気量は250-300 mLであった. 鎮静薬は, ドルミカム6-10 mg/hrにて鎮静度はRichmond agitation sedation scale（RASS）−2～−3を維持するようにした. また鎮痛薬は非麻薬性鎮痛薬のブプレノルフィンを間欠的に投与した. 抗菌薬は, 感染予防に対してアンピシリン・スルバクタム（βラクタマーゼ阻害薬）配合剤3 g×2回/day投与を開始した. 時間尿量は40 mLであった.

2日目より1回換気量が400 mLへ改善したため, PSVのままPS 20 cmH$_2$O, 16 cmH$_2$Oと漸減した（**表2**）. 聴診上両肺野喘鳴著明であり, 胸腔ドレーンよりのエアーリークをまだ認めたため, −10 cmH$_2$Oから−15 cmH$_2$Oへ陰圧を上昇した. 胸部X線ではやや縦隔気腫が改善するも, 肩部の皮下気腫は不変であり, 側胸部の皮下気腫が新たに出現した. 血中テオフィリン

表3 アレルギー検査

	クラス	IgE抗体価	基準値
カモガヤ	3	4.54 UA/mL	～0.69
ブタクサ	2	1.49 UA/mL	～0.69
スギ	3	9.98 UA/mL	～0.69
ヒノキ	2	1.81 UA/mL	～0.69
ネコ皮屑	3	5.47 UA/mL	～0.69
イヌ皮屑	2	2.22 UA/mL	～0.69
アスペルギルス	3	6.10 UA/mL	～0.69
カンジダ	3	17.1 UA/mL	～0.69
アルテルナリア	3	4.35 UA/mL	～0.69
ユスリカ（成虫）	2	0.99 UA/mL	～0.69
ガ	3	11.2 UA/mL	～0.69
ヤケヒョウダニ	6	100 UA/mL	～0.69
ハウスダスト	6	100 UA/mL	～0.69

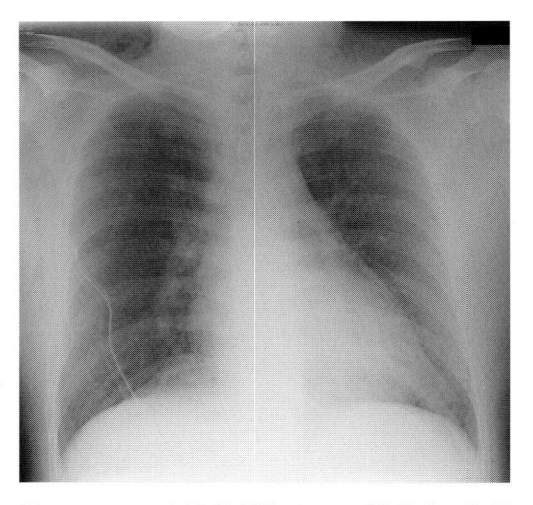

図5 ICU 4日目気管挿管チューブ抜管後の胸部X線像
右胸腔ドレーン挿入中．

濃度は11μg/mLと上昇し，有効血中濃度に達した．また，血清K濃度が正常になったため，輸液を維持液（3号液）に変更した．

3日目は，ハイドロコルチゾン200 mg×3回/day点滴投与，アミノフィリン750 mg/day持続投与，プランルカスト450 mg/dayの胃管より注入は継続した．酸素化改善し，1回換気量も増加してPa_{CO_2}正常範囲となり呼吸性アシドーシスも改善した（表2）．翌日気管チューブを抜管予定のため，鎮静薬をドルミカムから覚醒が速いプロポフォール150 mg/hrへ変更した．

4日目は人工呼吸器からのウィーニングをさらに進め，設定は，F_{IO_2} 0.35でPSを16 cmH₂Oから10 cmH₂O，8 cmH₂O，5 cmH₂Oへと漸減し，PEEPは0 cmH₂Oから2 cmH₂O，3 cmH₂Oへと増やした．最後はCPAP 3 cmH₂Oとし気管挿管チューブを抜管した．そのときの胸部X線を図5に示す．当院呼吸器内科病棟満床のため，5日目胸腔ドレーン挿入のまま他院に転院となった．

3 解 説

1） 病態生理

a. 気道閉塞の生理

喘息は，気管支平滑筋の収縮による可逆性の気道狭窄と気道過敏性が特徴的である．早期反応はアレルゲン吸入により，特異的なIgE抗体が肥満細胞の表面に出現し，肥満細胞のメディエータのヒスタミン，プロスタグランジン，ロイコトリエンなどが放出される[1]．多くは，アレルゲンに対するIgE抗体が認められるが，IgE抗体が認められない場合もある．

後期の反応は，炎症反応や免疫細胞の活性化である。活性化した好酸球は平滑筋を収縮するロイコトリエンや血小板活性化因子などの脂肪メディエータを産生する。長期に及ぶと，気道上皮基底膜直下の線維化，平滑筋肥厚，粘膜下腺の過形成からなる気道の再構築がみられ，非可逆的な気流制限と気道過敏性の亢進となり喘息が難治化する[2]。

b．肺と心臓の相互作用

気管支の炎症や浮腫，気管支平滑筋収縮，粘液によって気道抵抗が上昇する。これらにより，呼気が十分に吐き出せず肺胞に空気が取り込まれたままになると呼気時の肺胞圧は陽圧になる。これをauto-PEEPあるいはintrinsic PEEPという。これにより肺の過膨張が起こり右室の後負荷を増すことになる。呼気時には胸腔内圧が上昇し，静脈還流が減少することにより右心前負荷は減少する。吸気時は静脈還流，右室充満は増加するが，右室駆出の抵抗が強いために心室中隔は左室側に偏位し左室拡張不全となり，左室充満圧は下がり心拍出量が減り血圧が下がる。

c．ガス交換

動脈血液ガス分析では，Pa_{CO_2}を評価することは重要である。呼吸刺激により過呼吸となり低二酸化炭素血症になることもある。しかし，気道閉塞が重篤な場合は，高二酸化炭素血症による呼吸性アシドーシスとなる。呼吸筋疲労による乳酸産生が亢進することもある。今回の症例でも2日目に血中乳酸値が上昇した（**表2**）。低酸素血症は局所の換気/血流比の不均衡が原因である[3]。血流は維持されているものの，換気が著明に減少するからである。二酸化炭素貯留も換気/血流比の不均衡や呼吸筋減弱や疲労による肺胞低換気が原因である[4]。

d．喘息重積発作の進行

喘息重積発作の進行には2つのパターンがある[4,5]。気道の炎症が優位の場合は，6時間以上かけてゆっくり進行し，好酸球優位の気道の炎症や粘調な粘液や上皮細胞の落屑による気道閉塞が起こる。80-90％がこのタイプで女性のほうが多い。気管支平滑筋収縮が優位の場合は，突然（6時間以内）致死的になり好中球優位の重症な気道閉塞である。10-20％がこのタイプで男性のほうが多い。

2）致死的喘息のリスク因子

最近喘息管理がうまくできていないことや気管挿管による人工呼吸，ICUに入室など非常に重症な喘息の既往がある場合などはリスク因子である[6]。

3）急性重症喘息の定義

吸気時に胸鎖乳突筋などの呼吸補助筋を使用，吸気時に収縮期血圧が25 mmHg以上低下する奇脈，心拍数100/min以上の頻脈，呼吸数（25-30/min）の頻呼吸，低酸素血症（Sp_{O_2}<91-92％），呼吸困難のため話もできない，peak expiratory flow rate（PEFR）あるいはFEV_1<50％などのうち1つ以上を満たすものとされている[7]。奇脈が起こるのは，吸気時に右室腔は大きくなるが右室後負荷上昇のため心室中隔は左室側へ偏位し，左室前負荷減少が起こり左室拍出量が減るのが主要な原因である[8]。

4）喘息重積発作の治療薬

a．抗炎症薬

ステロイドの全身投与は気道の炎症，粘液栓の存在，気道の浮腫があるため効果がでるまでに時間がかかるが，すぐに投与するのがよい。初期治療は，ハイドロコルチゾン200-500 mg，またはメチルプレドニゾロン40-125 mg，またはデキサメタゾン，ベタメタゾン4-8 mgを点滴静注する。継続治療は，ハイドロコルチゾン100-200 mg，またはメチルプレドニゾロン40-80 mgを必要に応じて4-6時間ごとに点滴静注，またはデキサメタゾンあるいはベタメタゾン4-8 mgを必要に応じて6時間ごとに点滴静注する。

b. 抗アレルギー薬

ロイコトリエン受容体拮抗薬：ロイコトリエンC4，D4，E4はシステイニルロイコトリエンと呼ばれる。その受容体のうちシステイニルロイコトリエン1受容体が喘息の病態に関与しているため，現在使われているロイコトリエン受容体拮抗薬はシステイニルロイコトリエン1受容体拮抗薬である。抗炎症効果と気流制限改善効果がある。プランルカスト，ザフィルカスト，モンテルカストなどがある。

c. 気管支拡張薬

キサンチン類：初期治療では，アミノフィリン6 mg/kgを等張補液200-250 mLに混注し点滴静注する。継続治療では，アミノフィリン0.6-0.8 mg/kg/hrで血中濃度8-20 μg/mLを目標に持続点滴する。

$β_2$刺激薬：気管支平滑筋の$β_2$受容体を選択的に刺激し，心筋の$β_1$受容体を活性化せず頻脈を起こさないで気管支を拡張させる。また，肥満細胞のメディエータ放出減少や好中球，好酸球，リンパ球反応を阻止し，粘液線毛の輸送を増加し，浮腫形成にも影響する[9]。吸入薬，経口薬，貼付薬がある。ネブライザーとして用いられる吸入薬はサルブタモール，プロカテロールである。ツルブテロール貼付薬は即効性がないので急性発作時の頓用としては適していない。

d. アドレナリン

脱水や代謝性アシドーシスがある場合は注意する。0.1％の製剤を0.1-0.3 mL皮下注射する。必要に応じて20-30分間隔で反復投与するが，130/min以上の頻脈の場合は控える。また，動脈硬化症，甲状腺機能亢進症，緑内障，糖尿病，重症不整脈などがある場合は禁忌である。

抗菌薬：喘息の急性増悪には気道感染がきっかけとなっていることが多いため，経験的な抗菌薬投与が推奨されている。

5）気道管理

a. 気管挿管の適応

心停止，呼吸停止，意識障害，極度の疲労，気管支収縮高度，重症低酸素血症（Pa_{O_2}<60 mmHg），呼吸性アシドーシス（pH<7.2，Pa_{CO_2} 5 mmHg/hr以上の上昇あるいはPa_{CO_2}>55-70 mmHg）の場合はただちに気管挿管を行うべきである[10]。バッグバルブマスクで酸素を投与する。鎮静薬投与するまでは坐位にしておき，鎮静薬投与後患者が眠ったら仰臥位にし，気管挿管する。気道抵抗を少なくするため比較的太め（内径8-9 mm）の気管挿管チューブを選ぶ。鎮静薬はプロポフォールが気管支拡張作用をもち気道抵抗を減らすためよいが，低血圧に注意が必要である。一方，チオペンタールはヒスタミン遊離により気管支収縮を悪化させるため避ける[11]。

b. 人工呼吸管理

気管支収縮により気道狭窄が起きると気道抵抗が増す。呼気時間が不十分だと完全に呼気を吐き出すことができないため，肺が過膨張となり，呼吸困難感が増し呼吸仕事量が増加する。空気取り込みによるauto-PEEP（intrinsic PEEP）が生じ，気道プラトー圧が上がる。その結果，胸腔内圧上昇により肺血管抵抗上昇，静脈還流減少，心拍出量減少により心血管系の虚脱が起こる。また肺の過伸展による圧外傷（間質気腫，皮下気腫，気胸，縦隔気腫，気腹など）が起こる。特に緊張性気胸には注意が必要で，胸腔ドレーンの挿入が遅れると心停止を起こすおそれがある[12]。今回の症例は，縦隔気腫と気胸を併発していたため，BIPAPは初めだけで気道内圧を上げるのは避け，PSVにして自発呼吸を残した。通常は，最初の人工呼吸器の設定はPCV，BIPAPあるいはVCVのいずれかを選択する。空気取り込みを避けるため，吸気時間は0.8-1.2秒と短くし，呼気時間を長くする。呼吸回数10-15/minくらいにする。1回換気量は6-8 mL/kgが確保できるくらいに設定し，気道プラトー圧は<30 cmH$_2$Oとする[13)14)]。PEEPは0 cmH$_2$Oとし，F_{IO_2}は，Sp_{O_2} 88-92％となる

よう設定する[13]。PCVあるいはBIPAPの利点は吸気圧を制限できるため，過膨張の程度を制限できる。また気道抵抗が突然上昇しても1回換気量は減るが過膨張は避けられる。しかし，今回の症例のように気道抵抗が非常に高い場合は有効な1回換気量が得られないことがある。患者の状態が改善すれば，圧設定は漸減していく。VCVの場合は，換気量は得られるが，過膨張になりやすい欠点がある。気道プラトー圧を30 cmH$_2$O未満，auto-PEEP (intrinsic PEEP) を5 cmH$_2$O未満に維持するのがよい[13]。気道プラトー圧は吸気終末の肺容量を反映するので，直接圧外傷と相関するからである。一般的には1回換気量を減らし，吸気時間を短く，呼気時間を長くする。ある程度の高二酸化炭素血症を許容（permissive hypercapnia）する必要がある[12)14)15]。しかし，PaCO_2とpHを程よく保つため，十分な分時換気量を維持しなければならない[15]。また，気管支拡張薬は肺血管を拡張し換気血流比を低下させるので酸素化が悪くなるので注意しなければならない。

喘息へのPEEPは議論のあるところである。閉塞性肺疾患（COPD）の場合は，気道閉塞のため肺は十分に呼気を吐き出せず，呼気終末でも肺胞内に空気が取り込まれ大気圧よりも高い圧になっている（auto-PEEP）。そのため，吸気時にはauto-PEEPに打ち勝ち，中枢気道に一時的な陰圧を作るために横隔膜は十分な陰圧になるよう収縮しなければならず呼吸仕事量が増える。このときPEEPをかけるとauto-PEEPを相殺するため吸気が入りやすくなり横隔膜の呼吸仕事量が減ることになる。しかし，喘息の場合は，COPDと違って気道抵抗が上昇しているのは虚脱しにくい中枢気道であり，気道は炎症により硬くなり虚脱しにくくなっている。そのためCOPDと同様な現象は起こらない。虚脱が起こらなければ，PEEPは呼気への抵抗圧を上げることになり，さらに肺を過膨張させる[13]。したがって，喘息の場合はルーチンにPEEPを使うのは推奨しないが，PEEPを使う場合は注意する必要がある[4)16]。

c. 鎮静管理

今回の症例では，ミダゾラムの持続投与と非麻薬性鎮痛薬のブプレノルフィンを間欠的に使用した。通常は深い鎮静をかけ低1回換気量にし呼吸回数を減らすことで，肺の過膨張を避けるのがよいと考えられている。鎮静薬としてはベンゾジアゼピン類がよく，ミダゾラムはよく使われる。またプロポフォールも気管支を拡張するので使用することが多いが，低血圧に注意が必要である。鎮痛薬として麻薬は呼吸促迫を抑制するので，フェンタニルはよく使われる。しかし，モルヒネはヒスタミンを遊離し，低血圧や気管支収縮を起こすので使用すべきではない。今回の症例では非麻薬性鎮痛薬のブプレノルフィンを使ったが適切な鎮静・鎮痛管理ができた。また，コルチコステロイドと筋弛緩薬の併用や筋弛緩薬の長期投与は筋脱力や筋障害を起こすリスクがある[17)18]ため避けたほうがよい。

d. NPPV

喘息にNPPVを使うのは議論のあるところである。重症で血行動態が不安定，気道分泌物が多い場合は適応でない。軽度から中等度の呼吸困難があり，呼吸回数が25回/min以上で呼吸補助筋を使っているような患者，pH 7.25-7.35，PaCO_2 45-55 mmHgが適応である[13]。まず，PS 5-7 cmH$_2$O，PEEP 3-5 cmH$_2$Oから開始し，SpO_2 90％になるよう吸入酸素濃度FIO_2を決める。PSは15分ごとに2 cmH$_2$Oずつ上昇させ，呼吸回数が25回/min以下になるようにする[15]。ただし最大吸気圧は20 cmH$_2$Oを超えないようにする。胃に空気が吹き込まれると誤嚥の危険があるので注意が必要である。また，効果がないのにNPPVを長引かせ，気管挿管を遅らせないようにすることが大切である。

【文　献】

1) Liu MC, Hubbard WC, Proud D, et al. Immediate and late inflammatory responses to ragweed antigen challenge of the peripheral airways in allergic asthmatics. Cellular, mediator, and permeability changes. Am Rev Respir Dis 1991 ; 144 : 51-8.
2) Limb SL, Brown KC, Wood RA, et al. Irreversible lung function deficits in young adults with a history of child-

> **pit fall**
>
> **アスピリン喘息**
>
> 　アスピリンをはじめとする非ステロイド性抗炎症薬で誘発される喘息発作である。鼻茸や慢性副鼻腔炎を合併することが多く，成人で起こる。原因は非ステロイド性抗炎症薬がシクロオキシゲナーゼ-1活性を阻害するため，アラキドン酸からのプロスタグランジン産生が抑制され気管支拡張性のプロスタグランジンE_1およびE_2が減少し気管支が収縮する。一方，非ステロイド性抗炎症薬はリポキシゲナーゼを阻害しないため，システイニルロイコトリエンが産生されやすくなり気管支収縮が起こる[19]。注意すべきは，治療薬の静注用ステロイドの急速静注により喘息発作が悪化することがある[20]。特に，コハク酸エステル型構造（ハイドロコルチゾン，メチルプレドニゾロン，プレドニゾロン）に非常に過敏であり，それらの静注は禁忌である。成人の気管支喘息には詳しく問診を行い，素早くアスピリン喘息かどうかを診断する必要がある。アスピリン喘息の場合は，ステロイドはリン酸エステル型のデキサメタゾン，ベタメタゾンを投与する。アドレナリン0.1-0.3 mg筋注あるいは皮下注も効果的である。
>
> **β遮断薬**
>
> 　喘息患者にβ_1受容体選択性の高くないβ遮断薬を投与すると，重篤な気管支収縮が起こる可能性がある。

3) Rodriguez-Roisin R. Acute severe asthma : pathophysiology and pathobiology of gas exchange abnormalities. Eur Respir J 1997 ; 10 : 1359-71.

4) Rodrigo GJ, Rodrigo C, Hall JB. Acute asthma in adults : A review. Chest 2004 ; 125 : 1081-102.

5) Sur S, Crotty TB, Kephart GM, et al. Sudde-onset fatal asthma. A distinct entity with few eosinophils and relatively more neutrophils in the airway submucosa? Am Rev Respir Dis 1993 ; 148 : 713-9.

6) Turner MO, Noertjojo K, Vedal S, et al. Riskfactors for nearfatal asthma. A case-control study in hospitalized patients with asthma. Am J Respir Crit Care Med 1998 ; 157 : 1804-9.

7) McFadden ER Jr. Acute severe asthma. Am J Respir Crit Care Med 2003 ; 168 : 740-59.

8) Jardin F, Farcot JC, Boisante L, et al. Mechanism of paradoxic pulse in bronchial asthma. Circulation 1982 ; 66 : 887-94.

9) Johnson M. Molecular mechanisms of β_2-adrenergic receptor function, response, and regulation. J Allergy Clin Immunol 2006 ; 117 : 18-24.

10) Brenner B, Corbridge T, Kazzi A. Intubation and mechanical ventilation of the asthmatic patient in respiratory failure. J Allergy Clin Immunol 2009 ; 124 ; S19-S28.

11) Eames WO, Rooke GA, Wu RS, et al. Comparison of the effects of etomidate, propofol, and thiopental on respiratory resistance after tracheal intubation. Anesthesiology 1996 ; 84 : 1307-11.

12) Hodder R, Lougheed MD, FitzGerald JM, et al. Management of acute asthma in adults in the emergency department : assisted ventilation. CMAJ 2010 ; 182 : 265-72.

13) Medoff BD. Invasive and noninvasive ventilation inpatients with asthma. Respir Care 2008 ; 53 : 740-8.

14) Stather DR, Stewart TE. Clinical review : Mechanical ventilation in severe asthma. Crit Care 2005 ; 9 : 581-7.

15) Oddo M, Feihl F, Schaller MD, et al. Management of mechanical ventilation in acute severe asthma : practical aspects. Intensive Care Med 2006 ; 32 : 501-10.

16) Tuxen DV. Detrimental effects of positive end-expiratory pressure during controlled mechanical ventilation of patients with severe airflow obstruction. Am Rev Respir Dis 1989 ; 140 : 5-9.

17) Leatherman JW, Fluegel WL, David WS, et al. Muscle weakness in mechanically ventilated patients with severe asthma. Am J Respir Crit Care Med 1996 ; 153 : 1686-90.

18) Behbehani NA, Al-Mane F, D'yachkova Y, et al. Myopathy following mechanical ventilation for acute sever asthma : the role of muscle relaxants and corticoster-

oids. Chest 1999 ; 115 : 1627-31.
19) Chang JE, White A, Simon RA, et al. Aspirin-exacerbated respiratory disease : Burden of disease. Allergy Asthma Proc 2012 ; 33 : 117-21.
20) Moebus RG, Han JK. Immunomodulatory treatments for aspirin exacerbation respiratory disease. Am J Rhinol Allergy 2012 ; 26 : 134-40.

（三高　千惠子）

3. 神経筋疾患，術後換気不全

A 症例：国立病院機構八雲病院（神経筋疾患）

1 症例：先天性ミオパチー

〈症例〉14歳，男性。身長（アームスパン）167 cm，体重23.5 kg。

〈合併症〉chronic alveolar hypoventilation, Brugada症候群，肥大型心筋症。

〈呼吸器合併症の既往〉

13歳時に上気道炎から排痰喀出困難のため近医で気管挿管および抜管。

〈検査所見〉

肺活量（vital capacity：VC）は660 mL。覚醒時の酸素飽和度96％，呼気終末二酸化炭素（Et$_{CO_2}$）52 mmHgとやや高二酸化炭素血症を認める。救急蘇生バッグによる最大強制深吸気量（maximum insufflation capacity：MIC）1,350 mL。舌咽頭呼吸（glossopharyngeal breathing：GPB）指導している。

咳のピークフロー（cough peak flow：CPF）45 L/min，救急蘇生用バッグによる吸気介助後のCPFは，55 L/min，吸気と呼気の両方の介助時咳のCPFは，100 L/min。普段の排痰に必要な160 L/min以上に達していない（健常成人基準は360 L/min以上）。このため，機械による咳介助（Mechanical in exsufflation：MI-E）の機器であるカフアシスト®（cough assist®, Philips Respironics社，オランダ）の条件を設定した。オートマチックモードで，In 1.0（深呼吸目的では1.5），Ex 1.0，Pause 0，陽圧+40 cmH$_2$O，陰圧−40 cmH$_2$O，Flowは大とした。1ブレス単位（陽圧+陰圧）を痰が出るまでか，5ブレスまで可能（5サイクル以上続けて行うと過換気の心配がある。5ブレスごとに一時休止をはさんで，何度でも使用することができる）。排痰困難時に適宜使用としている。

NPPV条件は，人工呼吸器LTV-950®（パシフィックメディコ，米国），コントロールモード，従圧式，換気回数18，吸気圧18，吸気時間1.4，吸気圧上限アラーム30，NIPPV ON。加湿器を加温1-2で使用。酸素付加は不要。睡眠時と疲労時に使用。上気道炎時はなるべく終日使用。インターフェイスは，オプス®（opus, Fisher&Paykel）Sサイズ，ストレートアダプタータイプ，呼気孔を塞いで使用（ホットボンドかビニールテープにて）。褥瘡発生時は，コンフォートジェルS（呼気孔を塞いで使用）に変更可能。

NPPV条件調整後の夜間睡眠時の呼吸モニターを，TOSCA®（ラジオメーター社，デンマーク）を使用し，経皮的酸度飽和度および二酸化炭素分圧測定を行った。SpO_2 mean 94.9％，min 82％，90％以下の時間／全睡眠時間3.7％。経皮二酸化炭素分圧（Tc$_{CO_2}$）のmean 50.13 mmHg，max 62 mmHgで，ややCO$_2$高値を認める。脈は，mean 74.30と安定。今後，必要時のNPPV条件調整を行うこととする。

HANP18.2 pg/mL（43.0以下正常），BNP 11.6 pg/mL（18.4以下正常）と正常内。少なくとも呼吸不全により二次性に明らかな心負荷がかかっていることはないと考えられた。

〈飛行機内でのNPPV〉

15歳時（2010年），米国移住に際し，理学療法士と医師が同行した。国際線機内で食事をきっかけにSpO_2低下（80％台）を認め，NPPV使用により徐々に改善した（図1）。乗り継ぎ

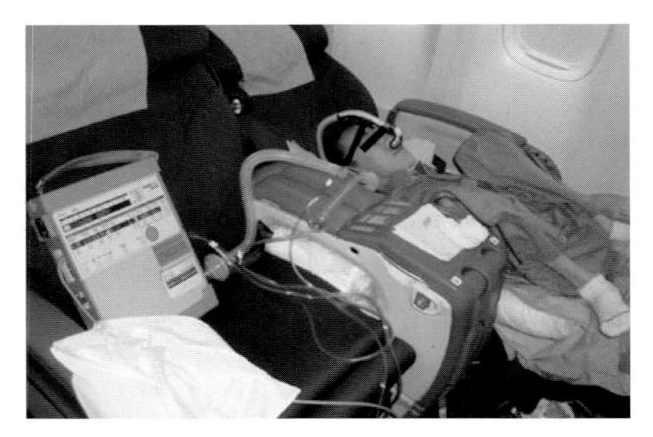

図1 飛行機内での鼻プラグによるNPPV

の国内線機内でも，SpO₂低下の有無に関係なくNPPVを使用した。カンザス州で在宅人工呼吸を始めるには，睡眠時のNPPVであっても，自宅から車で3時間の大学病院PICUに入院してから，筋ジス協会が認定する医師の処方を要する。

当時のカフアシスト®は，内部バッテリーや外部バッテリーがなく，飛行機内での電源確保によっても容量が大きいため，使用不可能であった。このため，飛行機内での排痰困難時は気管挿管を行う準備をしていた。

〈RSウィルス感染〉

家から大学病院まで250 kmあり，それ以外は，一般のクリニックしかない。RSウィルスによる急性気管支炎で入院したとき，ヘリコプターで，大学病院PICUからさらに専門病院まで搬送された。RSウィルス感染に伴う呼吸不全急性増悪に対し，NIV条件で，PEEPを普段の0から3まで増加した。それに伴い，気道内圧上限も2-3増加したが，不快感が増え不眠となるため，なるべく早くもとの気道内圧まで下げるようにした。また，痰の量が増え，粘稠度が増し，カフアシスト®の使用頻度が増えた。しかし，呼吸療法士（respiratory therapist：RT）が1日4回定時にカフアシスト®を実施しに来るのを待つ間，痰が溜まって，待つのが苦しいことがあった。医師にもう少し頻度を増やせないか尋ねると，「RTの数が足りなく，頻回にカフアシスト®を実施できなくて申し訳ない」ということであった。母親が病室に設置さ

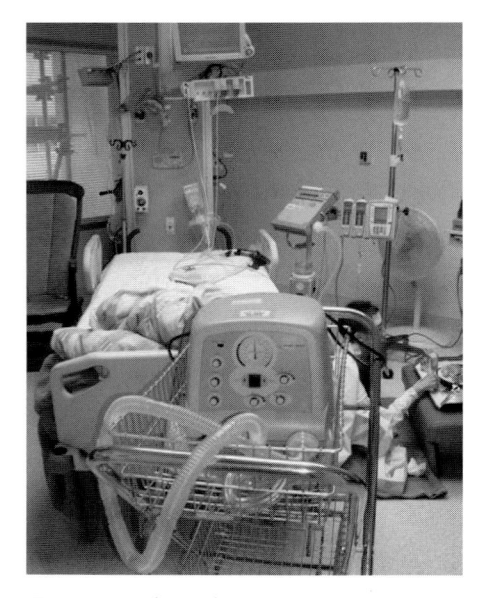

図2 カンザス大学PICUにカフアシスト®

れているカフアシスト®（図2）を操作することや，家から自身のカフアシスト®を持ち込んで母親が操作することを希望したが，ここでは許可されなかった（日本の病院では親がカフアシスト®を持ち込んで使用することを容認されていた。また，ニュージャージー医科歯科大学のPICUでは，退院・在宅指導を兼ねて親にカフアシスト®を指導している）。食事は，NPPV除去時の短時間に経口で摂った。経腸栄養剤を経口で飲用もした。

その後，軽快してからは，徐々にNPPV除去時間を覚醒時に増やして，睡眠時のみに戻した。

本人が「PEEPがかかっていると息がはきにくくて苦しい。胸が痛い」といい，PEEPを解除した。痰の量も普段どおりになり，カフアシストを適宜使用に戻した。在宅睡眠時NPPVを再開した。現在は，日本に戻って，高校に通学している。

2 概　要

1) 神経筋疾患の呼吸ケアの国際ガイドライン

最近，デュシェンヌ型筋ジストロフィー（duchenne muscular dystrophy：DMD）のケアについて，米国疾病管理予防センター（CDC）が作成を促したガイドラインが公開された（http://www.treat-nmd.eu/）[1]。呼吸については，2004年の「DMDの呼吸ケア」のコンセンサス[2]と，2007年の「DMDの麻酔・鎮静における呼吸管理およびその他関連する管理」のコンセンサス[3]に準じている。

同様の呼吸ケアの推奨は，脊髄性筋萎縮症（spinal muscular atrophy：SMA）[4]，福山型を含めた先天性筋ジストロフィー[5]，先天性ミオパチー[6]のケアの国際ガイドラインにも示された。英国呼吸器学会からは，これらの筋力低下を呈する小児の呼吸ケアガイドラインが総称的に提唱された[7]。筋萎縮性側索硬化症（amyotrophic lateral sclerosis：ALS）でも，英国と米国から，専門的なNPPVやMI-Eの活用によるQOLと延命が推奨され，そのコスト効果が示唆された[8]。

また，これまで気管切開人工呼吸をしなければ延命できないと考えられてきた神経筋疾患のうち，代表的なDMD，SMA I型，ALS約2,000例において，終日NPPVで長期に生存できることが報告され，神経筋疾患の終日NPPVのコンセンサスとして公表されている[9]。

2) 呼吸の異常と臨床症状

神経筋疾患では，原疾患の進行や加齢に伴い，呼吸筋が弱くなったり，呼吸中枢，喉咽頭機能の異常により，自力換気や咳が不十分になる。これを慢性肺胞低換気（chronic alveolar hypoventilation）という。風邪や誤嚥から肺炎や無気肺になりやすく，痰づまりや食物による窒息の危険がある。睡眠呼吸障害，胸腹部の呼吸パターンの異常，微小無気肺を高率に呈する。深呼吸やあくびも弱くなるので，肺や胸郭の発達障害や変形拘縮をまねく。運動機能障害により運動負荷が少なくなるため，心肺耐容能が低下している。

しかし，神経筋疾患患者は，運動機能障害のため，運動負荷による息苦しさや顔色不良などの症状を呈する機会が少ない。また，呼吸筋が著しく低下すると，呼吸数の変化や補助呼吸を認めずに，突然チアノーゼになる。こうして，急性呼吸不全や術後に気管挿管の抜管困難や，人工呼吸器の離脱困難に陥る。

3) 呼吸ケアのスタンダード

a. DMD呼吸ケアのコンセンサス

呼吸機能検査として，VC，CPF，Sp_{O_2}，覚醒時と睡眠時のTc_{CO_2}またはEt_{CO_2}または動脈血ガス分析，VC低下例では最大強制吸気量（maximum insufflation capacity：MIC）を測定する[1][7]。

呼吸ケアの主な流れは，①気道クリアランス，②睡眠時のNPPV，③終日NPPV，④気管切開人工呼吸（NPPV拒否例に限り考慮）である[2]。DMDでは，気管切開を回避できるとしている[10]。DMDの健康関連QOLは，電動車椅子とNPPVを活用することにより，維持できる[11]。

b. DMDの麻酔や鎮静におけるコンセンサス

2007年，米国胸部医師学会（ACCP）から「麻酔や鎮静におけるDMD呼吸ケアのコンセンサスステートメント」が示された[3]。DMD患者に対する鎮静または麻酔に関連するリスクに

表1　神経筋疾患の急性呼吸不全増悪に対する呼吸マネジメント

① ガス交換の正常化
　・無気肺の軽減と気道クリアランスの最適化による
② 酸素投与（換気補助なしの）は，ファーストチョイスの治療ではない
　・SpO_2を改善しても，換気を改善したり，本来の原因を治療できない
③ 最初の治療は，気道分泌物の移動と徒手かMI-Eの機器による気道クリアランス
　・家では4時間ごと
　・病院では2時間ごと（重症度やX線所見で加減）
　・SpO_2＜94％なら，必ずMI-Eの機器を使用
　・MI-Eの機器は，気道吸引や気道ファイバーより好まれる
④ 次の治療は，NPPV開始か，NPPV時間の延長

（Schroth M. Special considerations in the respiratory management of spinal muscular atrophy. Pediatrics 2009；123：S245-9より引用）

は，吸入麻酔薬や特定の筋弛緩薬に対する致死的反応，上気道閉塞，低換気，無気肺，うっ血性心不全，不整脈，呼吸不全，人工呼吸器からの離脱困難などがある。

c. 脊髄性筋萎縮症のスタンダード・ケア

SMA I 型の死亡の危険率を低下させる因子は，1日16時間以上の人工呼吸（NPPVか気管切開人工呼吸），MI-E，経管栄養であった[12]。

SMAの急性呼吸不全増悪時の対応は，第一は気道クリアランスである（表1）[13]。

SMA I 型に対する気管切開人工呼吸の適応については，議論が絶えない[13]。NPPVでは気道確保が不安定になる例や環境では，気管切開は生命維持の有効な手段となる。しかし，NPPVに比べて，人工呼吸から離脱できる時間がなくなり，発声や会話ができなくなる[14)15)]。

4）抜管困難患者の抜管の可能性

抜管困難と思われた神経筋疾患患者の抜管を可能にした報告がなされた[16)17)]。一つの報告では，PICUで抜管困難になった患者はほぼ全例神経筋疾患か中枢神経疾患で，低酸素性脳症を来していた例を除いては，NPPVを用いて抜管が可能であった[16]。

もう一つの報告では，157人の抜管困難とされた患者（平均37±21歳）のうち，155人の抜管に成功した。135人は神経筋疾患（DMDな

表2　神経筋疾患の抜管基準：抜管を試みる時期

・酸素付加なし（ルームエア）の換気補助で酸素飽和度が96％以上
・胸部X線で，無気肺や浸潤影なし
・気道分泌物の減少
・呼吸抑制のある薬物をほとんど使っていない
・NPPVへ移行できる条件になっている

（Schroth M. Special considerations in the respiratory management of spinal muscular atrophy. Pediatrics 2009；123：S245-9より引用）

ど筋ジストロフィー，ALS，SMA，重症筋無力症，ミオパチー，ポストポリオ症候群，脊髄損傷，など）の肺炎や術後であった[17]。成功しなかった2例は，咳の最大流量（CPF）が測定不能で，気管切開に移行した。成功例は，口をカバーするインターフェイスを介したNPPV（従量式）と，MAC（カフアシスト使用）を用いて，SpO_2を95％以上に維持し，抜管できた。

抜管を試みる時期も，NPPVとMI-Eを活用できることで変わってくる（表2）[13]。ただし，抜管する前の気管挿管中に，人工呼吸器離脱（ウィーニング）目的にプレッシャーサポート（pressure support：PS）やCPAPにしない[13]。これらの条件は，SMAにとっては，無気肺や疲労をまねく[13]。そして，PSやCPAPで耐えられなければ，人工呼吸器離脱困難，すなわち抜管困難と判断される[13]。しかし，人工呼吸器を離脱しなくても，NPPVに移行して抜管でき

pit fall

フェイスマスクを介した機械による咳介助（カフアシスト®）の効果がうまく出ない場合

　フェイスマスクを使用したカフアシスト®（図3）では，口や声帯を閉じたり，胸郭を硬くしていると肺に空気が出入りしにくい。そこで，リラックスして，口や喉を開けられる工夫をする。また，呼吸や泣くタイミングに合わせて器械の吸気呼気操作をマニュアルで行うなどすることがある。

　2012年秋から欧米で使用されているカフアシスト®の更新機種は，吸気トリガー機能が付いていたり，バイブレーション機能が付加されているため，さらなる効果を上げられるように研究が行われることが期待される。気管挿管や気管切開を介してのカフアシスト®使用は，本人の抵抗でエアの出入りが妨げられることがないため，誰でも効果的に使用できる。

　本邦では小児の正常値が示されていないが，イタリアでのデータが参考になる[19]。カフアシスト®の適応を考えるうえで役に立つかもしれない。

延命に伴う神経筋疾患の専門医療ケアシステムの新たな問題

　クリーブランドの大学病院の，小児筋ジストロフィー協会によるクリニックでは，DMDの延命が図られている中で，これまでほとんど予想できなかった医学的，社会的，倫理的問題に直面している[20]。例えば，まれで未知の医学的合併症や，経験したことがない疾患の重症度に悩まされる。ロンドンでもMI-Eの機器が用意されている病院は少ないので，在宅患者家族はMI-Eの機器を携帯して病院を受診する必要があるとされている[21]。

　一方，DMDの延命に伴い，本人の発達障害，うつ，執着などの心理精神的問題も明らかになってきた[22]。母親が，自身の保因者としての心筋症や不整脈などに関する健康管理へのアドヒアランスが低いことも指摘されている[23]。クリティカルな治療方針を決定するうえで，本人も母親も医療への理解度が不十分である可能性があり，判断が困難になる場合がある。

　米国で高額の保険に入っている家族でも，呼吸ケアを初めとする緩和ケアはQOLに効果的であるとされながら，十分な緩和ケアを受けられていない[24]。その原因は医療システム自体にあるとされている[24]。本邦では，1960年代から長期にわたり，国の筋萎縮症病棟でDMDやSMAなど小児期発症の神経筋疾患を入院で多く診てきた経緯があり，在宅に適した専門医療ケアの構築には一層の努力を要する[25]。

　欧米の動向を踏まえて，本邦でも，神経筋疾患における急性期から慢性期までの呼吸ケアシステムを充実させていくことが求められる。

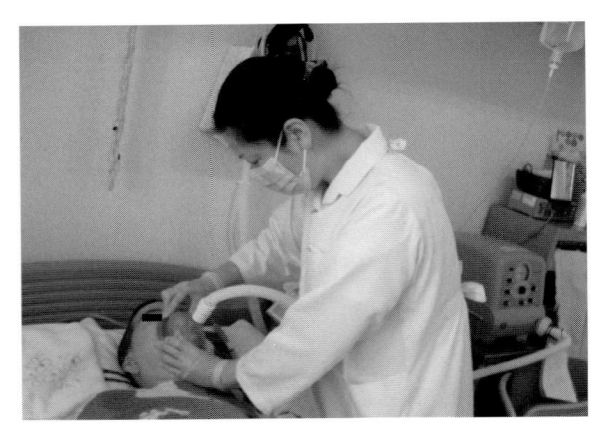

図3 カフアシスト®のフェイスマスクを介しての使用

る[13)18)]。それから，徐々に睡眠時のNPPVに移行したり，完全にNPPVを中止することもある。

【文献】

1) Bushby K, Finkel R, Birnkrant DJ, et al. For the DMD Care Considerations Working Group. Diagnosis and management of Duchenne muscular dystrophy, part 2 : implementation of multidisciplinary care. Lancet Neurol 2010 ; 9 : 177-89.
2) Finder JD, Birnkrant D, Carl J, et al. American Thoracic Society Board of Directors. Respiratory care of the patient with Duchenne muscular dystrophy. ATS Consensus Statement. Am J Respir Crit Care Med 2004 ; 170 : 456-65.
3) Birnkrant DJ, Panitch HB, Benditt JO, et al. American College of Chest Physicians consensus statement on the respiratory and related management of patients with duchenne muscular dystrophy undergoing anesthesia or sedation. Chest 2007 ; 132 : 1977-86.
4) Wang CH, Finkel RS, Bertini ES, et al. Consensus Statement for Standard of Care in spinal muscular atrophy. J Child Neurol 2007 ; 22 : 1027-49.
5) Wang CH, Bonnemann CG, Rutkowski A, et al. Consensus statement on standard of care for congenital muscular dystrophies. J Child Neurol 2010 ; 25 : 1559-81.
6) Wang CH, Dowling JJ, North K, et al. Consensus statement on standard of care for congenital myopathies. J Child Neurol 2012 ; 27 : 363-82.
7) Hull J, Aniapravan R, Chan E, et al. British Thoracic Society guidelines for respiratory management of children with neuromuscular weakness. Thorax 2012 ; 67 : i1-i40.
8) Rafiq MK, Proctor AR, McDermott CJ, et al. Respiratory management of motor neuron disease : a review of current practice and new developments. Pract Neurol 2012 ; 12 : 166-76.
9) Bach JR, Gonçalves MR, Hon AJ, et al. Changing trends in the management of end-stage neuromuscular respiratory muscle failure : recommendations of an international consensus. Am J Phys Med Rehabil 2013 ; 92 ; 267-77.
10) Ishikawa Y, Miura T, Ishikawa Y, et al. Duchenne muscular dystrophy : Survival by cardio-respiratory interventions. Neuromuscul Disord 2011 ; 21 : 47-51.
11) Kohler M, Clarenbach CF, Böni L, et al. Quality of life, physical disability, and respiratory impairment in Duchenne muscular dystrophy. Am J Respir Crit Care Med 2005 ; 172 : 1032-6.
12) Oskoui M, Levy G, Garland CJ, et al. The changing natural history of spinal muscular atrophy type 1. Neurology 2007 ; 69 : 1931-6.
13) Schroth M. Special considerations in the respiratory management of spinal muscular atrophy. Pediatrics 2009 ; 123 : S245-9.
14) Bach JR, Niranjan V, Weaver B. Spinal muscular atrophy type 1 : A noninvasive respiratory management approach. Chest 2000 ; 117 : 1100-5.
15) Bach JR, Baird JS, Plosky D, et al. Spinal muscular atrophy type 1 : Management and outcomes. Pediatr pulmonol 2002 ; 34 : 16-22.
16) Pope JF, Birnkrant DJ. Noninvasive ventilation to facilitate extubation in a pediatric intensive care unit. J Intensive Care Med 2000 ; 15 : 99-103.
17) Bach JR, Gonçalves MR, Hamdani I, et al. Extubation of patients with neuromuscular weakness : A new management paradigm. Chest 2010 ; 137 : 1033-9.
18) 石川悠加，石川幸辰，岡部 稔ほか．脊髄性筋萎縮症（中間型）に対する夜間の鼻マスクによる間歇性陽圧人工呼吸の試み．日児誌1993；97：134-8.
19) Bianchi C, Baiardi P. Cough peak flows : standard values for children and adolescents. Am J Phys Med Rehabil 2008 ; 87 : 461-7.
20) Birnkrant DJ. New challenges in the management of

prolonged survivors of pediatric neuromuscular diseases : A pulmonologist's perspective. Pediatric Pulmonol 2006 ; 41 : 1113-7.
21) Chatwin M, Bush A, Simonds AK. Outcome of goal-directed non-invasive ventilation and mechanical insufflation/exsufflation in spinal muscular atrophy type 1. Arch Dis Child 2011 ; 96 : 426-32.
22) Hendriksen JGM, Vles JSH. Neuropsychiatric disorders in male with Duchenne muscular dystrophy : Frequency rate of attention-deficit hyperactivity disorder (ADHD), Autism spectrum disorder, and obsessive-compulsive disorder. J Child Neurol 2008 ; 23 : 477-81.
23) Bobo JK, Kenneson A, Kolor K, et al. Adherence to American Academy of Pediatrics Recommendations for Cardiac Care among female carriers of Duchenne and Becker muscular dystrophy. Pediatrics 2009 ; 123 : e471-5.
24) Arias R, Andrews J, Pandya S, et al. Palliative care services in families of males with Duchenne muscular dystrophy. Muscle Nerve 2011 ; 44 : 93-101.
25) Liu M, Mineo K, Hanayama K, et al. Practical problems and management of seating through the clinical stages of Duchenne's muscular dystrophy. Arch Phys Med Rehabil 2003 ; 84 : 818-24.

〈石川　悠加〉

B 症例：札幌医科大学附属病院（術後換気不全）

はじめに

手術侵襲を契機に生じる換気不全は，呼吸器設定だけで改善するものとは限らない。呼吸のみならず，循環動態から術後鎮痛に至るまで，総合力が試される。本稿では，実際の症例を呈示して，換気不全の原因，経過予測，対処に関わる知識についてまとめた。

1 概要

術後換気不全は，①基礎疾患，②手術操作・合併症，③術中術後管理，が原因で生じる。全身麻酔症例の1.3％で重症呼吸器合併症が生じており[1]，術後48時間以上の人工呼吸を要する症例と，術後30日以内に予期しない気管挿管を必要とする症例を合計した術後呼吸不全症例は，3.1％である[2]。

術後の呼吸不全を予測する因子は，高齢（≧65歳），喫煙，咳テスト（自発的に咳をさせた際，連続して咳き込むかどうか）が陽性，周術期の経鼻胃管，手術時間（≧2.5時間），術式（脳，上部消化管，肝胆膵，大動脈），緊急手術，介護度，術前敗血症，ASA-PS（米国麻酔科学会身体分類）が独立因子として挙げられている[2)~6)]。一方，術前の喫煙やCOPDは，術後呼吸器合併症発生と明らかな関連はないという報告もある[3]。

①基礎疾患を背景とした換気不全は，気道分泌物増加，肺炎の合併，肥満や腹部病変による胸郭コンプライアンス低下，閉塞性および拘束性肺疾患の増悪，重症筋無力症をはじめとする神経筋疾患，睡眠時無呼吸症候群が原因として挙げられる。小児例では，気道の先天奇形や組織の脆弱性が原因で換気不全に陥りやすい。

②手術操作・合併症は，心臓手術を含めた胸部手術での報告が多く，頸部，腹部，中枢神経の手術，緊急手術も換気不全のリスクとなりうる。具体的には横隔神経損傷・麻痺，気胸の合併，上気道閉塞，中枢性換気不全が挙げられる。

③術中・術後管理による換気不全は，麻薬・筋弛緩薬過剰，不適切な鎮痛，過剰輸液，再膨張性肺水腫，陰圧性肺水腫（negative pressure pulmonary edema：NPPE）が考えられる。NPPEの場合は，上気道浮腫とDVT対策，CPAPやBIPAPなどにより回避できる[7]。

また，全身麻酔後症例の約90％に無気肺が生じているといわれ，その原因は高濃度酸素吸入，機能的残気量減少，麻酔中の最大気道流速低下や肺の機械的圧迫であるとされている[7]。術中のPEEP，リクルートメント手技（recruitment maneuver）で無気肺の程度が軽減しうる[7]。

筋弛緩下の全身麻酔後では，術中の呼吸器パラメータと，術後自発呼吸下の呼吸メカニクスと換気能を比較，評価する。換気血流不均等や低酸素性肺血管収縮（hypoxic pulmonary vasoconstriction：HPV）は，麻酔薬の中断や自発呼吸出現により改善し，呼吸状態は術中よりよい条件となることが多い。

術後鎮痛も呼吸器合併症の発生減少に寄与することが指摘されており，腹部手術および心大血管手術には硬膜外麻酔の有用性が報告されている[5)8)]。また，patient control analgesia（PCA）が，より呼吸抑制を減少させるとの報告もある[9]。

表1には，薬力学的障害，機械的障害，身体的・循環的障害の3つの側面から，術後呼吸不全の鑑別診断を示す[7]。

以上を含め，術後呼吸管理を行うにあたって必要な情報をまとめると，

①年齢
②生活歴（ADL，喫煙歴，咳の状態）
③術前検査所見（ASA-PS分類，Hugh-Jones分類，NYHA分類，スパイログラム，動脈血ガス分析値，心エコー）
④気道確保時・抜管時の上気道異常

表1　術後呼吸不全の鑑別診断

薬力学的障害	残存麻酔薬
	残存麻薬
	残存筋弛緩薬
	予期しない薬物反応
	薬物反応性障害
機械的障害	呼吸抵抗増加
	コンプライアンス低下
	骨格筋/神経筋異常
	疼痛
	呼吸筋疲労
身体的・循環的障害	換気血流不均等
	外傷/神経損傷
	アシドーシス，電解質異常
	中枢神経/心血管異常
	無気肺

表2　緊急性を要する低酸素血症を伴う換気不全で疑うべき状況

D	**D**islocation（気管挿管チューブ位置異常）
O	**O**bstruction（気管挿管チューブ閉塞）
P	**P**nuemothorax（気胸）
E	**E**quipment failure （人工呼吸器などの機器トラブル）

⑤術中の呼吸メカニクス（換気モード，気道内圧および換気量，カプノグラム波形）
⑥術式（手術時間）
⑦術中水分バランス・薬物投与量
⑧術後鎮痛法

などで，より多くの情報を得ることで，症例ごとに呼吸管理上の目標が立てやすく，処置が必要な変化にも素早く対処することが可能となる。

原因によっては人工呼吸期間が長期に及ぶ場合がある。そのような場合は，速やかに，経口挿管から気管切開による人工呼吸への移行と呼吸リハビリを考慮し，ADL拡大に努め，術後回復期を逸することのないよう配慮する。

高二酸化炭素血症のみで緊急性を要することは多くないが，進行性の低酸素血症を伴う場合は，ただちに処置と原因検索が必要となる。人工呼吸管理中にこのようなイベントに遭遇したらDOPEを疑う（表2）。

2　術後低酸素血症に対する対処

術後早期の低酸素血症は非常に一般的であり，低酸素血症が明らかな場合は，無気肺形成の可能性が高い。そのため，虚血性心疾患や肺高血圧症などの低酸素血症による合併症のリスクが高い症例を除いて，術後酸素療法はルーチンに行うべきではなく，SpO_2の目標を92％以上とするのも一つの方法である[5]。

術後後期の低酸素血症は難治性の無気肺，呼吸器感染症，呼吸不全へ増悪する可能性がある。そのような症例では，早期のNPPV導入が有効な場合がある。術後呼吸器合併症が疑われたら，動脈血ガス分析，喀痰培養，胸部X線，心電図は最低限検査する必要がある[5]。術後のNPPVが有用であるというエビデンスは集積しつつあるが，十分とはいえない。有効と考えられる症例の条件は，協力性，気道確保性（開通と分泌物が少ないこと）に問題がなく，病態の急激な悪化がないことである[10)11)]。

3　症例1：基礎疾患による術後換気不全——慢性肺疾患——

〈症例〉73歳，女性。身長151.4 cm，体重37.6 kg。肝細胞癌の左胸壁再発に対する再発腫瘍切除術後症例。

〈既往歴〉胸郭形成術の既往があり，53年前に左肺が摘出されていた（図1）。

〈検査所見〉術前の呼吸生理機能検査では，％肺活量（%VC）52.8 %，1秒率（FEV 1.0 %）72.4%，1秒量（FEV 1.0）0.76 Lであった。在宅酸素療法はされておらず，術前の動脈ガス分析は未施行であった。また，軽度腎障害が指摘されており，血液検査上は尿素窒素50 mg/dL，

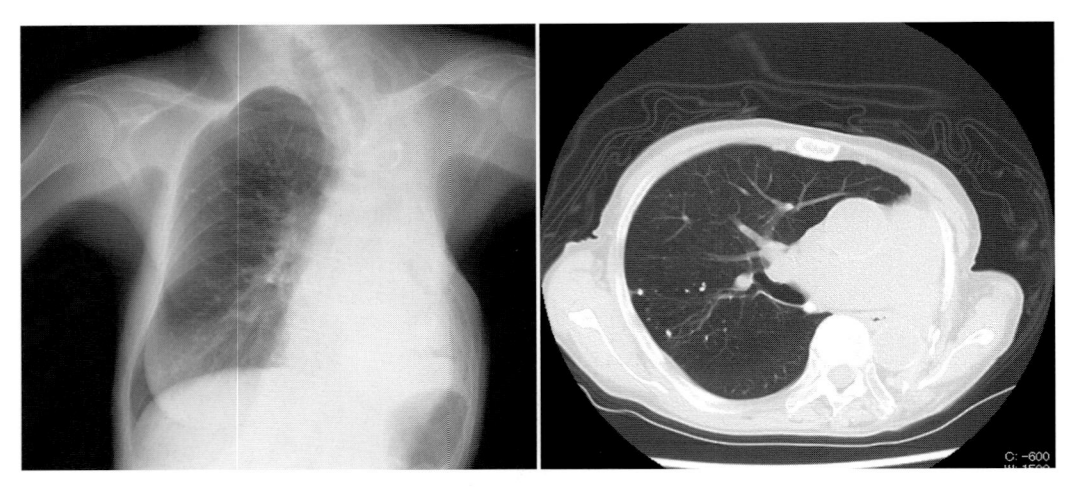

図1　症例1（片側胸郭形成後症例）：術前胸部X線像，CT像

クレアチニン1.3 mg/dLであった。
〈麻酔経過〉麻酔は気管挿管，吸入麻酔薬による全身麻酔で，硬膜外麻酔は併用されなかった。手術中は筋弛緩下に強制換気となり，1回換気量は約200 mL，Pa_{CO_2}は47-55 mmHgであった。手術時間1時間30分，出血量30 mL，術中の水分出納は+620 mLであった。麻酔管理上，投与された麻薬は，フェンタニル50 μgとレミフェンタニル1 mgで，筋弛緩薬に完全拮抗されたと判断された。自発呼吸下で動脈血Pa_{CO_2}は75 mmHgより低下せず，麻酔薬中止後約1.5時間の観察時間ののち，気管挿管のまま集中治療室へ入室した。

4 症例1：具体的な処置・管理法

1）呼吸管理上の問題点

重度拘束性肺疾患のため，呼吸予備能は低く，軽度の肺障害や無気肺形成でも呼吸不全となる可能性がある。また，高二酸化炭素かつ低酸素耐性による呼吸ドライブ異常，肺性心による肺高血圧症，慢性心不全を合併している可能性がある。同時に，軽度腎障害による腎障害悪化（worsening renal function：WRF）や，術後鎮痛薬に対する配慮も必要である。

2）術後経過

集中治療室入室後はPSVとし，吸入気酸素濃度（F_{IO_2}）35％，プレッシャーサポート圧10 cmH$_2$Oで人工呼吸を開始した。動脈血Pa_{O_2}は120 mmHgであったため，4時間をかけてF_{IO_2} 0.21まで徐々に低下させ，Pa_{O_2}の最低値は62 mmHgであった。人工呼吸開始2時間半後はPa_{CO_2} 49 mmHg，8時間後で抜管した。その時点でPa_{CO_2} 46 mmHgであった。呼吸回数は入室時から変動なく，25回/min程度であった。その後は呼吸苦もなく，一般病棟へ退室した（図2）。

この症例は，術後17日目に，高二酸化炭素血症で再度集中治療室へ再入室した（図2）。経鼻カニューレにて酸素1 L/minが投与され，呼吸回数は40回/min，強い呼吸苦を訴え，Pa_{CO_2} 74 mmHgであった。体重が術前より3.7 kg増加しており，WRFに伴う尿量減少と心不全，肺炎の合併を考慮し，カルペリチドの持続静注と抗菌薬投与を開始した。人工呼吸管理とはせず，ベンチュリーマスクにて28-35％酸素投与と，デクスメデトミジンの少量投与で経過観察を始めた。再入室からのPa_{CO_2}変化は24時間後70 mmHg，48時間後74 mmHg，72時間後59 mmHgであった。なお，48-72時間後では酸素投与を中止し，呼吸苦の自覚も改善した。

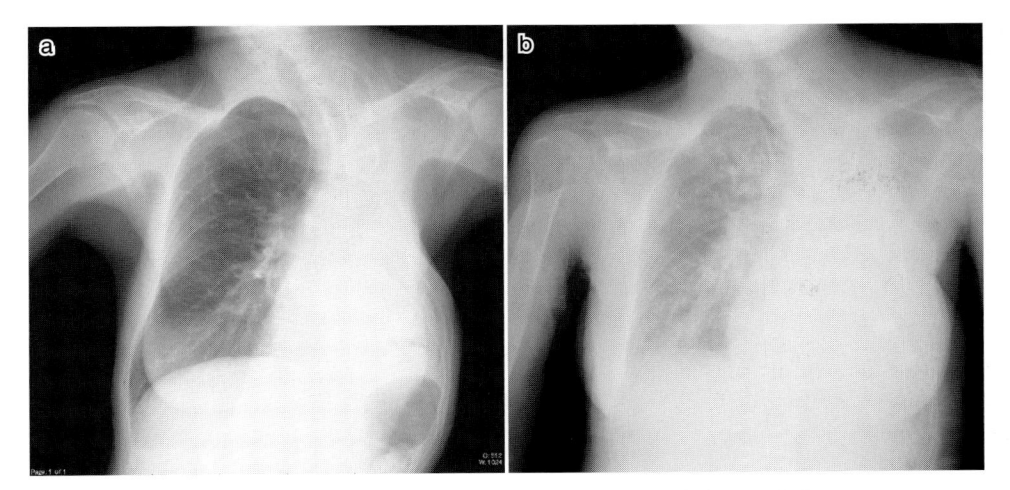

(a) 抜管後　　　　　　　　　　　　(b) 再入室時
図2　症例1：胸部X線像

> **pit fall**
>
> - 必要以上の高濃度酸素は，無気肺形成や呼吸ドライブ異常を惹起する可能性がある。さらに，呼吸抑制を来す薬物の投与を極力避け，速やかな呼吸器離脱を目標とする。抜管後も継続して，呼吸とともに循環動態に細心の注意を払う必要がある。
> - 呼吸ドライブは，迷走神経，舌咽神経のほか，大動脈および頸動脈に存在する化学受容器，圧受容器などからの入力が関与する。化学受容器のPa_{O_2}，Pa_{CO_2}，pHに関する情報は，いずれも呼吸ドライブに影響するが，Pa_{CO_2}は特に重要とされ，1 mmHgの差でも2-3 L/minの換気量変化を生じる。しかし，睡眠，年齢，遺伝的要素，慢性呼吸器疾患による順応などによりPa_{CO_2}感受性は低下する。この場合，Pa_{CO_2}が一定であれば，Pa_{O_2}が50 mmHgまで低下しても呼吸数は増加しない[7]。
> - 低酸素血症の改善を期待して漫然と酸素投与を継続すれば，無気肺の拡大により低酸素血症の改善が得られないだけでなく，呼吸数も増加しないという悪循環を生じるおそれがある。
> - 術前に動脈血ガス分析が行われている場合は，その測定値を目標とすればよいが，測定されていない場合は，Pa_{O_2} 60 mmHg程度を目安に，低酸素血症を容認する管理が必要となることもある。ただし，貧血は避けなければならず，虚血性心疾患，脳血管疾患，肺高血圧症，酸素受給バランスを反映する乳酸値や心電図に異常が認められれば，極端な低酸素血症は避けるべきである。
> - 慢性肺疾患症例での輸血開始基準は，Hbを特に高く保つ必要はなく，乳酸値，心電図のほか，循環にかかわるなんらかの異常があれば，Hb 10 g/dLを超えない範囲で赤血球濃厚液の輸血を考慮する。
> - 高二酸化炭素血症は，原因と状態を考慮して方針を決定する。呼吸筋疲労が疑われる場合（呼吸苦，頻呼吸，呼吸補助筋の使用，左心不全）は，人工呼吸管理が適当と考えられるが，気道，循環，意識状態が安定していればNPPVの適応も考慮される。呼吸中枢異常が疑われる場合も，酸素投与量を必要最低限としたうえで，気道，循

環，意識状態，動脈血ガス分析値をモニターしながら，自発呼吸管理と人工呼吸管理の可否を判断する．バイタルサインの異常や進行性のアシドーシスがあれば人工呼吸管理を検討する．

- 呼吸ドライブ異常を来す疾患は，COPDがよく知られているが，肥満と慢性肺胞低換気によって生じる肥満低換気症候群（obesity hypoventilation syndrome：OHS）でも同様の異常を示す．肥満患者では，高い呼吸仕事量が要求され，呼吸ドライブは強いとされている．しかしOHSでは高二酸化炭素血症，低酸素血症，いずれにおいても換気応答が減弱している．肥満で慢性肺胞低換気，かつ呼吸ドライブ増加がみられないという臨床症状からOHSを疑うが，現在，ヒトにおけるOHSの原因と治療法には確立されたものがない．そのため，血液ガス分析データや意識状態を安定化させることが目標となる．また，OHSでは，致死的な換気不全とそれに伴う合併症がみられない限り，気管切開は勧められていない[12]．

- 症例1は一側肺が摘出されており，肺性心と肺高血圧症および慢性心不全の管理も必要であった．慢性呼吸器疾患に伴う肺性心と肺高血圧症は，心筋病変の程度は軽度でも，容易に重症化する．この機序としては，低酸素血症に加えアシドーシスや容量負荷，体液貯留を伴うためと考えられている．1秒量が1L以下の拘束性肺疾患の場合，肺性心は40％の症例で生じている[13]．また，肺高血圧の増悪要因としては，HPV，肺過膨張，二次性多血症，輸液負荷や体液貯留が挙げられる．肺高血圧症を増悪させないための呼吸管理としては，右室負荷を示す所見（頸静脈怒張，肝腫大，下腿浮腫）に注意し，低酸素血症（PaO_2 60 mmHg以下），高二酸化炭素血症，アシドーシスをできるだけ避けるようにする[14]．また，体重変化を知ることも重要である．

- 呼吸器疾患に合併した肺高血圧症治療の基本は酸素療法であり，通常，薬物の全身投与は適応がない．増悪時に薬物投与が必要と考えられるのであれば，一酸化窒素（NO），COPDに対するエポプロステノール，特発性間質性肺炎や膠原病に対するシルデナフィルなどの投与例が報告されているが，血行動態のモニタリングと投与量増減に十分な時間をかける必要がある[15)16)]．

- そのほか症例1では，一側肺全摘後での体位ドレナージや換気血流不均等などの特殊性を考慮する必要があった．症例1は左肺全摘であり，胸郭形成側は肺自体が存在しないのでシャント形成を考慮する必要がなく，換気血流不均等は一側肺のみ生じる．健側を上にする体位は，胸郭コンプライアンスを低下させず，有効な体位ドレナージが期待される．肺全摘術後の後期合併症として，気管狭窄が挙げられる．縦隔の偏位により，胸椎，大動脈，肺動脈などで気管が圧排され，吸呼気時に狭窄音が聴取される．この場合は，低換気により高二酸化炭素血症を生じ，高PEEPまたは気管ステントにより換気は容易になる[17]．

- NPPVはCOPDだけでなく拘束性肺疾患にも有用性が示されており[18]，協力性，気道確保性が得られ，症状の急激な悪化がない術後患者に限っては適応されうる．ただし，1-2時間で効果が得られない場合は，気管挿管をためらわないことが重要である．

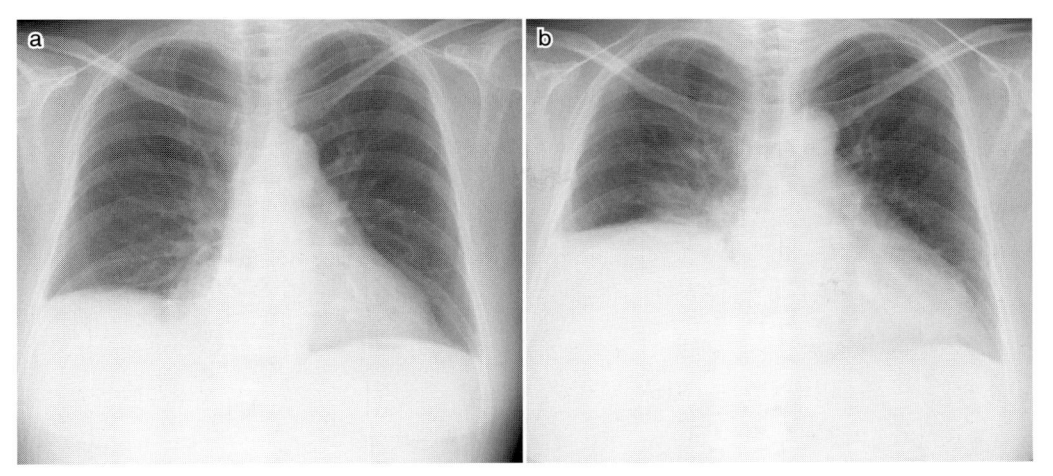

(a) 術前　　　　　　　　　　　　　　(b) 集中治療室入室時
図3　症例2（右横隔神経障害症例）：胸部X線像

5　症例2：手術操作・合併症による換気不全 ―横隔神経麻痺―

〈症例〉47歳，女性。身長153.8 cm，体重48.7 kg。食道憩室に対する胸腔鏡補助下食道憩室切除術後症例。

〈既往歴〉原疾患に合併して反復する誤嚥性肺炎，全身性エリテマトーデス（SLE）の既往があった。常用薬にはSLEに対するプレドニゾロン14 mgが含まれていた。

〈検査所見〉術前の呼吸生理機能検査では，%VC 68%，FEV 1.0% 74%であった。術前の動脈血ガス分析は未施行であった（図3）。

術前にステロイドカバーとしてプレドニゾロン30 mgが投与された。

〈麻酔経過〉麻酔は気管挿管，吸入麻酔薬による全身麻酔と，硬膜外麻酔が併用された。術中体位は腹臥位で，手術時間約7時間30分，出血量50 mL，術中の水分出納は＋2,270 mLであった。術中のPaO_2/FIO_2比は250-300で推移していた。長時間手術と酸素化異常のため，気管挿管のまま集中治療室へ入室した。

6　症例2：具体的な処置・管理法

1）呼吸管理上の問題点

繰り返す誤嚥による肺障害と多量の喀痰，SLEに関連した間質性肺炎・肺胞出血といった呼吸器合併症の急性増悪，可能性は低いものの，胸腔手術操作による横隔神経障害やステロイドミオパチーによる呼吸筋障害も考慮すべき病態である。

2）術後経過

集中治療室入室時はFIO_2 0.5で人工呼吸を開始した（図3）。この時点では自発呼吸がなく，呼吸器モードをSIMVとし，調節呼吸回数12回，プレッシャーコントロール圧12 cmH₂O，プレッシャーサポート圧10 cmH₂O，PEEP 5 cmH₂Oに設定した。この時点でのPaO_2は120 mmHgであったが，自発呼吸の出現とともに酸素化は改善し，入室から約11時間後に抜管した。

直後の動脈血ガス分析では，フェイスマスクで5 L/minの酸素投与下でPaO_2 84 mmHgを維持していたが，呼吸回数は30回/minより低下しなかった。その際，胸部X線撮影し，右横隔膜挙上を認めた。当初は右肺下葉の無気肺形

(a) 腹臥位療法前

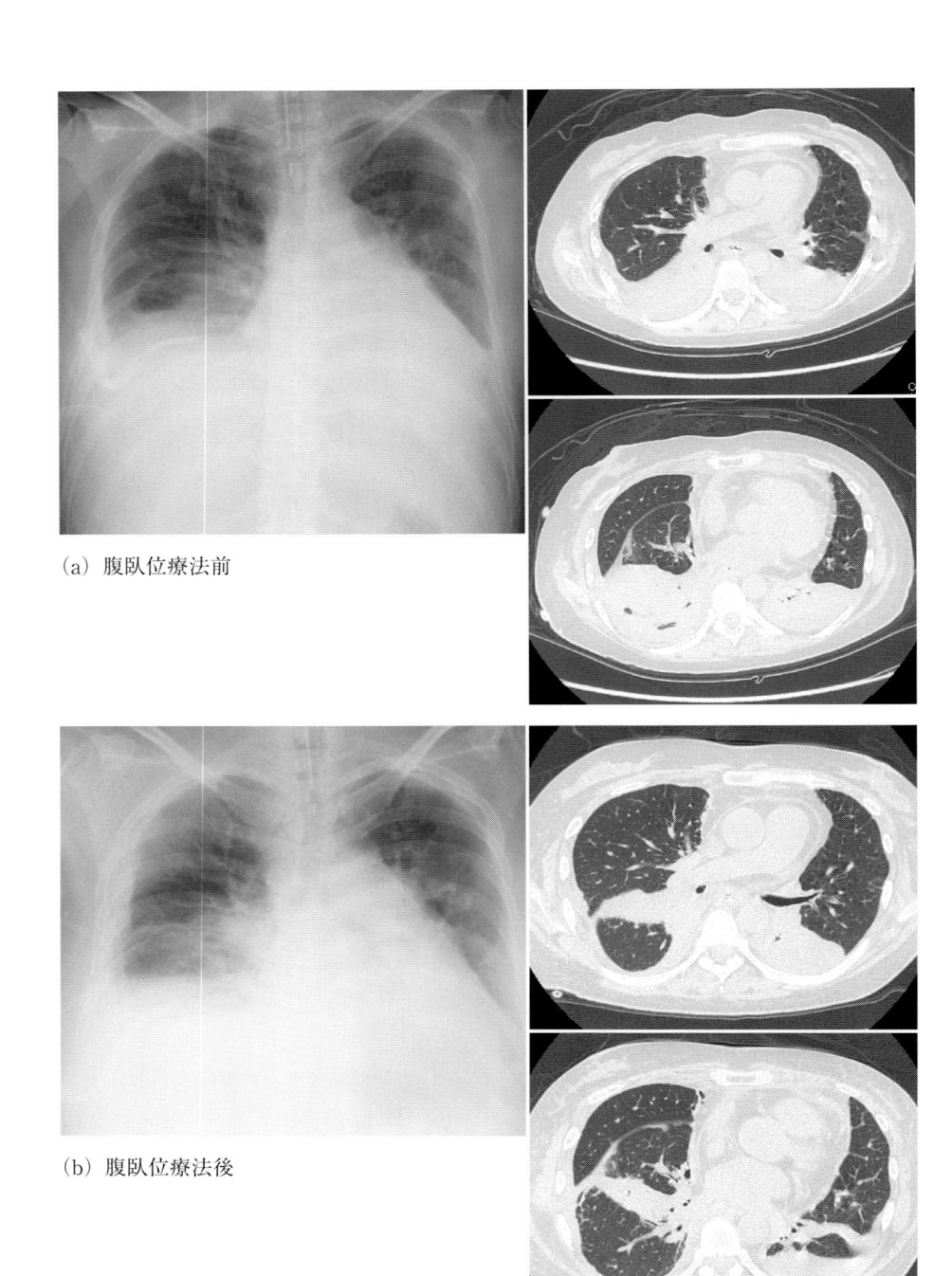

(b) 腹臥位療法後

図4 症例2：腹臥位療法前後の胸部X線像，CT像

(a) 左横隔神経

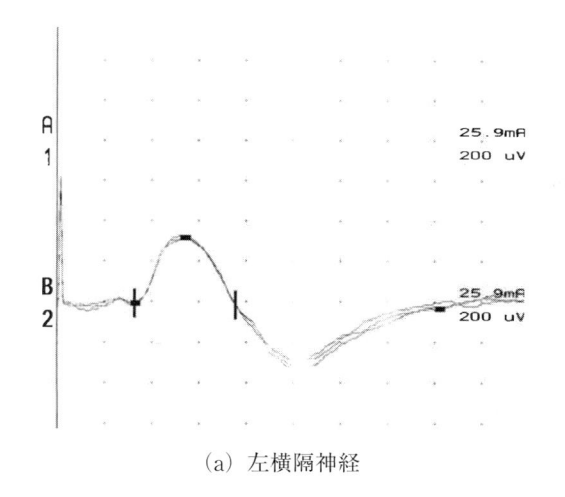

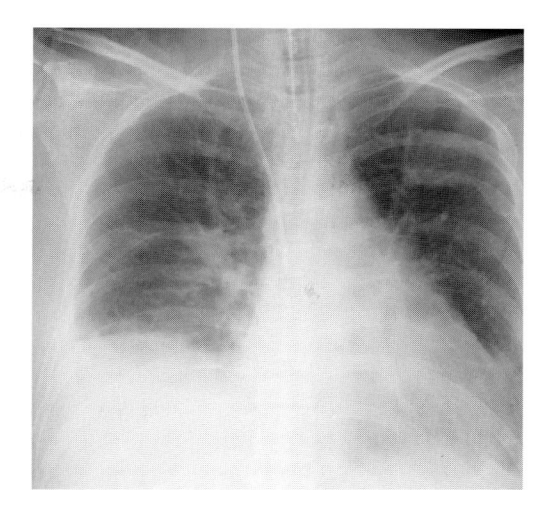

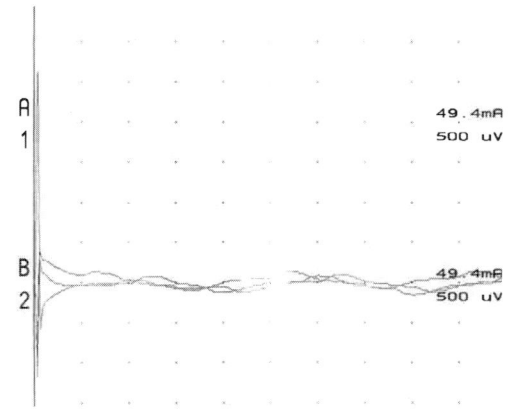

(b) 右横隔神経

図5　症例2：横隔神経伝導速度検査結果と同日の胸部X線像

成による変化と考え，約30°の半坐位や左半側臥位として体位ドレナージを試みたが改善せず，酸素化も低下した。

　抜管12時間後に再挿管し，再び人工呼吸管理とした。鎮静薬としてデクスメデトミジンを選択した。無気肺のリクルートメントを期待してPEEP下限値を10 cmH$_2$Oとし，1回換気量が6 mL/kg以上を確保できるようプレッシャーサポート圧を調整すると，呼吸回数は15回/minに低下した。その後は呼吸器離脱への設定変更と，喀痰のクリアランスに努め，再挿管より約70時間後に再び抜管した。

　しかし，抜管後4時間でPa$_{CO_2}$が73 mmHgかつ頻呼吸となったため，再度気管挿管した。直後に胸部CTを撮影し，両側に無気肺が認められた。腹臥位療法の適応と考え，約15時間の腹臥位人工呼吸管理とした。さらに6時間仰臥位としたのち2度目の腹臥位療法（15時間）を行った（図4）。その後のCTでは無気肺消失が確認され，再び呼吸器離脱へ設定を変更していったが，胸部X線では右横隔膜挙上が改善しないため，横隔神経伝導速度を測定した。

　その結果，左横隔神経伝導速度は潜時・振幅とも正常であったが，右は波形なし，あるいはごく低振幅であった（図5）。この結果から，手術操作に伴う横隔神経損傷と診断し，長期の人工呼吸管理が予想されたため，経皮的気管切開（percutaneous dilational tracheostomy：PDT）を施行した。PDT施行後は，鎮静薬の中止，呼吸・筋力増強リハビリテーションを処方しADLの拡大をはかった。集中治療室入室から2ヶ月後に人工呼吸器を完全離脱した。

pit fall

- 反復する誤嚥性肺炎，自己免疫疾患に合併する呼吸器疾患，あるいは無気肺かを鑑別するため，単純X線，CTなどの画像診断を中心とした器質的肺病変をモニターする．血清バイオマーカ（SP-A，SP-D，KL-6）の推移も治療方針決定の一助となる．また，横隔神経障害を疑えば横隔神経機能評価を考慮し，ステロイドミオパチーを疑えば尿中クレアチンを測定し，%クレアチン尿（尿中クレアチン/尿中クレアチン+尿中クレアチニン）の上昇を確認する．

- 症例2は，抜管後の時間経過とともに呼吸筋疲労が疑われた．呼吸仕事量増大は，筋障害・萎縮やコンプライアンス低下が原因で生じるため，そのリスクとして，ステロイド投与，（誤嚥性肺炎による）敗血症，人工呼吸器管理，片側肺過膨張が考えられる．

- ステロイドミオパチーの頻度は7%[19]と報告され，投与量に依存するといわれている．ステロイド投与開始後数日以内，増量後30日前後に生じ，プレドニゾロン40 mg/dayでは50%，30-40 mg/dayでは少数，30 mg/day以下ではほとんど生じないとされている．術前に全身の筋痛や下肢近位筋障害（立ち上がりや階段昇降困難）を認める症例，他のステロイド副作用（満月様顔貌，骨粗鬆症，精神症状）が認められる症例ではステロイドミオパチーの可能性が高くなる．回復には1-4ヶ月かかる症例もあり，治療として確立したものはない．可能であれば，ステロイドの減量または隔日投与とする[20]．

- 腹臥位療法の有用性に関しては諸説あるが，対象症例であるかを評価，選択することが重要である．胸部CTで，肺野のびまん性病変ではなく，背側の無気肺が主体の呼吸不全であるかを確認することが望ましい．そのような症例は，無気肺への含気と体位ドレナージ，換気血流不均等の改善でシャント量が減少することが期待される．

- 背側無気肺モデルの動物実験で，輸液負荷のみで背側無気肺を形成したモデルと，敗血症を合併させ背側無気肺を形成したモデルを比較し，後者の敗血症合併群でHPVが認められないことが示されている[21]．すなわち，強い炎症を伴う場合はHPVによる効果が弱く，シャント量が増加しているため，腹臥位療法の有効性がより顕著に現れる．本症例では，強い炎症所見はなかったが，熟練した人員が確保できていたため施行し，無気肺の改善が得られた．

- 横隔神経伝導速度測定は，呼吸器離脱が困難で，横隔膜位置の明らかな左右差を認める症例のほか，肺野の透過性低下で横隔膜位置が判定不能な場合にも検査が考慮される．異常を認めれば，人工呼吸管理が長期化する可能性が高く（図6, 7），気管切開を考慮する．横隔神経障害は呼吸器リハビリでの改善が期待され，早急にADLを改善できる環境を整える．

- 手術操作・合併症としての換気不全は本症例のほか，医療用二酸化炭素を用いた鏡視下手術で，術後の高二酸化炭素血症が遷延することがある．リスクを規定する因子としては，二酸化炭素ガス送気時間，アプローチ部位（腹膜外），皮下気腫の存在と範囲が挙げられる．手術室を退室して数十分経過後に生じ，意識障害を呈し，人工呼吸管

理を必要とする症例も報告されており[22]，術後換気不全の鑑別診断に挙げるべきである。
- 全身性ジストニアの呼吸障害治療に対する脳深部刺激装置植え込み術後に，装置の不具合による換気不全が報告されている。この報告[23]では，気管支攣縮の所見を認めたが気管支拡張薬抵抗性で，深鎮静として換気量を確保し，装置の再植え込みで改善した。人工呼吸中に気管支攣縮の所見があり，かつ緊急性があれば，気管支拡張薬だけでなく揮発性麻酔薬または静脈麻酔薬による深鎮静も考慮すべきである。
- 頭頸部手術，特に両側頸動脈内膜剝離術（頸動脈小体損傷）も術後換気不全の高リスク手術で，低酸素性呼吸ドライブ障害が認められることがある。

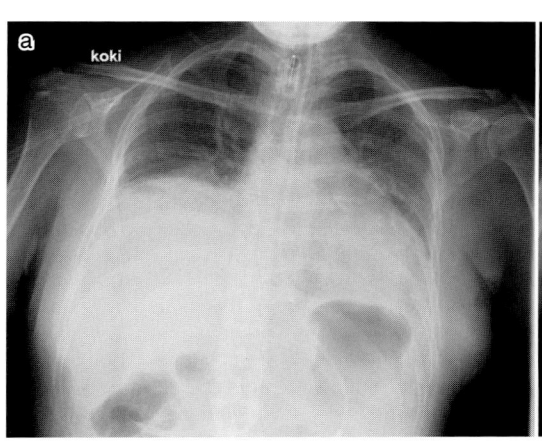

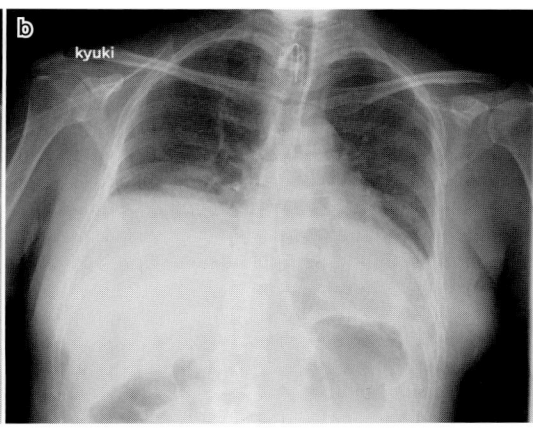

(a) 呼気時　　　　　　　　　　　　(b) 吸気時

図6　症例2：術後3ヶ月胸部X線像

7　症例3：術中・術後管理による換気不全 ―過剰鎮痛薬―

〈症例〉76歳，女性。身長149.2 cm，体重69.6 kg。右変形性股関節症に対する右人工股関節置換術後症例。

〈既往歴〉BMI 31の中等度肥満，高血圧，大動脈弁置換術後（機械弁）のため，ワルファリン内服中，閉塞性肺疾患（FEV 1.0% 67.3%）の既往があった（図8）。

〈麻酔経過〉麻酔は気管挿管，吸入麻酔薬による全身麻酔のみであった。術後鎮痛目的にブプレノルフィン0.02 mg/hrが持続皮下投与された。手術時間1時間45分，出血量200 mL，術中の水分出納は＋600 mLであった。投与された麻薬は，フェンタニル100 μg，レミフェンタニル1.6 mgで，麻酔覚醒を確認後，手術室で抜管した。その後，呼吸苦と高二酸化炭素血症（Pa_{CO_2} 82 mmHg）を認めたため集中治療室入室となった。

8　症例3：具体的な処置・管理法

1）呼吸管理上の問題点

人工関節置換術でのセメントや脂肪による肺塞栓症，肥満による胸郭コンプライアンス低下が関与する換気障害（低1回換気量，無気肺形成，呼吸ドライブ異常），閉塞性肺疾患の増悪

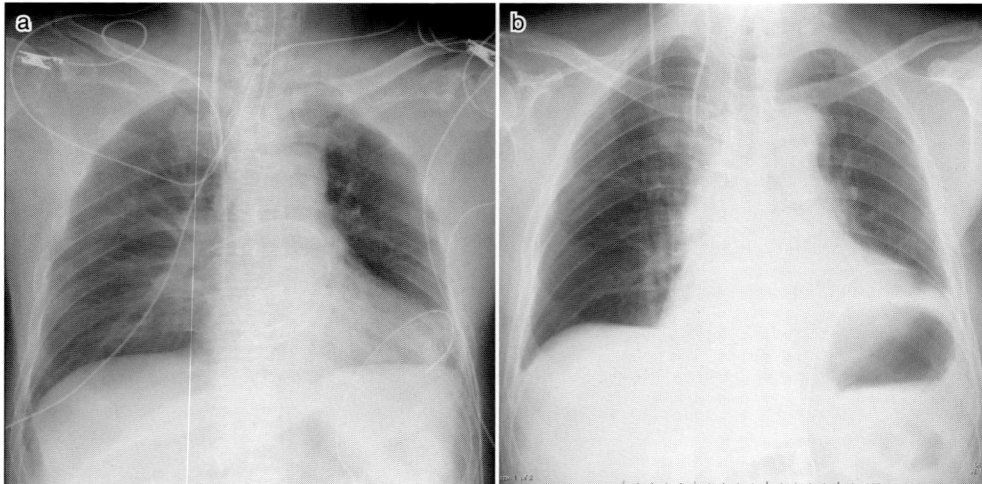

(a) 術直後
(b) 術後3日
(c) 術後1年6ヶ月

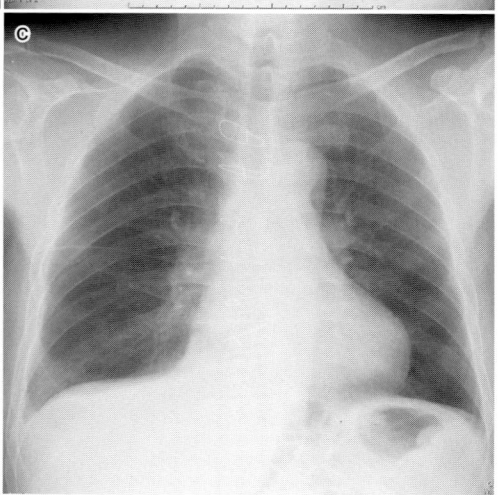

図7　左横隔神経結紮症例
注：症例2とは別症例

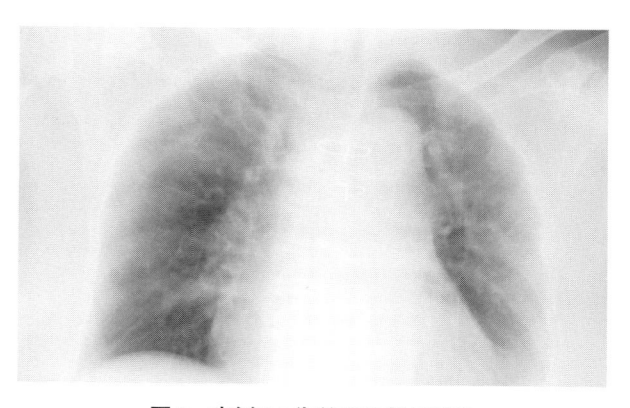

図8　症例3：術前の胸部X線像

pit fall

- オピオイドによる呼吸抑制のリスクは45歳までの成人に対して，70-80歳では5.4倍に増加する[24]。呼吸抑制はオピオイド受容体のうち，主にμ受容体が関与するとされているが，実際は複数の受容体で呼吸抑制を生じている。

- オピオイドの拮抗に用いられるナロキソンには，強力なμ受容体拮抗作用があるが，他に呼吸抑制に関与するとされるδ受容体への拮抗作用は弱い。さらにナロキソンは，投与から2分と速効性はあるが約20分から90分しか効果は持続しない。

- ナロキソンの投与量に決まった方法はなく，経験的に用いられるのが現状である。初期投与量は0.04 mgで，症状をみながら段階的に増量させ最大15 mgまでとする（図9）。呼吸抑制の拮抗以外に，自律神経の血管調節反応が原因の肺水腫を合併することがあるため，急速には投与しない。最大投与量で効果が認められない場合は他の原因を考慮すべきで，効果が一時的であれば持続投与を考慮する。持続投与の例としては，拮抗可能であったナロキソンボーラス量の2/3を1時間あたり投与量として，症状に合わせて増減する。この方法で，多くの症例ではオピオイド退薬症状を生じずに自発呼吸を保つことができる。その後，12-24時間はモニタリング下に観察が必要である[25]。

- ブプレノルフィンの呼吸抑制は天井効果があるとされ，ナロキソンで拮抗も可能である。また，ブプレノルフィンは肝代謝であるため，腎機能低下患者や血液浄化療法中であっても減量の必要はない。それとは異なり，フェンタニルの呼吸抑制は天井効果がなく，血液浄化療法では透析膜に一部吸着されることが知られている。モルヒネは肝代謝物にオピオイド活性がある。腎機能低下患者では血液浄化療法中であっても，蓄積とリバウンドの点で投与は制限される[26]。

- 薬物に関しては，筋弛緩薬残存も換気不全の原因として挙げられる。調節性のよい短時間作用性のロクロニウムや特異的筋弛緩拮抗薬のスガマデクスの登場で，以前より筋弛緩残存や再クラーレ化が問題になる機会は減少すると思われるが，スガマデクス投与後の筋弛緩薬残存は少数報告されている。リスクとしては，術中の不適切な筋弛緩モニタリング，肥満，睡眠時無呼吸，ハロゲン化吸入麻酔薬（イソフルラン，セボフルラン，デスフルランを含む）併用，低体温が指摘されている[27]。

- 術後鎮静に呼吸抑制の少ない鎮静薬として，デクスメデトミジンが頻用される。しかし，デクスメデトミジンであっても，高齢，鎮静薬服用歴なし，鎮痛薬併用が危険因子となって，無呼吸を生じることが報告[28]されており，注意が必要である。

```
ナロキソン投与前にバッグバルブ              ナロキソン投与前にバッグバルブ
マスクによる呼吸補助を行う                  マスクによる呼吸補助を行う
初期投与量は0.04 mg                         初期投与量（小児）は0.1 mg/kg
```

2-3分以内に呼吸数増加
が生じない
↓

ナロキソン0.5 mg投与

2-3分以内で無反応

ナロキソン2 mg投与

2-3分以内で無反応

ナロキソン4 mg投与

2-3分以内で無反応

ナロキソン10 mg投与

2-3分以内で無反応

ナロキソン15 mg投与

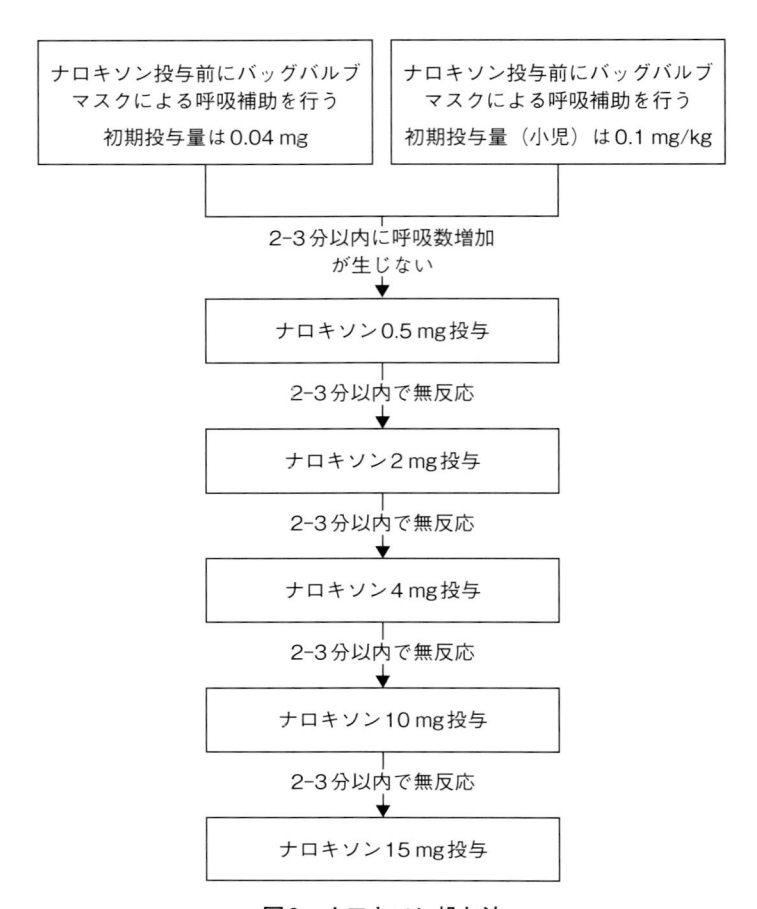

図9　ナロキソン投与法
（Boyer EW. Management of opioid analgesic overdose. N Engl J Med 2012；367：146-55より引用）

が考えられる。硬膜外麻酔を含め神経ブロックによる術後鎮痛が施行されていない症例では、麻薬性鎮痛薬をはじめとする注射薬によるPCA（硬膜外投与または静脈内投与）がしばしば行われ、年齢や併存症によっては呼吸抑制を生じる。また、レミフェンタニルは理想体重計算で投与すべきで、肥満症例の実体重計算では過量投与となる。

2）術後経過

フェイスマスク4 L/minの酸素投与下に集中治療室入室となった。入室時の動脈血ガス分析ではPa$_{O_2}$ 97 mmHg，Pa$_{CO_2}$ 65 mmHg，pH 7.27，base excess 1.6 mmol/Lで、呼吸性アシドーシスを呈していた。呼吸回数は10回/minを下回っており、術中に投与された麻薬の残存、ブプレノルフィンによる影響が疑われた。さらに、術後鎮痛目的にブプレノルフィンの持続皮下投与が行われており、中止したうえで経過観察した。ナロキソンによる拮抗は行わず、徐々に呼吸数は増加し、翌日一般病棟へ転棟した。

【文　献】

1) Rose DK, Cohen MM, Wigglesworth DF, et al. Critical respiratory events in the postanesthesia care unit. Patient, surgi- cal, and anesthetic factors. Anesthesiology 1994；81：410-8.
2) Gupta H, Gupta PK, Fang X, et al. Development and validation of a risk calculator predicting postoperative respiratory failure. Chest 2011；140：1207-15.
3) Smetana GW. Postoperative pulmonary complications：an update on risk assessment and reduction. Clevel Clin J Med 2009；76：S60-5.

4）McAlister FA, Bertsch K, Man J, et al. Incidence of and risk factors for pulmonary complications after nonthoracic surgery. Am J Respir Crit Care Med 2005；171：514-7.
5）Canet J, Mazo V. Postoperative pulmonary complications. Minerva Anestesiol 2010；76：138-43.
6）McAlister FA, Khan NA, Straus SE, et al. Accuracy of the preoperative assessment in predicting pulmonary risk after nonthoracic surgery. Am J Respir Crit Care Med 2003；167：741-4.
7）Kaye AD, Hollon MM, Vadivelu N, et al. Postoperative apnea, respiratory strategies, and pathogenesis mechanisms：a review. J Anesth 2013；27：423-32.
8）Wu CL, Raja SN. Treatment of acute postoperative pain. Lancet 2011；377：2215-25.
9）Sumida S, Lesley MR, Hanna MN, et al. Meta-analysis of the effect of extended-release epidural morphine versus intravenous patient-controlled analgesia on respiratory depression. J Opioid Manag 2009；5：301-05.
10）Hill NS. Noninvasive ventilation for chronic obstructive pulmonary disease. Respir Care 2004；49：72-87.
11）Jaber S, Delay JM, Chanques G, et al. Outcomes of patients with acute respiratory failure after abdominal surgery treated with noninvasive positive pressure ventilation. Chest 2005；128：2688-95.
12）Piper AJ, Grunstein RR. Obesity hypoventilation syndrome：mechanisms and management. Am J Respir Crit Care Med 2011；183：292-8.
13）Klinger JR, Hill NS. Right ventricular dysfunction in chronic obstructive pulmonary disease. Evaluation and management. Chest 1991；99：715.
14）斉藤　修, 堀江孝至. 慢性閉塞性肺疾患：診断と治療の進歩 I. 診断と病態 8. COPDの肺循環障害. 日内会誌 1995；84：721-5.
15）田中進一郎, 布宮　伸, 和田政彦ほか. 術後に肺性心の急性増悪を来して死亡した肺高血圧合併全身性エリテマトーテスの1例：シルテナフィルの功罪. 日集中医誌 2010；17：525-30.
16）肺高血圧治療ガイドライン（2012年改訂版）. 日本循環器学会ホームページ. http://www.j-circ.or.jp/guideline/pdf/JCS2012_nakanishi_d.pdf（2013年5月閲覧）.
17）Murgu SD, Colt HG. A 68-year-old man with intractable dyspnea and wheezing 45 years after a pneumonectomy. Chest 2006；129：1107-11.
18）Nauffal D, Doménech R, Martínez García MA, et al. Noninvasive positive pressure home ventilation in restrictive disorders：outcome and impact on health-related quality of life. Respir Med 2002；96：777-83.
19）Askari A, Vignos PJ Jr, Moskowitz RW. Steroid myopathy in connective tissue disease. Am J Med 1976；61：485-92.
20）市川陽一. ステロイドミオパチー. 医学のあゆみ 1995；173：86-8.
21）Easley RB, Fuld MK, Fernandez-Bustamante A, et al. Mechanism of hypoxemia in acute lung injury evaluated by multidetector-row CT. Acad Radiol 2006；13：916-21.
22）Kerr K, Mills GH. Intra-operative and post-operative hypercapnia leading to delayed respiratory failure associated with transanal endoscopic microsurgery under general anaesthesia. Br J Anaesth 2001；86：586-9.
23）Schumacher J, Wille C, Vesper J. Management of postoperative respiratory failure in a patient with acute diaphragmatic status dystonicus. Br J Anaesth 2012；108：329-30.
24）Cepeda MS, Farrar JT, Baumgarten M, et al. Side effects of opioids during short-term administration：Effect of age, gender, and race. Clin Pharmacol Ther 2003；74：102-12.
25）Boyer EW. Management of opioid analgesic overdose. N Engl J Med 2012；367：146-55.
26）Böger RH. Renal impairment：a challenge for opioid treatment? The role of buprenorphine. Palliat Med. 2006；20 suppl 1：s17-23.
27）Le Corre F, Nejmeddine S, Fatahine C, et al. Recurarization after sugammadex reversal in an obese patient. Can J Anaesth 2011；58：944-7.
28）Ho AM, Chen S, Karmakar MK. Central apnoea after balanced general anaesthesia that included dexmedetomidine. Br J Anaesth 2005；95：773-5.

（吉田　真一郎, 成松　英智）

4. 慢性呼吸不全増悪

A 症例：京都大学医学部附属病院

1 症例1

〈症例〉66歳，男性。
〈既往歴〉COPD，二次性多血症，脂質異常症，脂肪肝，糖尿病
〈飲酒歴〉ウイスキー2杯×40年間
〈喫煙歴〉20本×45年間
〈内服薬〉テオフィリン，ラニチジン，ボグリボース，ガストローム
〈現病歴〉5年前ごろより日中傾眠傾向となった。1年前に感冒に罹患し，抗生物質を内服したが，湿性咳嗽や呼吸困難感はその後も継続した。数日前より呼吸困難感が増悪傾向となったため，当科外来受診し，動脈血液ガスの結果は，pH 7.277，動脈血酸素分圧（Pa_{O_2}）39.3 mmHg，動脈血二酸化炭素分圧（Pa_{CO_2}）は73.5 mmHgであったため，当科に緊急入院となった。
〈身体所見〉身長169 cm，体重88 kg，BMI 30.8 kg/m^2。血圧130/80 mmHg，心拍数90回/min，呼吸回数20回/min。呼吸音は両側とも減弱，喘鳴は聴取されず。両下腿浮腫あり。
〈検査所見〉血液検査：赤血球552万/mm^3，血色素18.8 g/dL，白血球4,400/mm^3，血小板10.7万/mm^3，尿素窒素10.9 mg/dL，クレアチニン0.6 mg/dL，C-reactive protein（CRP）0.51 mg/dL。胸部X線：図1-a
〈臨床経過〉高二酸化炭素血症が高度であったため，入院後NPPVによる呼吸管理を行った。閉塞型睡眠時無呼吸（obstructive sleep apnea：OSA）を合併していると考えられたため，図2に示したように，呼気圧（expiratory positive airway pressure：EPAP）を8 cmH$_2$Oで，吸気圧（inspiratory positive airway pressure：IPAP）を20 cmH$_2$Oで開始したが，動脈血液ガスの改善が乏しかったため，徐々に圧を上げていった。一時，IPAPを40 cmH$_2$Oまで上げたが，嘔気を伴う呑気症状が出現した。IPAPを下げたが，症状の改善が認められなかったため，一時的に胃管を挿入し，脱気を行った。入院3日目以降は，高二酸化炭素血症の著明な改善が認められた。日中の動脈血液ガスの安定化が認められた時点で，徐々に日中のNPPV使用時間を短縮していき，入院後2週間経過した時点で夜間のみの使用とした。日中NPPVと同時に，オキシトロピウムによる吸入療法を開始した。入院後1ヶ月経過した時点で，高二酸化炭素血症の改善が認められ，残存したOSAに対する治療を継続するためNPPVから，CPAPへの変更を行った。最終的なCPAPの設定は，O$_2$を3 L付加した状態で，圧は13 cmH$_2$Oとした。入院後2ヶ月経過した時点で自宅退院となった。退院前の動脈血液ガスはpHが7.415，Pa_{O_2}が72.2 mmHgでPa_{CO_2}は49.7 mmHgであった。また退院前の胸部X線（図1-b）では，うっ血所見や心拡大の改善が認められ，表1で示すように呼吸機能検査においても閉塞性換気機能障害の改善が認められた。

2 症例1：概　要

本症例は，COPDにOSAを合併したoverlap症候群であった。Overlap症候群は，Flenley

| (a) 入院時 | (b) 退院前 |

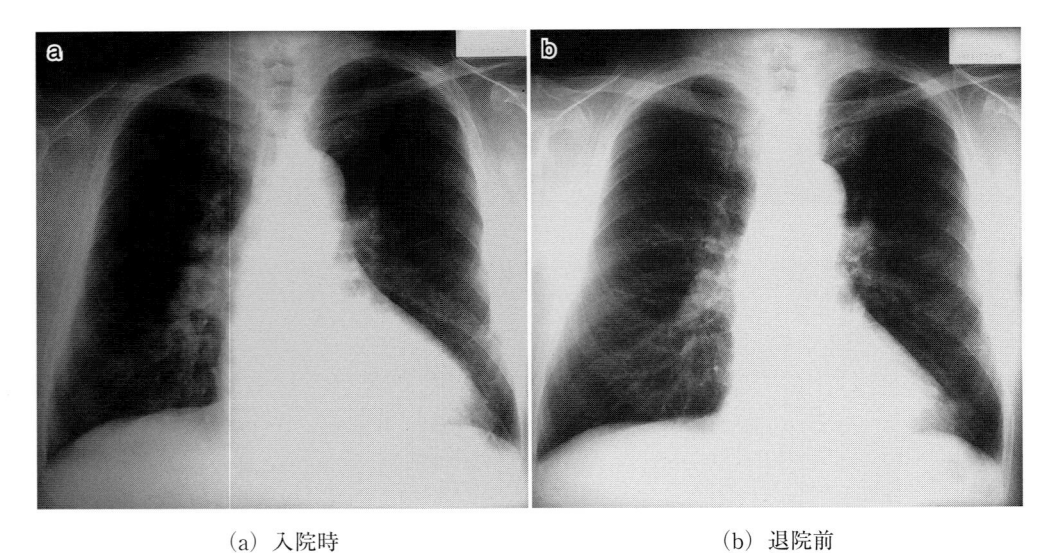

図1 症例1：胸部X線像

心拡大比は，入院時55.4％であったが，退院前は50.0％であり，心拡大の改善が認められる．また肺うっ血像の改善も認められる．

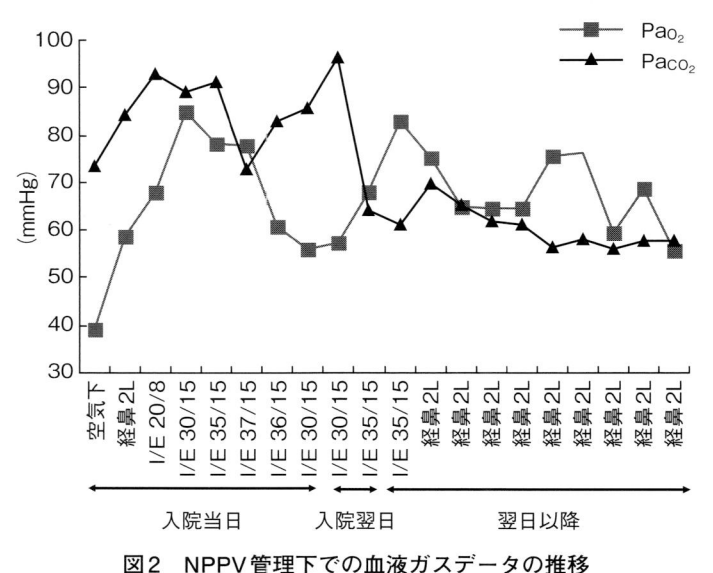

図2 NPPV管理下での血液ガスデータの推移
I/E：inspiratory/expiratory positive airway pressure

により提唱された疾患概念であるが[1]，COPDもしくはOSA単独よりも，特に未治療群ではCOPDの急性増悪の頻度が増すことなどにより死亡率が高いことが報告されている[2]．また，overlap症候群は，OSA単独よりも低酸素血症や高二酸化炭素血症を伴いやすく，閉塞性換気機能障害の強さにかかわらず肺高血圧症を合併しやすいことが知られている[3]．COPDにおけるOSAの合併頻度に関しては，報告間での違いがあるが，10-20％と高率に合併することが知られている[4]．COPDとOSAは，両者とも酸化ストレスやさまざまな炎症性サイトカインによって全身性疾患を引き起こす点で共通点が多いが，SandersらはCOPDがOSAの発生に関与している可能性は低いと報告しており[5]，両者を引き起こすメカニズムは不明である．

表1 呼吸機能検査の推移

	入院1ヶ月後	入院2ヶ月後
VC	2.52 L（73.7）	3.02 L（88.3）
FVC	2.23 L（65.2）	2.91 L（85.1）
FEV₁	0.98 L	1.21 L
FEV₁/FVC	41.50%	41.60%
FRC	3.38 L（120.7%）	3.4 L（115.3%）
RV	2.54 L（127%）	5.49 L（129.1%）
RV/TLC	49.20%	48.50%
DLco	24.8*（98.4%）	21.4*（84.9%）

括弧内は%予測値
*：mL/min/mmHg
VC：vital capacity, FVC：forced vital capacity, FEV₁：forced expiratory volume in 1 second, FRC：functional residual capacity, RV：residual volume, TLC：total lung capacity, DLco：diffusing capacity of lung for carbon monoxide

COPDでは，頻回の短期覚醒，徐波睡眠，入眠潜時の延長といった睡眠の質が障害されていることが知られているが[4]（軽症のCOPDと睡眠の質との関連性については否定的な報告がある[2]），すべての症例で睡眠呼吸障害があるか否かを検査する必要はない．そのため身体所見や問診表などでOSAが疑われる場合や，覚醒中のPaO₂では説明のつかない低酸素血症によると思われる合併症（例えば，肺性心，多血症など）がある場合は，ポリソムノグラフィーを含めた睡眠時の検査を施行すべきである[6]．

Overlap症候群の治療に関しては，COPDに対して気管支拡張薬などを投与することで覚醒時の血液ガスの最適化を図ることが基本的治療である[7]．酸素療法に関しては，COPDでは，覚醒中のPaO₂が55 mmHg以下または経皮的動脈血酸素飽和度（percutaneous oxygen saturation：SpO₂）が88%以下の場合，SpO₂が90%以上になるように1日18時間以上の持続的酸素投与が推奨されているが[8]，OSAに対する効果は否定的である[9]．また夜間に著しく酸素化が低下している場合は（SpO₂<90% 5分間以上継続またはSpO₂<90%が総睡眠時間の30%以上[33]），酸素投与が考慮されるが，overlap症候群に対して酸素を投与することにより無呼吸イベントの増加や二酸化炭素貯留が生じることが報告されており，投与に際しては注意が必要である[10]．CPAP療法が必要な程度のOSAがある場合は，CPAP療法の長期的使用により予後延長が報告されている[2][11]．またCPAP療法により，動脈血液ガスの改善のみならず，閉塞性換気機能障害の改善も報告されており[12]，本症例では，入院後気管支拡張薬の導入の影響もあると思われるが，表1に示すとおり，経時的に閉塞性換気機能障害の改善が認められた．CPAP療法に関しては，治療により無呼吸要素を改善できたとしても，低酸素血症の改善が乏しい場合があり，その場合は酸素併用も考慮される[13]．

3　症例1：具体的な処置・管理方法

本症例の入院の契機となったCOPD急性増悪に対する治療としては，呼吸状態が許容可能な範囲内なら，治療としてまず行うのは，短時間作用性気管支拡張薬の吸入である[14]．本症例の場合は，II型呼吸不全を呈しており，表2に示すNPPV導入基準を満たしていたため[15]，まずはNPPVの導入を行った．気管支拡張薬の吸入に関しては，加圧噴霧式定量吸入器（pressurized metered-dose inhaler：pMDI）での吸

表2　COPDの急性増悪におけるNPPVの患者選択

選択基準 (2項目以上該当)	・呼吸補助筋の使用と奇異性呼吸を伴う呼吸困難 ・pH＜7.35かつPa_{CO_2}＞45 mmHgを満たす呼吸性アシドーシス ・呼吸回数＞25回/min
除外基準 (いずれか1項目が該当)	・呼吸停止, 極端に呼吸循環状態が不安定な患者 ・患者の協力が得られない場合 ・なんらかの気道確保が必要な場合 ・頭部・顔面もしくは胃・食道の手術の実施 ・頭蓋顔面の外傷あるいは火傷がある場合

(COPDの急性増悪. 日本呼吸器学会NPPVガイドライン作成委員会編. NPPV (非侵襲的陽圧換気療法) ガイドライン. 東京：南江堂；2006. p.34-8より引用)

入が不十分な場合には, スペーサーやネブライザーを用いるが, 本症例のようにNPPV療法の中断が困難な場合は, 図3, 4のようにNPPVの回路内に吸入器を組み込んで行うと容易に吸入を行うことができる[16]。末梢気道への沈着率に関しては, 呼気ポートの位置や図3のようなネブライザー (エアロネブ®Philips Respironics) を用いることや図4のようなpMDI用のスペーサー (エアロベント®AMCO) を使用することなどで違いがあることが報告されており, NPPV用マスクに呼気ポートがある場合は, pMDI用のスペーサーを使用したほうがネブライザーを使用した場合よりも沈着率がよいことが報告されている[17]。

COPD急性増悪に対するNPPV療法は, 挿管人工呼吸療法に比べて, 人工呼吸関連肺炎や呼吸器関連肺損傷などの呼吸器関連の合併症の頻度を軽減させ, 入院中の死亡率を低下させることが示されているため, 標準的治療とされている[18]。COPDに対する急性期NPPVの初期設定に関しては表3に示すとおりであるが, 本症例では, OSAによる上気道閉塞性要素が強かったため, EPAPは, その要素が解除できるまで上げた。またこれまでは, Ⅱ型呼吸不全を伴ったCOPDに対する慢性期NPPV療法に関しては急性増悪時の使用に比してエビデンスは少なかったが, 最近IPAPを30 cmH$_2$O以上に設定するhigh-intensity NPPV療法が注目されている[16]。High-intensity NPPV療法は, 従来のNPPV療法 (IPAPの設定は10-18 cmH$_2$Oであり, low-intensity NPPV療法とも呼ばれる) と比して,

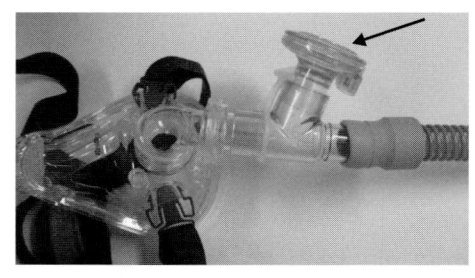

図3　NPPV回路内に組み込まれたネブライザー
矢印部分のネブライザーユニットに薬物を投与して使用する.

動脈血液ガスの改善や吸気努力の軽減に優れており[19], 睡眠の質も維持されることが報告されているが, 本邦での有効性は明らかでない[20]。

本症例は, 動脈血液ガスの改善を目標に設定を変更している間に, 呑気症状が生じ, 嘔気・嘔吐症状も伴ったため胃管の挿入を行った。NPPV療法による呑気症状は, 頻度の高い合併症であり, 50%の頻度で生じたとの報告もあるが[21], 耐容可能な場合が多い。しかしながらコントロール困難となり, 挿管人工呼吸となり, 最終的に気管切開となった症例も報告されており注意が必要である[22]。下部食道括約筋の圧は33 cmH$_2$Oとされており, IPAPが30 cmH$_2$O以下なら呑気症状の頻度を低下させることができるといわれており[22], 本症例のようにIPAPを30 cmH$_2$O以上で設定している場合には注意が必要である。また, IPAPが30 cmH$_2$O以下であっても呑気症状がNPPVの続行を困難にすることがあるので, 注意が必要である。呑気症

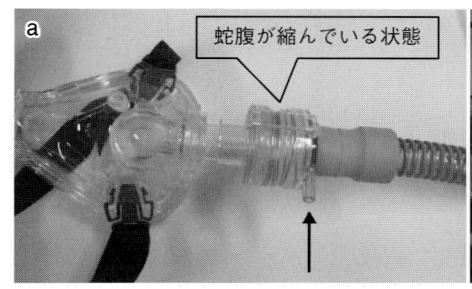

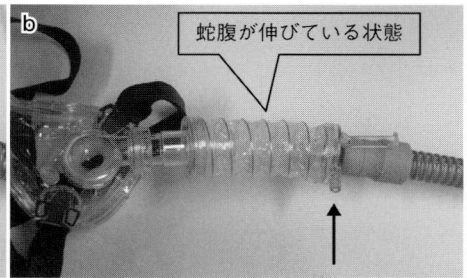

(a) 蛇腹を縮めた状態　　　　　(b) 蛇腹を伸ばした状態

図4　NPPV回路内に組み込まれた加圧噴霧式定量吸入器用の吸入補助器具
矢印部分に加圧噴霧式定量吸入器を装着し，(b)のように蛇腹を伸ばした状態で使用する．

表3　急性期NPPVの初期設定

IPAPの設定	○導入は8-10 cmH$_2$Oで開始し，患者の快適さ（呼吸困難や呼吸補助筋の使用の程度），次いでPa$_{CO_2}$，1回換気量，呼吸数を参考に設定を変更する ・Pa$_{CO_2}$は，まずは5-10 mmHg程度低下することを目標 ・Pa$_{CO_2}$の最終的な目標は，呼吸不全前の安定期の値 ・1回換気量は6-10 mL/kgを目標
EPAPの設定	○基本的には4 cmH$_2$Oのままでよい ・酸素化が不十分→PEEP効果を期待して上げる ・トリガーがうまくかからない場合，試しに4→6→8 cmH$_2$Oと変化させトリガーが改善すればその値に変更

EPAP：expiratory positive airway pressure，IPAP：inspiratory positive airway pressure
（COPDの急性増悪．日本呼吸器学会NPPVガイドライン作成委員会編．NPPV（非侵襲的陽圧換気療法）ガイドライン．東京：南江堂；2006. p.34-8より引用）

状に対する治療としては，本症例では，動脈血液ガスの許容範囲内でIPAPを下げ，胃管挿入を行ったが，その他の治療としては，モサプリドなどの腸蠕動改善薬の投与や人工呼吸器が量設定であった場合は圧設定への変更[23]や呼吸器の変更[24]などがある。

4　症例2

〈症例〉62歳，女性。
〈既往歴〉僧房弁置換・三尖弁術後，慢性心不全，慢性心房細動，COPD
〈内服薬〉アスピリン，フロセミド，スピロノラクトン，ワーファリン，ドカルパミン，ファモチジン

〈現病歴〉20年前に僧房弁狭窄逆流症，三尖弁閉鎖不全症に対して，それぞれ僧房弁，三尖弁置換術が施行された。1年前に僧房弁の開放制限を認め，再度僧房弁置換術が施行された。術後，心不全状態となったが，利尿薬と強心薬使用により心不全の改善が認められ退院になった。しかしながら退院して2ヶ月経過した時点で，体重の7 kg増加，下腿浮腫といった症状を認め，慢性心不全の急性増悪の診断で，心臓血管外科に入院となった。入院時の動脈血液ガスはpH 7.394，Pa$_{O_2}$ 36.3 mmHg，Pa$_{CO_2}$ 66.1 mmHgであった。

〈身体所見〉身長162 cm，体重57.8 kg，BMI 22.0 kg/m^2。血圧96/64 mmHg。呼吸音は両肺野に水泡音を聴取。両側下腿に著明な浮腫。

> **pit fall**
>
> 本症例におけるNPPV療法による合併症は，呑気症状であった。一般的にNPPV療法は挿管あるいは気管切開下人工呼吸療法と比べて重篤な合併症の頻度は少ないとされているが，表4に挙げたようにNPPV療法に特徴的な合併症もいくつかあるため[25]，NPPV療法を施行するにあたっては，合併症を常に念頭に入れたうえで実施すべきである。また気胸を含めた圧損傷のリスクは挿管，気管切開下人工呼吸療法に比してNPPV療法のほうが低いとされているが，近年COPDの慢性期NPPV療法の管理として，High-intensity NPPV療法の有効性も示されているように，高い圧が好まれる傾向もあるため，気胸を含めた重篤な合併症には十分に注意する必要がある。

〈検査所見〉血液検査：赤血球273万/mm³，血色素9.2 g/dL，白血球2,700/mm³，血小板11.2万/mm³，尿素窒素27 mg/dL，クレアチニン0.8 mg/dL，CRP0.1 mg/dL。胸部X線：図5-a

〈臨床経過〉入院後，利尿薬と安静にて経過を見ていたが，心不全の改善は得られず，また夜間譫妄状態に対して投与されたリスペリドンにて呼吸不全がさらに進行したため，挿管のうえ，気管挿管人工呼吸管理となった。挿管後，心不全状態の改善が認められたため，呼吸器からのウィーニングを進め，人工呼吸器からの離脱を進めた。挿管から抜管までの過程は図6に示すとおりであるが，抜管を試みるも，動脈血液ガスの悪化のため，抜管・再挿管を繰り返し，最終的に6回目の抜管時にNPPVを使用して，挿管人工呼吸器からの離脱が可能となった。NPPVの設定は，IPAPは10 cmH₂O，EPAPは4 cmH₂O，呼吸回数は20回/min，最大吸気時間は1.3秒として，回路内にO₂ 12 L/minを併用した。抜管後徐々にNPPV使用時間を短縮し，最終的に夜間のみの使用とした。NPPVの設定はIPAP7 cmH₂O，EPAP4 cmH₂O，呼吸回数20回/minとし，入院後2ヶ月経過した時点で自宅退院となった。退院前の動脈血液ガスは，pH 7.440, Pa$_{O_2}$ 65.5 mmHg, Pa$_{CO_2}$ 47.7 mmHgであり，胸部X線（図5-b）では，心拡大の改善が認められた。

表4　NPPV療法の合併症

マスク関連	・不快感	30-50%
	・顔面の皮膚の紅斑	20-34%
	・閉所恐怖症	5-10%
	・鼻根部潰瘍	5-10%
	・にきび様皮疹	5-10%
圧・流量関連	・鼻のうっ血	20-50%
	・副鼻腔・耳の痛み	10-30%
	・鼻，口の乾燥	10-20%
	・眼への刺激	10-20%
	・腹部膨満	5-10%
漏れ		80-100%
重篤な合併症	・誤嚥性肺炎	<5%
	・低血圧	<5%
	・気胸	<5%

（効果に関連する因子とトラブルの対処，安全管理．日本呼吸器学会NPPVガイドライン作成委員会編．NPPV（非侵襲的陽圧換気療法）ガイドライン．東京：南江堂；2006. p.23-8より引用）

5　症例2：概　要

本症例は，慢性心不全にCOPDが合併していたが，慢性心不全急性増悪によるⅡ型呼吸不全のため，挿管人工呼吸管理となった。急性心原性肺水腫による呼吸不全に対する呼吸管理に関しては，通常の酸素療法と比較して，CPAPやNPPV療法によって，頻脈や酸素化の早期改

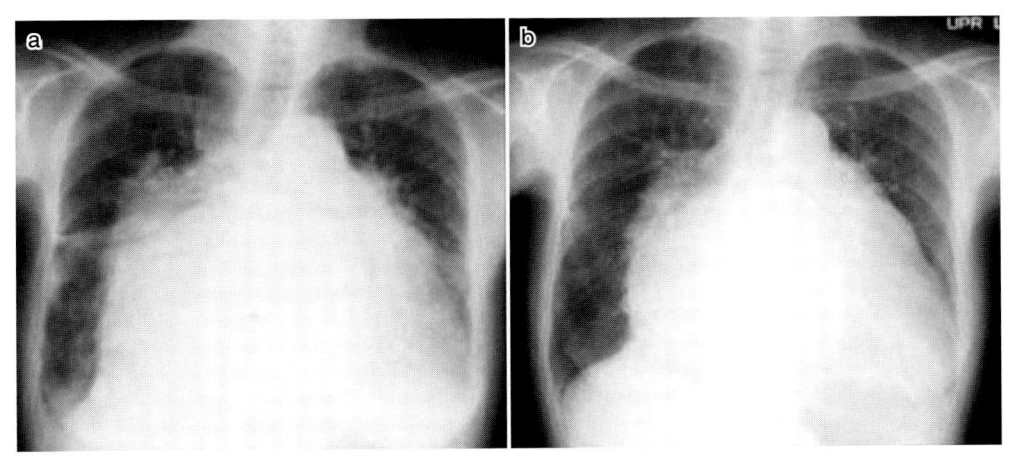

(a) 入院時　　　　　　　　　　　　(b) 退院前

図5　症例2：胸部X線像
心拡大比は，入院時84%であったが，退院前は79%であり，心拡大の改善が認められる．

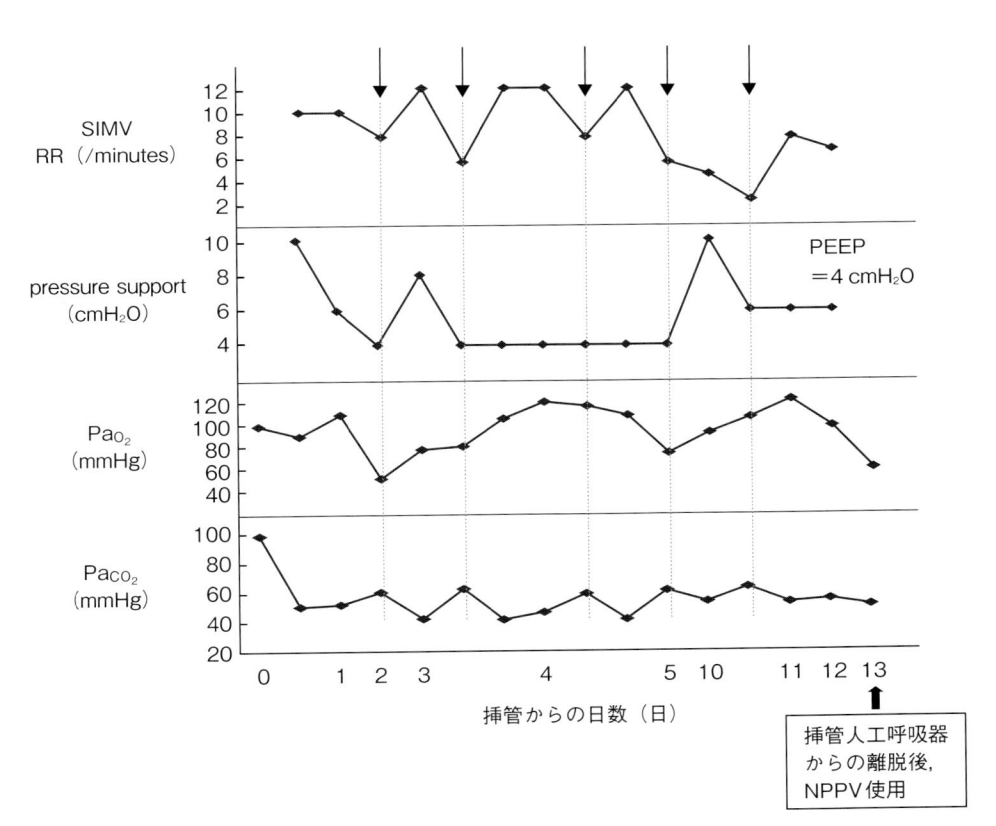

図6　挿管中の呼吸器設定と血液ガスデータの推移
矢印部分は，抜管されるものの動脈血液ガスの悪化のため，再挿管されたことを示す．6回目の抜管時にNPPVを使用して挿管人工呼吸器からの離脱が可能であった．
RR：respiratory rate, Pa_{O_2}：arterial partial pressure of oxygen, Pa_{CO_2}：arterial partial pressure of carbon dioxide

挿管人工呼吸器からの離脱後，NPPV使用

> **pit fall**
>
> 睡眠薬や鎮静薬は，呼吸抑制や筋弛緩作用があり，呼吸不全状態の症例には投与を控えたほうがよいが，投与する場合は，呼吸状態を十分にモニターする必要がある。ただし，NPPV使用時の鎮静薬使用に関しては，閉所恐怖症やマスクに対する抵抗感が強い症例や譫妄状態の症例などにおいては，NPPVコンプライアンスを向上させ，挿管を回避できることが報告されている[32]。そのため，NPPV併用下での鎮静薬使用に関しては，十分に考慮されると考えられるが，いまだその安全性は確認されたものではなく，十分な注意が必要である。

善，気管挿管率の低下，死亡率の減少などが報告されており，CPAPやNPPV療法を第一選択として呼吸管理をすべきであるとされている[26]。急性心原性肺水腫に対するCPAP療法とNPPV療法による効果は同等であるといわれているが，NPPV療法のほうが，CPAP療法よりも早期に酸素化や臨床症状の改善がもたらされることが報告されている[27]。NPPVの一つであるadaptive servo ventilation（ASV）は，近年チェーン・ストークス呼吸に対する治療を目的として開発された補助呼吸器であるが，供給圧を自動的に変動させ，呼吸状態に合わせて呼吸を調節することが可能になったものである。慢性心不全に対するASV療法はCPAP療法よりも睡眠呼吸障害や心拍出量の改善に優れていることが報告されているが[27]，ASV療法を急性心原性肺水腫に対して使用した報告はこれまでなく，今後のデータ集積が期待されるところである。

また本症例では，挿管下人工呼吸療法中抜管困難な状態が継続したが，COPDに関しては，人工呼吸器からの離脱に際してNPPVを使用することで，人工呼吸使用期間やICU入室期間が短縮することや人工呼吸器関連肺炎が減少することなどがいくつかのメタ分析で明らかとされている[28)~30)]。特にウィーニング困難な症例では，抜管後の呼吸不全のリスクを下げることが報告されている[31]。またCOPD症例では，NPPVを使用することにより，内因性PEEPが減弱し，頻呼吸や呼吸筋疲労が改善することが報告されている[30]。本症例は背景疾患として，COPDがあったため，人工呼吸器からの離脱の

際にNPPVを併用したことにより，再挿管を回避できた可能性が示唆された。

6 症例2：具体的な処置・管理方法

本症例は，約10年以上も前の症例で，当時は抜管時にNPPVを使用することは現在のように行われていなかった。慢性心不全急性増悪にⅡ型呼吸不全が合併し，さらにCOPDの合併も認められていたため，本来ならNPPVによる呼吸管理が望ましいと考えられた。ただし，NPPVを使用しても低酸素血症が改善しない場合や肺炎や気管支炎による喀痰排出が困難な場合は，NPPV無効症例であると考えられ，なるべく早期に挿管あるいは気管切開下人工呼吸療法へ移行することが望ましい[26]。

また抜管後のNPPVの使用に関しては，NPPVの設定や使用時間や完全離脱時期などに関するコンセンサスはなく，個々の症例で検討する必要がある。抜管後のNPPV設定に関しては，当院では，EPAPは抜管前のPEEPと同じ設定（抜管前のPEEPが4 cmH$_2$Oなら5 cmH$_2$O），もしくは抜管による気道浮腫が生じていることも考え，1 cmH$_2$O上げた設定で通常行っている。NPPV離脱に関しても，一定のコンセンサスはなく，個々の症例で十分に検討する必要がある。一般的には，IPAPを徐々に下げていき，使用時間も短縮していくが，呼吸不全が残存する場合は，継続したNPPV使用が望まれる。

なお，本患者はIPAP圧の軽減を強く要望され，血液ガスも安定していたので，IPAP 7 cm H_2Oでの退院となった。

【文献】

1) Flenley DC. Sleep in chronic obstructive lung disease. Clin Chest Med 1985；6：651-61.
2) Marin JM, Soriano JB, Carrizo SJ, et al. Outcomes in patients with chronic obstructive pulmonary disease and obstructive sleep apnea：The overlap syndrome. Am J Respir Crit Care Med 2010；182：325-31.
3) Chaouat A, Weitzenblum E, Krieger J, et al. Association of chronic obstructive pulmonary disease and sleep apnea syndrome. Am Rev Respir Dis 1995；151：82-6.
4) Weitzenblum E, Chaouat A, Kessler R, et al. Overlap syndrome：Obstructive sleep apnea in patients with chronic obstructive pulmonary diseases. Proc Am Thorac Soc 2008；5：237-41.
5) Sanders MH, Newman AB, Haggerty CL. et al. Sleep and sleep-disordered breathing in adults with predominantly mild obstructive airway disease. Am J Respir Crit Care Med 2003；167：7-14.
6) Celli BR, MacNee W. Standards for the diagnosis and treatment of patients with COPD：a summary of the ATS/ERS position paper. Eur Respir J 2004；23：932-46.
7) Owens RL, Malhotra A. Sleep-disordered breathing and COPD：The overlap syndrome. Respir Care 2010；55：1333-44.
8) 慢性呼吸不全への対応方法．日本呼吸器学会肺生理専門委員会/日本呼吸管理学会酸素療法ガイドライン作成委員会編．酸素療法ガイドライン．東京：メディカルレビュー社；2011. p.17-24.
9) Morgenthaler TI, Kapen S, Lee-Chiong T, et al. Practice parameters for the medical therapy of obstructive sleep apnea. Sleep 2006；29：1031-35.
10) Alford NJ, Fletcher EC, Nickeson D. Acute oxygen in patients with sleep apnea and COPD. Chest 1986；89：30-8.
11) Machado MC, Vollmer WM, Togeiro SM, et al. CPAP and survival in moderate-to-severe obstructive sleep apnoea syndrome and hypoxaemic COPD. Eur Respir J 2010；35：132-7.
12) Mansfield D, Naughton MT. Effects of continuous positive airway pressure on lung function in patients with chronic obstructive pulmonary disease and sleep disordered breathing. Respirology 1999；4：365-70.
13) Sampol G, Sagalés MT, Roca A, et al. Nasal continuous positive airway pressure with supplemental oxygen in coexistent sleep apnoea-hypopnoea syndrome and severe chronic obstructive pulmonary disease. Eur Respir J 1996；9：111-6.
14) 増悪期の管理．日本呼吸器学会COPDガイドライン第3版作成委員会編．COPD（慢性閉塞性肺疾患）診断と治療のためのガイドライン（第3版）．東京：メディカルレビュー社；2009. p.129-32.
15) COPDの急性増悪．日本呼吸器学会NPPVガイドライン作成委員会編．NPPV（非侵襲的陽圧換気療法）ガイドライン．東京：南江堂；2006. p.34-8.
16) Dhand R. Inhalation therapy in invasive and noninvasive mechanical ventilation. Curr Opin Crit Care 2007；13：27-38.
17) Dreher M, Storre JH, Schmoor C, et al. High-intensity versus low-intensity non-invasive ventilation in patients with stable hypercapnic COPD：a randomized crossover trial. Thorax 2010；65：303-8.
18) Keenan SP, Mehta S. Noninvasive ventilation for patients presenting with acute respiratory failure：the randomized controlled trials. Respir care 2009；54：116-26.
19) Leukácsovits J, Carlucci A, Hill N, et al. Physiological changes during low- and high-intensity noninvasive ventilation. Eur Respir J 2012；39：869-75.
20) Dreher M, Ekkernkamp E, Walterspacher S, et al. Noninvasive ventilation in COPD：Impact of inspiratory pressure levels on sleep quality. Chest 2011；140：939-45.
21) Leger P, Bedicam JM, Cornette A, et al. Nasal intermittent positive ventilation. Long-term follow-up in patients with severe respiratory insufficiency. Chest 1994；105：100-5.
22) Hill NS. Complications of noninvasive positive ventilation. Respir Care 1997；42：432-42.
23) Mehta S, Hill NS. Noninvasive ventilation. Am J Respir Crit Care Med 2001；163：540-7.
24) Díaz Lobato S, Garcia Tejero MT, Ruiz Cobos A, et al. Changing ventilator：An option to take into account in the treatment of persistent vomiting during nasal ventilation. Respiration 1998；65：481-2.
25) 効果に関連する因子とトラブルの対処，安全管理．日本呼吸器学会NPPVガイドライン作成委員会編．NPPV（非侵襲的陽圧換気療法）ガイドライン．東京：南江堂；2006. p.23-8.
26) 心原性肺水腫．日本呼吸器学会NPPVガイドライン作成委員会編．NPPV（非侵襲的陽圧換気療法）ガイドライン．東京：南江堂；2006. p.49-52.
27) Kasai T, Usui Y, Yoshioka T, et al. Effect of flow-triggered adaptive servo-ventilation compared with continuous positive airway pressure in patients with chronic heart failure with coexisting obstructive sleep apnea and Cheyne-Stokes respiration. Circ Heart Fail 2010；3：140-8.
28) Blackwood B, Alderdice F, Burns K, et al. Use of weaning protocols for reducing duration of mechanical ventilation in critically ill adult patients：Cochrane systematic review and meta-analysis. BMJ 2011；342：c7237.
29) 人工呼吸器離脱に際しての支援方法．日本呼吸器学会NPPVガイドライン作成委員会編．NPPV（非侵襲的陽

圧換気療法）ガイドライン．東京：南江堂；2006. p 56-8.
30) Burns K, Adhikari NK, Keenan SP, et al. Use of non-invasive ventilation to wean critically ill adults off invasive ventilation : meta-analysis and systematic review. BMJ 2009；338：b1574.
31) Girault C, Bubenheim M, Abroug F, et al. Noninvasive ventilation and weaning in patients with chronic hypercapnic respiratory failure : Randomized multicenter trial. Am J Respir Crti Care Med 2011；184：672-9.
32) Hilbert G, Clouzean H, Bui HN, et al. Sedation during non-invasive ventilation. Minerva Anestesiol 2012；78：842-6.
33) American Academy of Sleep Medicine. The international classification of sleep disorders : diagnostic and coding manual. 2nd ed. Westchester, IL : American Academy of Sleep Medicine 2005；p.165-7.

（濱田　哲，陳　和夫）

B 症例：信州大学医学部附属病院

1 概要

慢性呼吸不全の中で有病率が高い疾患の一つに慢性閉塞性肺疾患（COPD）がある。NICE studyでは本邦の40歳以上の罹患者数は約530万人と推定され[1]，その急性増悪は救急・集中治療領域でしばしば経験する病態である。急性増悪とは「呼吸困難，咳，喀痰といった症状が日常の生理的変動をこえて増悪を呈した場合」と定義され[2]，誘因として呼吸器感染症，心不全，低栄養状態，呼吸筋疲労，薬物，気胸などがあり，閉塞性換気障害の増悪により低酸素血症，高二酸化炭素血症の進行に伴う症状を発症する。今回，COPD急性増悪からくるⅡ型呼吸不全に対し人工呼吸管理を行った症例について提示を行う。

2 症例

〈症例〉83歳，男性。
〈主訴〉意識障害
〈生活歴〉喫煙（30本×60年間），飲酒なし。
〈既往歴〉COPD（HOT導入中O_2：2 L/min）発作性心房細動
〈現病歴〉10年前にCOPDを指摘され2年前から近医で在宅酸素療法（HOT）を導入されていたが，自己中断や喫煙などを繰り返しコンプライアンスの悪い状態が続いていた。1ヶ月前から呼吸困難感の増悪に伴いADL低下し，食事も十分摂取できていなかった。某日午前8時ごろ居間でコーヒーを飲んでいるのが最終確認。午前10時30分ごろトイレで倒れているのを家人に発見され，呼びかけに反応がなく，呼吸も微弱であったため救急要請された。
〈病院前救護〉JCS Ⅲ-200，四肢麻痺なし，血圧 170/90 mmHg，心拍数 140回/min（不整），呼吸回数 5回/min（喘ぎ様呼吸），SpO_2 60%（room air），チアノーゼ著明。
⇒救急隊にてバックバルブマスク（BVM）による呼吸補助されながら来院。
〈来院時所見〉GCS：E1V1M3，瞳孔3+ 3+，四肢麻痺なし，血圧177/95 mmHg，心拍数133回/min（不整），呼吸回数5回/min（喘ぎ様呼吸⇒15回/minでBVMでの補助換気），SpO_2 99%（10 L/min BVM），チアノーゼなし，Vesicular L＝R，Coarse crackles- wheeze-，体温：35.1℃
〈来院時検査所見〉
①血液検査
血算：WBC 10,700/μL，RBC 400×10^4/μL，Hb 13.7 g/dL，Ht 40.8%，Plt 26.3×10^4/μL
生化学：Na 136 mEq/L，K 3.74 mEq/L，Cl 98 mEq/L，Ca 7.9 mEq/L，P 2.4 mEq/L，BUN 10.6 mg/dL，Cr 0.66 mg/dL，AST 26 IU/L，ALT 11 IU/L，LDH 269 IU/L，γ-GTP 91 IU/L，TP 6.4 g/dL，Alb 3.3 g/dL，BS 175 mg/dL，

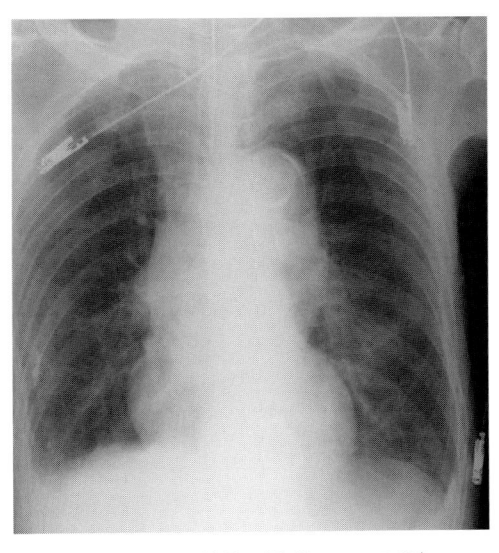

図1 胸部X線像（臥位：A→P像）
横隔膜低位と平低化と滴状心を認める．
両側肺野の透過性の亢進を認める．
気胸，大葉性肺炎，心不全像は認めない．

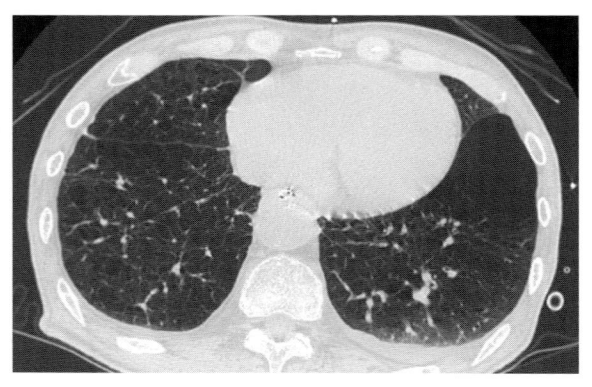

図2　胸部CT像
高度の肺気腫を認める．
明らかな肺炎像は認めない．

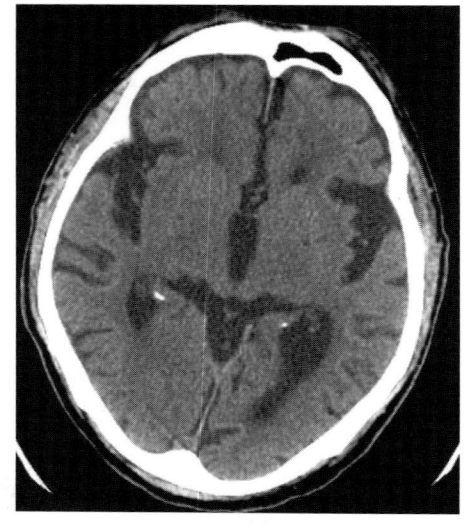

図3　頭部CT像
意識障害の原因となる器質的異常は認めない．

CRP 0.50 mg/dL

　凝固・線溶系：PT% 104%，APTT 122%，Fib 340 mg/dL，FDP 2.3 μg/mL，ATⅢ 97%，SFMC 6.7 μg/mL，Dダイマー 0.6 μg/dL
　②血液ガス検査（BVM補助換気下 O_2：10 L/min）
　pH 7.03，Pa_{CO_2} 132 mmHg（torrと同じ），Pa_{O_2} 240 mmHg，HCO_3^- 33.6 mmol/L，BE −1.1 mmol/L
　③画像検査
　　図1-3
　〈ERでの経過〉

　Ⅱ型呼吸不全を認め，用手的呼吸補助を行ったが自発呼吸の再開を認めなかった．経過からCOPDの急性増悪を疑った．自発呼吸なく非侵襲的陽圧換気療法（noninvasive positive pressure ventilation：NPPV）の装着適応の除外基準（**表1**）に合致し，気管挿管による侵襲的陽圧換気療法（invasive positive pressure ventilation：IPPV）での呼吸管理を行う方針とした．またCO_2ナルコーシス以外の意識障害の原因精査を行ったが，各種検査から明らかな意識障害の原因となる異常はなく，COPD急性増悪からのⅡ型呼吸不全，CO_2ナルコーシスからの意識障害と診断した．

　またCOPD急性増悪の原因として重症の感染症，心不全など急性の要因は否定的で，呼吸筋疲労，食思不振からの全身状態の慢性的要因が主体と考えた．

3　具体的な処置・管理法

1）呼吸管理について

　COPD急性増悪による呼吸不全に対してはNPPVでの管理が推奨されているが，本症例はBurgeの分類（**表2**）にて致死的に分類されるⅡ型呼吸不全を認める症例で気管挿管によるIPPVでの呼吸管理を行った．

pit fall

閉塞性肺疾患の人工呼吸管理時の換気不全

COPD急性増悪や喘息の重積発作などの閉塞性肺疾患の人工呼吸管理時に換気不全を起こした場合air trappingによる内因性PEEP上昇を考慮しなければならない。対応策としては，①内因性PEEPより約2 cmH$_2$O程度低いレベルまでPEEPを上昇させる，②air trappingの改善させるために吸気時間を減らして呼気を延長させる点が挙げられる。

表1 急性期NPPVの適応と除外基準

NPPVの適応基準（2項目以上満たす場合に適応）
　①呼吸補助筋の使用，奇異性呼吸を伴う呼吸困難
　②pH＜7.35かつPa$_{O_2}$＞45 torrを満たす呼吸性アシドーシス
　③呼吸回数＞25回/min

相対的禁忌
　①呼吸停止，循環動態が不安定
　②患者の協力が得られない
　③気道確保が必要（喀痰排出困難で誤嚥のリスクが高い）
　④頭部，顔面の外傷や変形

（National Institute of Health. National Heat, Lung, and Blood Institute. Global Instiative for Chronic Obstructive Lung Diseae. Global Strategy for the Diagnosis, Management, and Prevention of chronic Obstructive Pulmonary Disease, updated 2006. NHLBI/WHO Workshop Reportより一部改変引用）

表2 Burgeの分類

軽　症：抗菌薬の投与を要するが，全身のステロイド投与の必要性なし
中等症：抗菌薬投与に関係なく，経静脈的ステロイド投与を必要とする
重　症：Ⅰ型呼吸不全(Pa$_{O_2}$＜60 torr Pa$_{CO_2}$＜45 torr)
超重症：Ⅱ型呼吸不全(Pa$_{O_2}$＜60 torr Pa$_{CO_2}$＞45 torr)かつpH＞7.35
致死的：Ⅱ型呼吸不全(Pa$_{O_2}$＜60 torr Pa$_{CO_2}$＞45 torr)かつpH＜7.35

（Burge S, Wedzicha JA. COPD exacerbations：Definitions and classifications. Eur Respir J 2003；41（Suppl）：46s-53s.より引用）

a. IPPVの経過

■入院時の血液ガス検査

（条件：BVM10 L/min）

pH 7.03，Pa$_{CO_2}$ 132 mmHg，Pa$_{O_2}$ 240 mmHg，HCO$_3^-$ 33.6 mmol/L，BE －1.1 mmol/L

⇒自発呼吸なくSavina®の従圧式BIPAPモードで換気回数＝18回/min，F$_{IO_2}$ 0.6，PEEP 5 cmH$_2$O，PS insp（吸気圧）12 cmH$_2$O，T insp（吸気時間）1.5 sで開始した。1回換気量350 mL/回程度の換気可能であった。

■入院12時間後の血液ガス検査

（BIPAPモード条件：換気回数＝18，F$_{IO_2}$ 0.6，PEEP 5，PSinsp 12）

pH 7.36，Pa$_{CO_2}$ 53.5 mmHg，Pa$_{O_2}$ 110 mmHg，HCO$_3^-$ 29.7 mmol/L，BE 4.0 mmol/L

⇒Ⅱ型呼吸不全改善に伴い意識障害も改善し，自発呼吸も再開した。Pa$_{O_2}$ 70-100 mmHg，Pa$_{CO_2}$ 50-60 mmHg，pH＞7.3，1回換気量300-

> **pit fall**
>
> **Pa_{CO_2}の目標値設定**
>
> 　COPD急性増悪時のPa_{CO_2}の目標値は，増悪前のPa_{CO_2}値（ベースライン）を目標に管理を行うことが一般的であるが，過剰な人工呼吸補助はアルカローシスから致死性不整脈をまねく可能性がある。高Pa_{CO_2}血症はpHに注意しながら徐々に増悪前のPa_{CO_2}値に近づける工夫を要する。またベースラインより極端に低いPa_{CO_2}コントロールを行うとウィーニング時に人工呼吸の補助を少なくする過程で呼吸性アシドーシスの発生する可能性があり注意が必要である。

400 mL/回（7-8 mL/kg），呼吸回数＜30回/minを目標に，自発呼吸をPS 8 cmH₂O程度でサポートを行い1回換気量300-400 mL/回（7-8 mL/kg）を目標にBIPAPモード継続で呼吸回数の設定を徐々に低下させた。換気回数6回/min，F_{IO_2} 0.35，PEEP 5 cmH₂O，PSinp（吸気圧）12 cmH₂Oの設定で1回換気量350 mL/回，呼吸回数18回/min程度の換気可能であった。

■ 入院24時間後の血液ガス検査

（BIPAPモード条件：呼吸回数＝6，F_{IO_2} 0.35，PEEP 5，PSinsp 12）

pH 7.37，Pa_{CO_2} 55.6 mmHg，Pa_{O_2} 77.8 mmHg，HCO_3^- 30.6 mmol/L，BE 6.0 mmol/L

⇒CPAPモードへ移行し，PS 8 cmH₂O，PEEP 5 cmH₂Oから呼吸筋疲労，感染症の悪化に留意しながら，呼吸回数の増悪や1回換気量の低下に気をつけて慎重にウィーニングを行った。

b. 抜　管

入院3日目に自然呼吸トライアル（spontaneous breathing trial：SBT）を用いて人工呼吸器からの離脱を行った。表3で，当院でのSBTも含めた抜管の手順を紹介する[5]。

c. 抜管後のNPPV管理

抜管後呼吸不全に対する予防的NPPVについては65歳以上，心不全，APACHE II 12点以上の症例では有用であることが明らかにされているが[6]，COPD急性増悪でも慢性的な低栄養状態や呼吸筋疲労がみられる症例では抜管後呼吸不全に対する予防的NPPVについて検討してよいと考える。本症例でも予防的NPPVを積極的に行った。

BiPAP Vision® S/T mode（初期設定：IPAP 10 cmH₂O，EPAP 5 cmH₂O，F_{IO_2} 0.3）でのNPPV管理をPa_{O_2} 70-100 mmHg，Pa_{CO_2} 50-60 mmHg，pH＞7.3，呼吸回数＜30回/minを目標に行った。CPAP mode EPAP 5 cmH₂O程度に徐々に移行できたが，NPPV離脱すると1-2時間程度で多呼吸，Pa_{CO_2}上昇を認めた。日中のNPPV離脱を目標に管理リハビリテーション，栄養管理を含めた集学的治療を継続した。

2）鎮静管理について

　意識障害の改善後はIPPVでの呼吸管理中に限り，呼吸抑制に注意しRASS（Richmond agitation-sedation scale）（表4）を用い，目標スコア0〜−1で鎮静管理を行った。

3）COPD急性増悪の治療について

　COPD急性増悪の治療として，a. 気管支拡張薬，b. ステロイド薬，c. 抗菌薬，d. 喀痰調節薬，e. 利尿薬，の薬物投与が挙げられる。

a. 気管支拡張薬

短期間作用型β_2刺激薬の吸入が第一選択で通常ネブライザーによる吸入を行う[2]。IPPVでの呼吸管理中の場合，ジェットネブライザーやスペンサーを吸気側回路に組み込むことによる吸入療法も報告されているが，感染リスクや死

表3 抜管の手順

SBT開始基準	□頭蓋内圧亢進がない □SBTに支障を来す意識障害がない □循環動態が安定している（心拍数≦120回/分かつDOA＜5γ） □呼吸数＜30回/分 □胸痛または心電図異常（虚血や重症不整脈）がない □PEEP≦5 □F_{IO_2}≦0.4でのP/F比＞200 □筋弛緩薬や鎮静薬の持続投与がなく呼吸抑制の危険性がない □担当医の承認がある 上記すべてをチェック後 □RSBI＜100回/分/L 〔CPAPにして1-3分後に判定，＊RSBI：呼吸数（回/分）/平均1回換気量（L）〕 以上をすべて満たしたら気管挿管による自然呼吸トライアルを開始する
SBT評価法	□呼吸数＞35回/分が5分以上ない □RSBI＜100回/分/Lである □Sp_{O_2}＜90％が5分以上ない □心拍数＞120回/分または20回/分以上の変化が5分以上ない □血圧＜90 mmHgまたは30 mmHg以上の変化が5分以上ない □胸痛または新たな心電図異常（虚血や重症不整脈）がない □明らかな呼吸困難，不穏，発汗がない 以上をすべて満たしたら気管チューブ抜管前のスクリーニングへ進む
気管チューブ抜管直前のスクリーニング	□抜管にて舌根沈下を来すような意識障害がない □咳反射がある □嚥下反射または咽頭反射がある □循環動態が安定している（心拍数≦120回/分かつDOA＜5γ） □呼吸数＜35回/分 □RSBI＜100回/分/L □気管チューブのカフ空気を抜き，加圧で気管からの空気漏れがある（リークテスト） 以上をすべて満たしたら気管チューブ抜管へ進む
抜管後のスクリーニング	□呼吸数＞35回/分が5分以上ない □Sp_{O_2}＜90％が5分以上ない □心拍数＞120回/分または20回/分以上の変化が5分以上ない □血圧＜90 mmHgまたは30 mmHg以上の変化が5分以上ない 以上をすべて満たしたら経過観察する 満足しないならばNPPVまたは再挿管による人工呼吸を検討する

（岡元和文．ウィーニングのタイミングと自然呼吸トライアル（SBT）法．岡元和文編，人工呼吸管理器と集中ケアQ＆A．東京：総合医学社；2006. p.215-20より引用）

表4 RASS (Richmond agitation-sedation scale)

Score	Term	Description
+4	Combative	Overtly combative, violent, immediate danger to staff
+3	Very agitated	Pulls or removes tube (s) or catheter (s); aggressive
+2	Agitated	Frequent non-purposeful movement, fights ventilator
+1	Restless	Anxious but movements not aggressive vigorous
0	Alert and calm	
−1	Drowsy	Not fully alert, but has sustained awakening (eye-opening/eye contact) to *voice* (>10 seconds)
−2	Light sedation	Briefly awakens with eye contact to *voice* (<10 seconds)
−3	Moderate sedation	Movement or eye opening to *voice* (but no eye contact)
−4	Deep sedation	No response to voice, but movement or eye openingto *physical* stimulation
−5	Unarousable	No response to *voice* or *physical* stimulation

(Sessler CN, Gosnell MS, Grap MJ, et al. The Richmond Agitation-Sedatin Scale : Validity and reliability in adult intensive care unit patients. Am J Respir Crit Care Med 2002 ; 166 : 1338-44 より引用)

腔の増加が懸念されるためルーチンで行うべきではないと考える。本症例ではIPPVでの呼吸管理中はキサチン系薬物の点滴投与を行い，NPPVに移行後にネブライザーによる吸入が可能となった時点で短期間作用型β_2刺激薬の吸入を行った。

b. ステロイド薬

ステロイド薬投与はCOPD急性増悪において呼吸機能改善して回復までの期間を短縮させる[8]。プレドニゾロン30-40 mg/day，7-14日の投与が標準的投与法とされ[2]，本症例も同様の投与法で治療を行った。

c. 抗菌薬

感染徴候がある症例や本症例のような重症例では抗菌薬投与が有効と考えられる。頻度が高い起因菌としてはインフルエンザ桿菌，肺炎球菌，*Morexella catarrharis*が挙げられ，これらをカバーする抗菌薬の選択を行う必要がある[9]。入院時に起炎菌の検索を行ったうえでβラクタム系薬/βラクタマーゼ阻害薬，ニューキノロン系薬，カルバペネム系などの広域な抗菌薬を投与することが推奨されている[2]。また培養結果も踏まえたde-escalationも積極的に行う必要

がある。本症例では発熱などの臨床所見や血液・画像検査などの経過や喀痰細菌培養検査から呼吸器感染症が完全に否定できるまでカルバペネム系抗菌薬投与を行った。

d. 喀痰調節薬

喀痰の喀出力低下や感染の合併による気道分泌物の増加を認めた場合，カルボシステインなどの喀痰調節薬の投与を検討する。

e. 利尿薬

心不全合併症例ではフロセミドなどでの心不全治療を検討する必要がある。

4) 栄養管理について

COPD患者では慢性疲労，呼吸困難感による食事摂取カロリー低下，呼吸負荷によるカロリー消費の増加（代謝亢進）から栄養障害を来すことが多い[10]。栄養障害による体重減少は肺機能とは独立した予後不良因子であり[11]，COPD患者管理における栄養管理は必要不可欠である。また本症例のように人工呼吸管理を要するCOPD急性増悪症例では早期の栄養介入により栄養状態の改善を図ることで人工呼吸器管理期

> **pit fall**
> **Harris Benidictの式**
> Harris Benidictの式は1919年に発表された，欧米人を対象とした計算式であり，高齢の日本人に使用する場合，エネルギー必要量が多めに計算される可能性があり，注意が必要である。

表5 推奨される栄養評価項目

必須の評価項目	体重（％IBW，BMI），食習慣，食事摂取時の臨床症状の有無
行うことが望ましい評価項目	食事調査（栄養摂取量の解析），安静時エネルギー消費量（resting energy expenditure：REE） ％上腕囲（％AC），％上腕三頭筋部皮下脂肪厚（％TSF），％上腕筋囲（％AMC＝AC-Ⅱ×TSF） 血清アルブミン
可能であれば行う評価項目	体成分分析（LBM，FMなど），RTP，血漿アミノ酸分析（BCAA/AAA），握力，呼吸筋力，免疫能

（日本呼吸器学会COPDガイドライン第3版作成委員会編：COPD診断と治療のためのガイドライン（第3版）．東京：メディカルレビュー社；2009より引用）

間が短縮する可能性があり[12]，適切な栄養管理が必須である。

a．栄養評価

COPD患者の栄養の評価項目として，表5に示す項目が推奨されている。本症例では必須推奨項目の一つであるBMI（body mass index）と血液検査による栄養評価を入院時行った。

■本症例の栄養評価
BMI：18.3（kg/m^2）（身長155 cm，体重44 kg）
血液検査：TP 6.4 g/dL，Alb 3.3 g/dL，T.cho 110 mg/dL，プレアルブミン20 mg/dL
⇒現病歴と入院時の栄養評価から栄養障害があると判断した。

b．栄養管理

栄養障害に対し人工呼吸管理中から経管栄養を使った積極的栄養管理を行った。
Harris Benidictの式を参考に投与カロリー1,200〜1,400 kcalを目標とした。
■Harris Benidictの式の実践
基礎エネルギー消費量（男性）
＝66.47＋13.75×BW＋5.0×身長－6.76×年齢
⇒本症例の基礎エネルギー消費量：885 kcal
本症例ではストレス係数：1.3，活動係数：1.2で計算を行った。
⇒本症例のエネルギー必要量：1,380 kcal

またⅡ型呼吸不全を伴うCOPD患者に対しては脂質の呼吸商（0.7）は炭水化物（1.0）より低く，酸化に伴うCO$_2$産生が少ないため[13]，日本静脈経腸栄養学会のガイドラインでは炭水化物の過剰投与は避け，脂肪の比率を高くすることを推奨している[14]。

またCOPD患者ではVitD欠乏や低P血症を合併することがある[15]。特に重度の低P血症は呼吸筋や横隔膜の収縮力を低下させ，呼吸不全を引き起こし，人工呼吸離脱に悪影響を及ぼす可能性も示唆されている[16]。そのため米国静脈経腸栄養学会のガイドラインでは血清P値を頻回に測定し，必要に応じて適切に補正することを推奨している[17]。

本症例でも急性期に脂肪比率の高い経腸栄養の投与を行い，軽度低P血症を認めたため，P補正を適時行い，入院21日目にはBMI 19.9

表6 COPD急性増悪回復期において行われる状況別リハビリテーション

A. ベッド上の訓練	①肺理学療法：排痰，呼吸介助など
	②四肢の他動的および自動的可動域訓練，ストレッチ
	③呼吸訓練：口すぼめ呼吸，腹式呼吸
	④呼吸筋訓練：専用の器具を用いる訓練や臥位で腹部に砂嚢をのせて負荷する訓練
	⑤腹筋運動：臥位から頭を少し上げるだけでもよい．呼吸と同調させて運動
	⑥下肢運動：臥位で下肢の挙上や抵抗運動を呼吸と同調させ行われる
	⑦坐位訓練：受動坐位，自動坐位および坐位保持
	⑧姿勢を正す訓練：坐位で呼吸をしながら前方を正視し，胸をはるようにして姿勢を正す
	⑨上肢の筋トレ，ADL訓練：坐位あるいは臥位．鉄アレイやゴムバンドなど用いる
B. 端坐位での訓練	①端坐位訓練：立位動作の前段階．ベッドから床に足をつける訓練
	②足踏み：端坐位のまま足踏みを訓練する．必ず呼気と同調
C. 立位動作の訓練	①立位訓練：端坐位からの立位，立位姿勢の維持，最初は介助で行う．端坐位からの重心移動には特に息切れが生じやすい．廃用により立位バランスが不安定になりやすい
	②応用訓練：しゃがんだ姿勢からの立位，立位からのしゃがみ込み，あぐらや正座などの床上からの立位，立位からの床上の坐位というような基本動作を訓練する
D. 歩行訓練	①補助つき歩行訓練：介助しながら，あるいは歩行器や車椅子を押しながら，といった手段で負荷の軽減を図って歩行させる
	②自立歩行訓練：毎日の歩行量を万歩計を使って管理．退院後の自己管理にも有益
	③運動療法：トレッドミルやエルゴメータを使用した運動など
	④階段昇降：呼吸と同調させて昇降する

（黒澤　一，神月正博．COPDの急性増悪．臨床リハ2003；12：391-7より引用）

（kg/m²）まで改善を認めた．

5）リハビリテーション

　COPD急性増悪患者の早期の呼吸リハビリテーションの有用性については十分なエビデンスはなく，過度の身体への負担は呼吸・循環動態の悪化をまねく可能性があり注意が必要である．しかし早期の呼吸リハビリテーションが身体能力の低下を軽減した報告も散見されており[18]，身体への負荷が少ない以下の呼吸リハビリテーションを本症例では慎重なモニタリング下で実施した．
①ポジショニング
　側臥位や半腹臥位などの特定の体位を一定時間保持することで，換気・血流の適正な分布を図り，血液の酸素分圧の改善や無気肺や下側肺傷害の予防を行う手技．
②気道クリアランス法

気道内の分泌物を除去するための手技で，呼気に合わせて胸郭を圧迫するスクウィージング（squeezing）や体位排痰法が用いられる．
　またCOPD急性増悪の回復期には表6に示すリハビリテーションを負荷の軽いものから行っていくことが推奨されている[19]．

6）おわりに

　重症のCOPD急性増悪症例であったが呼吸管理を中心とした集学的治療で日中のNPPV離脱が可能となるまで改善し，その後入院24日目にリハビリテーションと在宅NPPVへ向けた準備目的で転院となった．本症例のように人工呼吸管理を必要とするCOPDの急性増悪患者の1年間での死亡率は40％と報告されており[20]，①再発予防（肺炎球菌ワクチン接種など），②急性増悪や終末期への対応について十分話し合いを行うことも重要と考える．

【文　献】

1) Fukuchi Y, Nishimura M, Ichinose M, et al. COPD in japan：The Nippon COPD Epidemiology study. Respirology 2004；9：458-65.
2) 日本呼吸器学会COPDガイドライン第3版作成委員会編：COPD診断と治療のためのガイドライン（第3版）．東京：メディカルレビュー社；2009.
3) National Institute of Health. National Heat, Lung, and Blood Institute. Global Instiative for Chronic Obstructive Lung Diseae. Global Strategy for the Diagnosis, Management, and Prevention of chronic Obstructive Pulmonary Disease, updated 2006. NHLBI/WHO Workshop Report.
4) Burge S, Wedzicha JA. COPD exacerbations：Definitions and classifications. Eur Respir J 2003；41 (Suppl)：46s-53s.
5) 岡元和文．ウィーニングのタイミングと自然呼吸トライアル（SBT）法．岡元和文編，人工呼吸管器と集中ケアQ＆A．東京：総合医学社；2006. p.215-20.
6) Ferrer M, Valencia M, Nicolas JM, et al. Early noninvasive ventilation averts extubation failure in patients at risk：a randomized trial. Am J Respir Crit Care Med 2006；173：164-70.
7) Sessler CN, Gosnell MS, Grap MJ, et al. The Richmond Agitation-Sedatin Scale：Validity and reliability in adult intensive care unit patients. Am J Respir Crit Care Med 2002；166：1338-44.
8) Aaron SD, Vandemheen KL, Hebert P, et al. Outpatient oral prednisone after emergency treatment of chronic obstructive pulmonary disease. N Engl J Med 2003；348：2618-25.
9) 日本呼吸器学会．成人感染症に関する基本的な考え方．東京：杏林社；2003.
10) Rogers RM, Donahue M, Constantino J. Physiologic effects of oral supplement feeding in malnourished patients with chronic obstructive pulmonary disease. A randomized control study. Am Rev Respir Dis 1992；146：1511-17.
11) Global Initiative for Chronic Obstructive Lung Disease. Global strategy for the diagnosis, management, and prevention of chronic obstructive pulmonary disease, NHLBI/WHO Workshop Report. Bethesda, National Heart, Lung and Blood Institute April, 2001 (Update 2006).
12) Larca L, Greenbaum DM. Effectiveness of intensive nutritional regimens in patients who fail to wean from mechanical ventilation. Crit Care Med 1982；10：297-300.
13) Baker JP, Detsky AS, Stewart S, et al. Randomized trial of total parenteral nutrition in critically ill patients：metabolic effects of varying glucose-lipid rations as the energy source. Gastroenterology 1984；87：53-9.
14) 日本静脈経腸栄養学会編．経腸栄養ガイドライン：静脈・経腸栄養を適切に実施するためのガイドライン（第2版）．東京：南江堂；2006. p.38.
15) Sato Y, Honda Y, Asoh T, et al. Hypovitaminosis D and decreased bonemineral density in amyotrophic lateral sclerosis. Eur Neurol 1997；37：225-9.
16) Alsumrain MH, Jwad SA, Imran NB, et. al. Association of hypophosphatemia with failure-to-wean from mechanical ventilation. Ann Clin Lab Sci 2010；40：144-8.
17) McClave SA, Martindale RG, Vanek VW, et al. Guidelines for the provision and assessment of nutrition support therapy in the adult critically ill patient：Society of Critical Care Medicine (SCCM) and American Society for parenteral and Enteral Nutrition. JPEN J Parenter Enteral Nutr 2009；33：277-316.
18) Wilkinson TM, Donaldson GC, Hurst JR, et al. Early therapy improve outcome of exacerbations of chronic obstructive pulmonary disease. Am J Respir Crit Care Med 2004；169：1298-303.
19) 黒澤　一，神月正博．COPDの急性増悪．臨床リハ2003；12：391-7.
20) Gunen H, Hacievliyagil SS, Kosar F, et al. Factors affecting survival of hospitalized patients with COPD. Eur Respir J 2005；26：234-41.

（江口　善友，岡元　和文）

索　引

和　文

あ
圧制御 65
圧トリガー 68, 77
圧-容量曲線 98, 100
アドレナリン 215, 224
アミノフィリン 222
アラーム 71

い
一酸化炭素ヘモグロビン 85
一酸化窒素 240
陰圧式人工呼吸 161
インセンティブスパイロメトリ
　...146
インターフェイス 49
インチェック 217
イントロデューサー 61

う
ウィーニング 103, 232
ウィーニング困難 105
運動療法 145, 149

え
エアートラック® 62
エアウェイスコープ® 62
エアトラッピング 15, 19
栄養ストレス 130
エポプロステノール 240
塩酸デクスメデトミジン 54
塩酸モルヒネ 54

お
横隔神経伝導速度 243
横隔神経麻痺 241
横隔膜呼吸 146
横隔膜電気的活動 83
オキシアーム 37
オピオイド 247

か
外呼吸 13
咳嗽 147
咳嗽介助 148
解剖学的死腔 5, 7
解剖学的シャント 17
回路内圧振幅 169
回路内定常流 169
顔マスク 50
加温加湿 73
加温加湿器 63, 73
拡散障害 8, 16
拡散能 11
覚醒試験 108
過剰塩基 29
過剰なエネルギー投与 130
ガス拡散量 11
活発型せん妄 142
カプノグラフ 87
カプノグラフ波形解析 88
カプノモニター 87
カフリーク 172
カルボキシヘモグロビン 85
換気・血流の不均等分布 27
換気回数 67
換気血流比 9, 16
換気血流比不均等分布 187
換気血流不均等分布 16
換気不全 14
換気量 6
間欠的強制換気 66
間質性肺炎 45
患者トリガー 65

き
奇異性呼吸運動 47
機械的清掃 116
機械による咳介助 229
気管狭窄 240
気管支拡張薬 224, 253
気管支喘息 44, 209
気管支喘息急性増悪 215

気管支攣縮 216
気管切開 116
気管挿管 211, 215
気管内吸引痰検体 118
喫煙 236
喫煙者 216
気道炎症 212
気道過敏性 209
気道感染 162
気道クリアランス 147
気道クリアランス法 145
気道損傷 162
気道抵抗 95
気道内圧 91
気道分泌物 104
機能的酸素飽和度 85
基本3波形 92
キュイラス 163
吸気呼気時間比 69
吸気時間 68, 70
吸気立ち上がり時間 70, 71
吸気トリガー 67
吸気ポーズ時間 69
吸収性無気肺 40
急性呼吸窮迫症候群 195
急性心原性肺水腫 256
急性脳機能不全 135
吸息筋 20
吸入器 217
吸入気酸素濃度 67
吸入抗コリン薬 216
吸入ステロイド薬 209, 212
吸入麻酔薬 216
胸郭可動域練習 145
胸郭コンプライアンス 15, 20
胸郭損傷 46
胸腔ドレーン 220
強制吸呼気 66
強制呼出手技 147
気流制限 15, 19
気流閉塞 15, 19
筋萎縮性側索硬化症 231
緊急アラーム 71

く

クエン酸フェンタニル ... 54
口すぼめ呼吸 ... 146
グラフィックモニター ... 91
クロルヘキシジン ... 115

け

経験的治療 ... 119
経口エアウェイ ... 58
経口ステロイド薬 ... 213
経口挿管 ... 60
経腸栄養 ... 127
経鼻胃管 ... 236
経鼻エアウェイ ... 58
経鼻挿管 ... 60
経皮的ガスモニター ... 89
血液ガス ... 23
血中テオフィリン濃度 ... 221

こ

抗アレルギー薬 ... 224
口腔ケア ... 115
抗コリン薬吸入 ... 215
高二酸化炭素血症 ... 45, 219, 220, 251
硬膜外麻酔 ... 236
高流量システム ... 37
高齢者喘息 ... 209, 216
誤嚥性肺炎 ... 211
呼気終末の二酸化炭素濃度（分圧） ... 6
呼吸器系抵抗 ... 95, 97
呼吸筋トレーニング ... 145, 147
呼吸筋疲労 ... 108
呼吸ケアサポートチーム ... 155
呼吸仕事量 ... 106, 107
呼吸商 ... 4, 8, 9, 267
呼吸性アシドーシス ... 3, 48, 219, 221
呼吸性アルカローシス ... 3
呼吸性因子 ... 3
呼吸ドライブ ... 238, 239, 240
呼吸不全 ... 104
呼吸法トレーニング ... 146
呼吸補助筋 ... 47, 53
呼吸理学療法 ... 145
呼吸練習 ... 145
呼息筋 ... 20
骨突出部 ... 189
昏睡 ... 135, 139
コントローラー ... 212
コンビチューブ ... 58
コンプライアンス ... 20
コンプライアンス（C） ... 93

さ

サーベイランス基準 ... 117
再挿管 ... 108
最大強制吸気量 ... 231
在宅酸素療法 ... 261
サイドストリーム方式 ... 88
細胞呼吸 ... 13
サイレントチェスト ... 213
サルブタモール ... 220
酸塩基平衡 ... 28
酸素運搬量 ... 34, 181
酸素解離曲線 ... 24, 25, 86
酸素化不全 ... 14
酸素含有量 ... 24
酸素消費量 ... 181
酸素ボンベ ... 41
酸素マスク ... 35
酸素療法 ... 33, 253

し

時間サイクル ... 66
時間トリガー ... 65
死腔 ... 17
死腔換気 ... 88
事故抜去 ... 188
自然呼吸トライアル ... 264
自発換気 ... 66
自発呼吸試験 ... 103, 203
ジャクソンリース ... 215
シャント ... 17, 88, 240, 244
シャント様効果 ... 11, 18, 27
縦隔気腫 ... 220, 221
重症肺炎 ... 46
終末期医療 ... 217
終末呼気二酸化炭素濃度 ... 4
終末呼気二酸化炭素分圧 ... 4
循環動態 ... 104
上気道狭窄 ... 108
静肺コンプライアンス ... 95, 97
静脈栄養 ... 127
シルデナフィル ... 240
心原性肺水腫 ... 43, 196
人工呼吸開始基準 ... 75
人工呼吸管理 ... 224
人工呼吸関連肺傷害 ... 175
人工呼吸器 ... 211
人工呼吸器関連肺炎 ... 103, 113
人工呼吸器離脱 ... 232
人工呼吸の対象 ... 3
人工呼吸離脱 ... 76
人工鼻 ... 63, 73
新生児持続性肺高血圧症 ... 179
振動数 ... 167

す

睡眠時無呼吸 ... 76
スガマデクス ... 247
スクイージング ... 148
ステロイド点滴静注 ... 215
ステロイドミオパチー ... 244
スペーサー ... 254
スリガラス様の陰影 ... 187

せ

制酸剤 ... 116
声門下腔吸引口付きチューブ ... 116
生理学的死腔 ... 5, 6, 7
脊髄性筋萎縮症 ... 231, 232
咳テスト ... 236
咳のピークフロー ... 229
遷延ウィーニング ... 105
全換気補助 ... 66
全身性ジストニア ... 245
喘息 ... 219
喘息重積発作 ... 210, 223
喘息発作 ... 210
先天性筋ジストロフィー ... 231
先天性ミオパチー ... 231
せん妄 ... 135

そ

挿管下人工呼吸管理 ... 43
早期抜管 ... 114
早期離床 ... 201, 202
早期リハビリテーション ... 201
組織抵抗 ... 95

た

- ターミネーション 80
- ターミネーションクライテリア 71
- 体位呼吸療法 149
- 体位ドレナージ 148
- 体位排痰法 148
- 体位変換療法 149
- 体外式人工呼吸 161
- 代謝性アシドーシス 4
- 代謝性アルカローシス 4
- 代謝性因子 3
- 多剤耐性菌の危険因子 120
- 短時間作用性β_2刺激薬 212

ち

- 注意喚起アラーム 73
- 中央配管 41
- 長時間作用性β_2刺激薬 212, 213
- 調節換気 66
- チンストラップ 54
- 鎮静 200
- 鎮静管理 225
- 鎮静プロトコル 139
- 鎮静薬使用 258
- 鎮静薬の適応 53

て

- デ・エスカレーション 119
- 抵抗 93
- 低酸素血症 10, 33, 237
- 低酸素性換気応答 40
- 低酸素性血管攣縮 19
- 低酸素性肺血管収縮 236
- 低酸素性肺血管攣縮 17
- 低流量システム 35
- テオフィリン徐放製剤 212, 213
- テオフィリン薬 215
- デクスメデトミジン 139, 247, 142
- デュシェンヌ型筋ジストロフィー 231
- デュプリバン 54

と

- 透過性亢進型肺水腫 18
- 頭高位 115
- 疼痛 135

- 疼痛評価スケール 135
- 動的過膨脹 19
- 動肺コンプライアンス 96
- 動脈血酸素化能 9
- 動脈血酸素含量 34
- 動脈血酸素分圧 8, 33
- 動脈血酸素飽和度 34
- 動脈血二酸化炭素分圧 5
- トータルフェイス 50
- 徒手胸郭伸張法 147
- トリガー 77
- 呑気症状 251

な

- 内因性PEEP 15, 19, 105, 258
- 内呼吸 13
- ナロキソン 248

に

- 二酸化炭素解離曲線 25
- 二酸化炭素の溶解度 11
- 二段呼吸 71
- 日本呼吸器学会院内肺炎ガイドライン 119
- 日本集中治療医学会人工呼吸器関連肺炎（VAP）バンドル 114
- 乳酸値 214

ね

- ネブライザー 254
- ネイザルハイフロー 39

は

- 肺過膨脹 15, 19
- 肺換気血流比 8
- 肺結核後遺症の急性増悪 45
- 肺血管外水分係数 199
- 肺血管透過性係数 199
- 肺高血圧 240
- 肺高血圧症 252
- 肺コンプライアンス 15
- 肺性心 240
- 背側浸潤影 187
- 背側無気肺 187
- 排痰法 147
- ハイドロコルチゾン 219
- 肺内シャント 8, 11, 26
- 肺胞換気式 6

- 肺胞換気量 6
- 肺胞気CO_2濃度 7
- 肺胞気酸素分圧 8, 23
- 肺胞気式 8
- 肺胞気-動脈血酸素分圧較差 ...9, 24
- 肺胞死腔 5, 6, 17, 19, 26
- 肺胞性陰影 187
- 肺胞性シャント 17, 18
- 肺胞低換気 26
- 肺胞内の酸素分圧を求める式 8
- 肺胞内の二酸化炭素分圧 5
- 肺保護換気 167
- 肺保護換気戦略 198
- 廃用症候群 145
- バスキュラーアクセス 188
- 抜管 103, 107
- 抜管困難 232
- バッグバルブマスク 215
- 鼻カニューレ 35
- 鼻マスク 50
- ハフィング 147
- パルスオキシメータ 85
- ハロペリドール 54, 142
- バンドルアプローチ 114

ひ

- ピークフロー 213
- 皮下気腫 219, 220, 221, 244
- 非侵襲的人工呼吸 161
- 非侵襲的陽圧換気 108
- 非侵襲的陽圧換気療法 43, 262
- 非侵襲的陽圧人工換気法 115
- ヒト化IgE抗体 213
- 日々の鎮静薬中断 114
- 皮膚保護材 189
- 肥満 236
- びまん性浸潤影 187
- びまん性肺胞傷害 18
- 標的治療 119, 121
- ピローの顔マスク 50

ふ

- フェンタニル 137
- 不穏 135, 139
- 不活発型せん妄 142
- 腹臥位施行時間 190
- 腹臥位療法 149, 242, 243, 244
- ブプレノルフィン 247

部分換気補助 66
フロートリガー 77
プロカルシトニンガイダンス ..121
プロトコル 108, 137
プロポフォール 139
分画的酸素飽和度 85
分時換気量 26

へ

平均気道内圧 167
平均呼気CO₂濃度 7
米国胸部疾患学会/米国感染症
　学会医療施設関連肺炎ガイド
　ライン 119
閉塞型睡眠時無呼吸 251
閉塞性換気機能障害 252
ヘモグロビンの酸素解離曲線 10
ベンチュリ効果 38
ベンチュリマスク 39

ほ

ポジショニング 145, 149
補助換気 66
補助吸呼気 66

ま

麻酔器 215
慢性好酸球性気管支炎 216
慢性心不全 256
慢性心不全急性増悪 256
慢性肺疾患 237
慢性肺胞低換気 231
慢性閉塞性肺疾患 5, 261

み

ミダゾラム 54, 139

む

無気肺 11, 236

め

メインストリーム方式 87

メチルプレドニゾロン 219
メトヘモグロビン 85
免疫学的栄養 131
免疫学的栄養管理 128
免疫不全に伴う急性呼吸不全 46

も

モルヒネ 137
陽陰圧体外式人工呼吸 161

よ

用手的人工呼吸 215

ら

ラリンジアルチューブ 58
ラリンジアルマスク 58

り

リザーババッグシステム 38
リスペリドン 54
理想体重 198
離脱 103
硫酸マグネシウム 215
流量サイクル 66
流量制御 65
流量トリガー 68
流量-容量曲線 98, 100
リラクセーション 145
リリーバー 215
臨床的肺炎基準 117
臨床的肺炎スコア 118

れ

レミフェンタニル 248

ろ

ロイコトリエン受容体拮抗薬
　... 212, 213
肋間筋のストレッチ 147

欧　文

数

1回換気量 66
1回拍出量変動 199
Ⅰ型呼吸不全 14
2段呼吸 78
Ⅱ型呼吸不全 14, 256, 261
％ 8

A

A-aDo₂ 9, 24
ABCDEバンドル 154
absorption atelectasis 40
ACS 197, 198
ACV 77
adaptive servo ventilation 258
air-floating bed 188
AKI 197
ALI/ARDS 46
amplitude 169
APACHE Ⅱ 197
APRV 80
ARDS 101, 175, 211
ARDS network 203, 206
ARDSの肺保護戦略 101
ASV 258
ATC 82
ATC法 105
automatic tube compensation .105
auto-PEEP 223, 225

B

BAL 118
base excess 29
base flow/bias flow 169
BCV 161
BE 29, 214
behavioral pain scale 137
Berlin Definition 197
BF 169
BIPAP 81
biphasic cuirass ventilation 161
BNP 214
bronchoalveolar lavage 118
BTPS 6

Burgeの分類 263

C

CAM-ICU 141, 200
C_{dyn} 96
clinical pulmonary infection score
   118
CMV 77
COHb 85
COPD 172, 209, 251, 261
COPD急性増悪 43, 253, 264
CPAP 51, 75
continuous positive pressure
    ventilation 51
CPAP法 105
CPAP療法 253
CPIS 118
Cst 95, 97
CT 195
CVカテーテル 188

D

de-escalation戦略 119
definitive therapy 119
diffuse alveolar damage 18
D_{O_2} 181
dynamic lung compliance 96

E

early mobilization 152, 153
$ECCO_2R$ 175
ECLS 175
ECMO 175
ECPR 180
EEP 95
emergency cardiopulmonary
    resuscitation 180
empiric therapy 119
EN 127
enteral nutrition 127
EPAP 51, 258
estimated body weight 67
ET_{CO_2} 6
extracorporeal CO_2 removal 175
extracorporeal life support 175
extracorporeal membrane
    oxygenation 175

F

F_{ACO_2} 6
flow 91
frequency 167
FV曲線 100

G

glasgow coma scale 104, 195

H

Harris Benidictの式 267
Henderson-Hasselbach 3
HFOV 167
high-intensity NPPV療法 254
HOT 261
HPV 236
hypoxic pulmonary
    vasoconstriction 236
hypoxic ventilatory response 40

I

ICDSC 141
immunonutrition 131
inspiratory time 170
intrinsic PEEP 223
IPAP 51, 258
IROAD 121
IRV 80
iso-shuntダイアグラム 35
iso-shuntライン 35
IT 170

J

JANIS 113

L

LABA 212, 213
LFPPV-$ECCO_2R$ 176
low frequency positive pressure
    ventilation with $ECCO_2R$ 176
low-intensity NPPV療法 254
LTRA 213

M

MAP 167
mean airway pressure 167
MetHb 85

N

NAVA 83
NIV 161
noninvasive positive pressure
    ventilation 262
noninvasive ventilation 161
NPPV 43, 115, 210, 215, 225, 237,
    240, 253, 262
NPPVの導入および除外基準 47
NPPVのトラブルシューティング
   53
NPPVの利点と欠点 47
nutritional stress 130

O

O_2 delivery 181
O_2-CO_2ダイアグラム 10
obstructive sleep apnea 251
OI 168
open lung approach 170, 172
OSA 251
OSCAR trial 168
OSCILLATE trial 168
overfeeding 130
overlap症候群 251
oxygenation index 168

P

P high 80
P low 80
P/F 34
Pa_{CO_2} 5, 6, 7
P_{ACO_2} 6
Pa_{CO_2}と$P_{ET CO_2}$ 88
Pa_{O_2} 8, 33
P_{AO_2} 8
Pa_{O_2}／F_{IO_2} 27, 196
parenteral nutrition 127
patient control analgesia 236
PAV 82
paw 91
PCV 70, 78
PCVにおけるRとCの変化 97
PCVの吸気波形 93
pECLA 175
PEEP 67, 75, 231, 258

perfusion index 86
perfusion variability index 86
permissive hypercapnia 225
persistent pulmonary
　hypertension of newborn......179
PF比 27
pH 3
pH調節 29
pMDI 254
PN 127
PPHN..179
pressure support ventilation 51
progressive mobility............150, 152
PRVC..78
PSV 71, 79, 104
PSV法 105, 106
pumpless extracorporeal lung
　assist 175
PV曲線 100

R

$R = \dot{V}_{CO_2} / \dot{V}_{O_2}$ 4
rapid response system 207
rapid shallow breathing........15, 19
rapid shallow breathing index
　...107, 203
RASS 200, 266
Richmond agitation-sedation
　scale 139, 200, 266
RSBI 107, 203, 265
RST 155
RTX 161

S

S（spontaneous）.............................51

SABA 212
SABA吸入 215
SBT 103, 203, 264
sedation-agitation scale 139
Severe ARDS 201
SIMV 79, 104
SIMV + PSV 80
SIMV法 106
SOFA score......................................197
SpO_2 34
spontaneous breathing trial
　...203, 264
squeezing 216
SSD 116
ST（spontaneous/timed）............51
static lung compliance 95
STPD 6
stroke volume................................167
subglottic secretion drainage..116
SV 167

T

T high..80
T low 80
T（timed）..51
TA..118
TCAサイクル 4
$tcPCO_2$...89
$tcPO_2$...89
TGI..172
the Japanese Nosocomial
　Infection Surveillance 113
torr...4
tracheal aspirates 118
tracheal gas insufflation 172

T

T-ピース 104

V

$\dot{V}_A/\dot{Q}$比不均等 10
VAE 123
VAP...113, 162
VAPサーベイランス 117
VAP診断 117
VAP診療ガイドライン 120
VAPの診断治療 120
VAPの推奨標的抗菌薬 122
VAPの治療期間 123
VAPの発生機序 114
VAPの微生物学的診断 118
VAPの予防 114
VAPの臨床的診断 117
VAPバンドル 114
$\dot{V}_{CO_2}$ 5, 6
VCV 68, 77
VCVにおけるRとC 95
VCVの吸気波形 93
$V_{Dphysiol}$ 6
ventilator-associated events.....123
ventilator-associated pneumonia
　..113
ventilator-induced lung injury
　..175
VILI...175
$\dot{V}_{O_2}$ 181
volume 91
VSV 83

W

worsening renal function...........238
WRF 238

クリティカルケアにおける呼吸管理	＜検印省略＞

2013年11月1日　第1版第1刷発行

定価（本体 8,000 円 + 税）

　　　　　　編集者　氏　家　良　人
　　　　　　発行者　今　井　　良
　　　　　　発行所　克誠堂出版株式会社
　　　　　　〒113-0033　東京都文京区本郷 3-23-5-202
　　　　　　電話 (03) 3811-0995　振替 00180-0-196804
　　　　　　URL　http://www.kokuseido.co.jp

ISBN 978-4-7719-0414-9　C3047　￥8000E　　　　印刷　三美印刷株式会社
Printed in Japan Ⓒ Yoshihito Ujike, 2013

・本書の複製権・翻訳権・上映権・譲渡権・公衆送信権（送信可能化権を含む）は克誠堂出版株式会社が保有します．
・本書を無断で複製する行為（複写，スキャン，デジタルデータ化など）は，「私的使用のための複製」など著作権法上の限られた例外を除き禁じられています．大学，病院，診療所，企業などにおいて，業務上使用する目的（診療，研究活動を含む）で上記の行為を行うことは，その使用範囲が内部的であっても，私的使用には該当せず，違法です．また私的使用に該当する場合であっても，代行業者等の第三者に依頼して上記の行為を行うことは違法となります．
・JCOPY ＜(社)出版者著作権管理機構　委託出版物＞
本書の無断複写は著作権法上での例外を除き禁じられています．複写される場合は，そのつど事前に(社)出版者著作権管理機構（電話 03-3513-6969, Fax 03-3513-6979, e-mail : info@jcopy.or.jp）の許諾を得てください．